吃对食物
调好体质

主编／柴铁劬
编者／吴勇 马碧霞

中国纺织出版社

图书在版编目（CIP）数据

吃对食物　调好体质／柴铁劬主编.

—北京：中国纺织出版社，2016.5　（2022.7重印）

ISBN 978-7-5180-1658-7

Ⅰ.①吃…　Ⅱ.①柴…　②吴…　③马…　Ⅲ.①食物养生　Ⅳ.①R247.1

中国版本图书馆CIP数据核字（2015）第302056号

策划编辑：樊雅莉　　　　　责任印制：王艳丽

中国纺织出版社出版发行

地址：北京市朝阳区百子湾东里A407号楼　邮政编码：100124

销售电话：010—67004422　传真：010—87155801

http://www.c-textilep.com

E-mail: faxing@c-textilep.com

中国纺织出版社天猫旗舰店

官方微博http://weibo.com/2119887771

三河市延风印装有限公司印刷　各地新华书店经销

2016年5月第1版　2022年7月第2次印刷

开本：710×1000　1／16　印张：23.5

字数：333千字　定价：68.00元

凡购本书，如有缺页、倒页、脱页，由本社图书营销中心调换

序

这本书的问世，完全是一种缘分。5年前，我应明伦书院之邀，在长沙学堂做《黄帝内经》养生的讲座。第一次是在杜甫江阁，一个屹立湘江之滨，诸多文人墨客登临，词赋流传千古的中华名楼。第二次是在天心阁，湘江学子为天地立心的所在。两次讲座，反响强烈，激起了诸多学员对中医学习的强烈欲望，他们不再满足于对中医只言片语、一招一式的了解，而是渴望系统了解中医的完整理论。学堂的负责人崔治中先生，以其职业记者的敏感和迅捷，使"大医班"应运而生。每月1次我赴长沙讲座2天，连续10个月，共计120小时，系统讲授中医本科专业的"中医学基础"教材。要学习中医就要学习地道的、系统的中医。孙思邈《大医精诚》的名篇名言，成为每次讲课前，全体学员集体诵读的经典，亦成为"大医班"之名的来源。更难能可贵，让我钦佩不已的是诸多学员学以致用、用之以恒的精神。简单的养生方法在他们的恒心感召下，出现了极大的效果。随着讲座的持续，诸多学员的体质和亚健康症状也真的在改善。湘楚学子，确有其才。

学以致用，是"大医班"讲座的精髓。"食为民之天"，是中医养生的基石。肉菜蔬果，物有偏性，一日三餐，积年累月塑造了每个人的体质。"凡人畏果，圣人畏因"。日常饮食，有太多太多我们几近疏忽的细节，成为日后患疾的因。以山药为例，产于河南怀庆府（今河南省焦作市、济源市一带）者名"铁棍山药"。铁棍者，言其重也，细如拇指却重

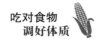

如铁棍，可见其质地之细密，皮近黑褐、毛密而长者佳。而常人多选粗如手腕，皮色淡黄、毛疏质轻者，实乃大误。诸多食物搭配，亦有其深刻的道理，常人多未深知。如三文鱼、北极贝、鱼生，多配以生姜片、芥末，以其寒性积滞，借姜、芥以散其寒性。凡此种种，我们的教育，从小学至大学，太偏重于科学家的锻造，太缺乏生活技能的传授，口耳相授、长传于幼的传统又因文化的断层、敬老的失位而消亡。年轻人不相信"不听老人言，吃亏在眼前"，自以为多读了几本科学的书，把老人老言当作落伍的标志。岂不知，大浪淘沙，历经岁月的洗涤，能屹立不倒，生命力强劲如中医者，一定有其合理的内核所在。中华民族能有中医，实为民族之瑰宝，世人之大幸。

本书广泛收集常用食材，分谷物、豆类篇，生蔬、菌菇篇，飞鸟禽肉篇，水产篇，水果、坚果篇，言其出产季节、优劣辨析、搭配宜忌，重在辨其温性凉性、适宜体质，这是诸多同类书籍所未重视者。近年游历北美，西人有名言：You are what you eat（人如其食）！可见，食材之重要为中外各族之共识。是为序！

柴铁劬

2

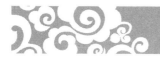

目 录

总论

第一章 食疗的中医学理论基础 2

一、食疗的概念、起源与发展 2

二、食材的四气五味与五色 3

三、食疗的基本原则与中医辨证 5

四、体质学说与食疗 7

第二章 食疗的现代营养学基础 11

一、七大营养素与生老病死 11

二、转基因食品带来的健康顾虑 14

三、素食主义与健康 15

第三章 春夏秋冬四季养生 17

一、春养肝 17

二、夏养心 17

三、秋养肺 18

四、冬养肾 18

五、长夏养脾胃 ·· 18

第四章　不同年龄阶段的食疗养生　　19

一、婴幼儿 ·· 19

二、儿童与青少年 ·· 20

三、中青年男性、女性 ·································· 20

四、孕产妇、哺乳期妇女 ······························ 21

五、更年期女性 ·· 21

六、老年人 ·· 22

各论

第一章　谷物、豆类篇　　24

大米 ·· 24

玉米 ·· 31

小麦 ·· 35

大麦 ·· 38

燕麦 ·· 40

荞麦 ·· 43

小米 ·· 45

高粱米 ·· 48

赤小豆 ·· 49

黄豆 ·· 52

黑豆 ·· 55

绿豆 ·· 57

蚕豆 ·· 60

芝麻 ·· 62

薏米 ·· 65

第二章　生蔬、菌菇篇 67

白菜 ·· 67

圆白菜 ·· 70

菜花 ·· 72

辣椒 ·· 75

西红柿 ·· 79

黄瓜 ·· 81

南瓜 ·· 84

苦瓜 ·· 87

丝瓜 ·· 89

冬瓜 ·· 91

茄子 ·· 94

豌豆 ·· 96

扁豆 ·· 99

豇豆 ·· 101

菜豆 ·· 104

胡萝卜 …………………………………………………… 105

萝卜 ……………………………………………………… 108

山药 ……………………………………………………… 110

番薯 ……………………………………………………… 112

土豆 ……………………………………………………… 115

芋头 ……………………………………………………… 117

莲藕 ……………………………………………………… 119

竹笋 ……………………………………………………… 122

西洋菜 …………………………………………………… 125

芥菜 ……………………………………………………… 127

空心菜 …………………………………………………… 129

菠菜 ……………………………………………………… 132

韭菜 ……………………………………………………… 134

苋菜 ……………………………………………………… 137

荠菜 ……………………………………………………… 140

莴笋 ……………………………………………………… 142

茼蒿 ……………………………………………………… 146

香菜 ……………………………………………………… 148

蕨菜 ……………………………………………………… 150

芹菜 ……………………………………………………… 152

生姜 ……………………………………………………… 155

葱 ………………………………………………………… 158

蒜 ………………………………………………………… 161

洋葱 ……………………………………………………… 164

蘑菇 ···················· 167

香菇 ···················· 169

平菇 ···················· 172

草菇 ···················· 174

金针菇 ···················· 176

银耳 ···················· 179

木耳 ···················· 181

竹荪 ···················· 183

第三章　飞鸟禽肉篇　186

猪肉 ···················· 186

牛肉 ···················· 193

羊肉 ···················· 197

狗肉 ···················· 199

驴肉 ···················· 201

鸡肉 ···················· 203

鸭肉 ···················· 205

鹅肉 ···················· 207

兔肉 ···················· 209

蛇肉 ···················· 211

鸽肉 ···················· 212

雀肉 ···················· 214

野鸡 ···················· 215

鹌鹑 ···················· 217

第四章 水产篇 218

鲫鱼 218

鲤鱼 221

草鱼 223

青鱼 225

鲢鱼 226

鳙鱼 227

鲶鱼 229

鲈鱼 230

鳝鱼 232

鳗鱼 234

泥鳅 235

螃蟹 237

虾 239

河蚌 240

田螺 242

田鸡 244

甲鱼 245

八爪鱼 247

鱿鱼 249

带鱼 250

鲍鱼 251

牡蛎 253

扇贝······255

海参······256

海蜇······258

海带······260

紫菜······261

第五章 水果、坚果篇　263

橘子······263

香蕉······267

苹果······269

梨······272

李······275

杨梅······277

葡萄······280

桃······283

橙······286

柚子······289

梅子······292

枇杷······294

桑葚······296

杏······298

枣······301

柿子······304

石榴······306

番木瓜·····································309

柠檬·······································311

草莓·······································314

荔枝·······································316

龙眼·······································319

山楂·······································322

椰子·······································325

甘蔗·······································327

荸荠·······································329

杨桃·······································332

猕猴桃·····································334

芒果·······································337

樱桃·······································340

西瓜·······································342

甜瓜·······································345

菠萝·······································347

火龙果·····································350

榴莲·······································351

花生·······································353

板栗·······································355

核桃·······································357

葵花籽·····································359

腰果·······································360

白果·······································362

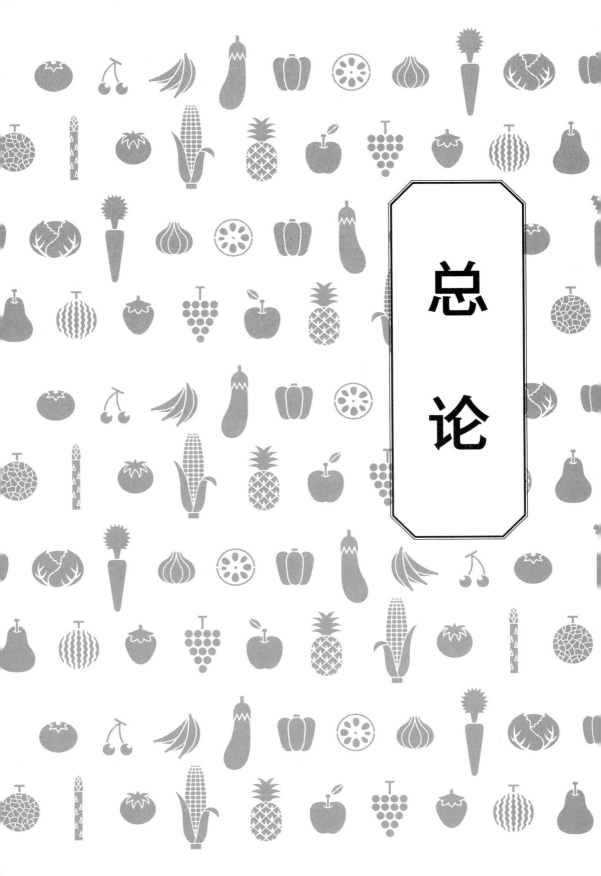

总

论

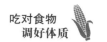
第一章 食疗的中医学理论基础

一、食疗的概念、起源与发展

食疗即饮食疗法，又称食治，是在中医理论指导下利用食物的特性来调节机体功能，防治疾病，促进人体健康的一种方法。食疗包括中医理论、中国传统营养学、食物本草、饮食养生、饮食治疗、饮食宜忌等多个方面。

食物不仅为人体提供生长发育和健康生存所需的各种营养素，同时也是人类防治疾病的天然"药品"。西方医学之父希波克拉底曾经提出"药治不如食治"，近代医家张锡纯在《医学衷中参西录》中也指出，食物"病人服之，不但疗病，并可充饥"。合理的食物搭配能提供高级均衡的营养组合，促进细胞营养代谢，为细胞提供强大的能量，帮助功能低下的细胞恢复功能，同时激活细胞免疫基因，提高机体免疫能力，从而有效清除外邪及体内代谢产物，达到治愈疾病、促进健康的目的。

食疗文化源远流长，最早可追溯到上古时代。《礼含文嘉》记载："燧人氏钻木取火，炮生为熟，令人无腹疾，有异于禽兽。"可见火的发现是人类饮食养生的一大进步。随着陶器的出现和使用，食物的炮制不再局限于"火上炙肉"和"石上燔谷"，烹调方法日益多样化，食物的味道也多种多样。这一时期还出现了酒，但最初的酒多为粮食或果实自然发酵而成。殷商大臣伊尹创制了多种烹饪器具，并发明了"汤液"和"羹"，开创了煮食和去渣喝汤的饮食方法。至公元前5世纪的周代，则出现了专门掌管饮食营养保健的"食医"，此后相继出现了酱、醋、糖、豆腐等调料及食品。成书于战国时期的《黄帝内经》是我国第一部医学理论专著，其中《素问·五常政大论》记载："大毒治病，十去其六；常毒治病，十去其七；小毒治病，十去其八；无毒治病，十去其九。谷肉果菜，食养尽之，无使过之，伤其正也。"不仅提出药物治病的原则，而且强调谷肉果菜的食疗养生作用。 东汉名医张仲景治疗外感病时服桂枝汤后要"啜热稀粥一升余，以助药力"，并"禁生冷、黏滑、肉面、五辛、酒酪、恶臭等物"，可见其对饮食养生及其辅助治疗作用的重视。

自隋唐至今，有多本食疗专著陆续问世，如药王孙思邈的《备急千金要方》卷二十四专论食治，主张"为医者，当晓病源，知其所犯，以食治治之，食疗不愈，然后命药"，体现了"以人为本"的原则。此后《食疗本草》《食性本草》等著作均系统记载了食物药及药膳方。宋代《圣济总录》专设"食治"一门，介绍了各种疾病的食疗方法，陈直所著《养老奉亲书》，则专门论述了老年人的卫生保健问题，重点讨论了饮食营养的重要保健作用。元代饮膳太医忽思慧著《饮膳正要》堪称我国第一部营养学专著，该书继承食、养、医结合的传统，对健康人的饮食做了较为全面的论述。明代医家李时珍的《本草纲目》收纳了谷物、蔬菜、水果类药物300余种，动物类药物400余种，这些药物既可食用也可药用，充分体现了"药食同源"的道理。此外，王孟英的《随息居饮食谱》、费伯雄的《费氏食养三种》等著作的出现，使食疗养生这一门学问得到了全面的发展。如今，食疗作为日常养生行为，早已成为中国人的一种习惯。

二、食材的四气五味与五色

四气指寒、热、温、凉4种属性，五味指酸、苦、甘、辛、咸5种味道，五色指青、赤、黄、白、黑5种颜色。中医认为不同属性、味道、颜色的食物具有不同的作用，如《素问·金匮真言论》说"东方青色，入通于肝""南方赤色，入通于心""中央黄色，入通于脾""西方白色，入通于肺""北方黑色，入通于肾"，因此在调补脏腑之时，应选择相应颜色的食物为宜。酸入肝、苦入心、甘入脾、辛入肺、咸入肾，《素问·生气通天论》指出："味过于酸，肝气以津，脾气乃绝；味过于咸，大骨气

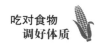
劳，短肌，心气抑；味过于甘，心气喘满，色黑，肾气不衡；味过于苦，脾气不濡，胃气乃厚；味过于辛，筋脉沮弛，精神乃央。是故谨和五味，骨正筋柔，气血以流，腠理以密，如是则骨气以精，谨道如法，长有天命。"平衡膳食，偏食有害，五味调和才是健康长寿的保证。此外，寒凉伤脾、过热伤津耗气，也不可过食。

（一）四气规律

在人们经常食用的食物中以平性者居多，可久服常服，基本不会对人体的体质产生影响，如苹果、葡萄、木瓜、甘蔗、枣、桑葚、芋头、黑豆、红豆、白菜、胡萝卜、山药、大米、猪肉等。

温热食物，如葱、姜、蒜、韭菜、辣椒、胡椒、荔枝、龙眼、榴莲、羊肉、驴肉等，适合恶风怕冷、容易疲倦、食欲不振、完谷不化等实寒或虚寒证者。

寒凉食物，如西瓜、柿子、番茄、香瓜、萝卜、苦瓜、黄瓜、冬瓜、绿豆、海带、虾、蟹、鱼等，适合发热汗出、干燥怕热、小便短赤、大便干结等实热或虚热证者。

（二）五味规律

酸味食物，如山楂、乌梅、石榴、李子、杨梅、芒果等，具有收敛固涩、开胃止汗等作用。

苦味食物，如苦瓜、莴苣、苦菜、百合等，具有清热燥湿、宣泄除烦等作用。

甘味食物，如蜂蜜、饴糖、薏米、南瓜、甘蔗、西瓜等，具有缓急和中、补虚扶正等作用。

辛味食物，如辣椒、葱、姜、紫苏、茴香、砂仁、酒等，具有辛香发散、行气理血等作用。

咸味食物，如大麦、紫菜、海带、蟹、鸭、盐等，具有滋阴润燥、软坚散结等作用。

三、食疗的基本原则与中医辨证

整体观和辨证论治是中医学的基本原则，食疗在中医理论指导下进行，因此也当遵循此原则。

（一）食疗的整体观

整体观认为人体本身及人与自然均是有机整体，进行食疗养生时应注意协调人体内部以及人与自然间的相互关系。

1. 调整阴阳 阴阳平衡是人体健康的保证，疾病的发生和演变即是阴阳的相对平衡遭到破坏，"阴盛则阳病，阳盛则阴病""阴虚则热""阳虚则寒"是疾病的基本病机。食疗养生通过饮食搭配补偏救弊，目的在于调整阴阳，恢复人体阴阳的动态平衡。

2. 调理脏腑 人体是一个有机整体，各脏腑之间协同工作，才能保证生命活动的正常进行。在协同工作的过程中，一个脏腑发生疾病，会影响到其他脏腑，甚至牵一发而动全身，导致全身功能降低。饮食搭配可以协调各脏腑之间及局部与整体之间的关系，恢复机体相互间的生理平衡。

3. 因时制宜 四季气候的变化会对人体生理、病理产生一定影响，《素问·四气调神大论》记载："夫四时阴阳者，万物之根本也，所以圣人春夏养阳，秋冬养阴。"说明古人早已认识到顺应四季变化而养生的重要性。春三月，万物生发，养生宜与春气相应，夜卧早起，饮食应以补肝疏散为主；夏三月，万物华实，养生宜与夏气相应，夜卧早起，饮食应以消暑生津为主；秋三月，万物肃杀，养生宜与秋气相应，早卧早起，饮食应以平补清润为主；冬三月，万物闭藏，养生宜与冬气相应，早卧晚起，饮食应以补肾温阳为主。

4. 因地制宜 《素问·异法方宜论》黄帝问岐伯，为什么同一种病用不同的方法一样可以治愈？岐伯回答："地势使然也。"并列举出东、南、西、北、中不同地域居民的生活习惯、体质特征、发病倾向及治疗方

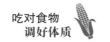
法，最后得出结论，"各得其所宜"。食疗养生也是如此，应根据不同地域人的体质特征进行食材搭配，如东南沿海潮湿地区宜选择清淡除湿的食材，北方严寒地区宜选择温阳散寒的食材，西北干燥寒冷地带还应搭配生津润燥的食材。

5. **因人制宜** 人是独立的有机整体，人与人之间存在着明显的个体差异。人体气血的盛衰与年龄、性别、生活环境等因素密切相关，因此饮食应根据个人的具体情况进行合理的搭配。儿童为稚阴稚阳之体，生机旺盛，饮食易伤脾胃，故应选择健脾消食的食材搭配为主；老年人多气血不足，阴阳渐衰，机能减退，应选择易于消化而补益的食物，慎食难消化及寒凉的食物；阳盛阴虚者应选择清凉生津的食物；阴盛阳虚者应选择温阳散寒的食物；气虚者宜补气；血虚者宜补血；妇女有经孕产乳，屡伤于血，血常不足，平时饮食应以补血为主，经期及孕期宜补肾养血，慎食寒凉及滑利动胎之物，产后气血亏虚、乳汁不足，应以益气养血、通乳为主。

（二）食疗的中医辨证

辨证论治是中医治疗疾病的指导原则，该原则认为疾病是动态变化的，临证治疗时不仅要辨清疾病的寒热虚实，还应考虑病因、体质、气候等因素。同理，食疗养生也应该辩证施膳，根据具体对象的具体情况进行选材搭配，才能达到事半功倍的效果。

临床病症可粗略分为寒证、热证、虚证和实证4种。如怕冷喜暖，手足不温，舌淡苔白，脉迟属寒证；口渴喜冷，身热汗出，舌红苔黄，脉数属热证；神疲气短，倦怠懒言，舌质淡，脉虚无力属虚证；形体壮实，脘腹胀满，大便秘结，舌质红，苔厚，脉实有力属实证。根据中医 "寒则温之" "热则清之" "虚则补之" "实则泻之" 的治疗原则，属寒者宜选择温热性质的食材；属热者宜选择寒凉性质的食材；属虚者以其气血阴阳不同之虚，分别选择益气、补血、滋阴、温阳的食材；属实者根据不同实证的证候，选择相应的祛邪食材，如清热化痰、利水祛湿、活血化瘀等。辩证施膳还应考虑气候、体质等特点。如春夏宜食清淡，少食辛辣；秋冬宜食滋润温热，少食寒凉；形体肥胖之人多痰湿，宜食清淡祛湿之品；形体消瘦之人多血亏津少，宜食滋阴生津之品，等等。

此外，中医还认为疾病有同而不同、不同而同的特性，同而不同是指疾病的种类相同而证候不同，不同而同是指疾病的种类不同而证候相同。辩证论治的特点在于疾病的证候而不是种类，因此相同的证候可以使用相同的治疗方法，而相同的疾病可能使用不同的治疗方法。此原则同样适用于食疗养生，如患久泻久痢、脱肛、便血、子宫下垂证属中气下陷者，都可以选用黄芪、党参、茯苓等食材补中益气；而胃痛有伤食、伤寒、肝气犯胃、脾胃虚寒等不同，应分别选择消食去积、温阳散寒、疏肝和胃、健脾温胃的食材。

四、体质学说与食疗

人体体质由先天遗传、后天获得所决定，与心理性格、生存环境、生活习惯等因素密切相关，而且具有明显的个体差异。个体体质的不同，表现为生理状态下对外界刺激的反应和适应上的差异，以及发病过程中对某些治病因子的易感性和疾病发展的倾向性。因此，对体质的辨识不仅有助于分析疾病的发生和演变，而且能为食材搭配提供思路，提高食疗养生的效果。

（一）和平质（A型）

总体特征：阴阳气血调和，以体态适中、面色红润、精力充沛为主要特征。

形体特征：体型匀称健壮。

常见表现：面色、肤色润泽，头发稠密有光泽，目光有神，鼻色明

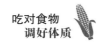
润，嗅觉灵敏，唇色红润，不易疲劳，耐受寒热，睡眠良好，胃纳佳，二便正常，舌淡红，苔薄白，脉和缓有力。

心理特征：性格随和开朗。

发病倾向：平素患病较少。

适应能力：对自然环境和社会环境适应能力较强。

（二）气虚质（B型）

总体特征：元气不足，以疲劳、气短、自汗等气虚表现为主要特征。

形体特征：肌肉松软不实。

常见表现：平素语音低弱，短气懒言，精神不振，容易疲乏，易汗出，舌淡红，边有齿痕，脉弱。

心理特征：性格内向，不喜冒险。

发病倾向：易患感冒、内脏下垂等疾病，病后康复缓慢。

适应能力：不耐受风、寒、暑、湿等外邪。

（三）阳虚质（C型）

总体特性：阳气不足，以畏寒怕冷、手足不温等虚寒表现为主要特征。

形体特征：肌肉松软不实。

常见表现：平素畏冷，手足不温，喜热饮食，精神不振，舌淡胖嫩，脉沉迟。

心理特征：性格多内向、沉静。

发病倾向：易患痰饮、肿胀、泄泻等疾病，感邪易从寒化。

适应能力：耐夏不耐冬，易感风、寒、湿邪。

（四）阴虚质（D型）

总体特征：阴液亏少，以口干咽燥、手足心热等虚热表现为主要特征。

形体特征：体型偏瘦。

常见表现：手足心热，口干咽燥，鼻微干，喜冷饮，大便干燥，舌红少津，脉细数。

心理特征：性情急躁，外向好动。

发病倾向：易患虚劳、失精、不寐等疾病，感邪易从热化。

适应能力：耐冬不耐夏，易感暑、热、燥邪。

（五）痰湿质（E型）

总体特征：痰湿凝聚，以形体肥胖、腹部肥满、口黏苔腻等痰湿表现为主要特征。

形体特征：体型肥胖，腹部肥满松软。

常见表现：面部皮肤油脂较多，多汗且黏，胸闷，痰多，口黏腻或发甜，喜食肥甘，苔腻，脉滑。

心理特征：性格温和、稳重，多善于忍耐。

发病倾向：易患消渴、中风、胸痹等疾病。

适应能力：对梅雨季节及湿重环境适应能力差。

（六）湿热质（F型）

总体特征：湿热内蕴，以面垢油光、口苦、苔黄腻等湿热表现为主要特征。

形体特征：形体中等或偏瘦。

常见表现：面垢油光，易生痤疮，口干口苦，身重困倦，大便黏滞不爽或燥结，小便短黄，男性易阴囊潮湿，女性易带下增多，舌质偏红，苔黄腻，脉滑数。

心理特征：容易心烦急躁。

发病倾向：易患疮疖、黄疸、热淋等疾病。

适应能力：对夏末秋初湿热气候，湿重或气温偏高环境较难适应。

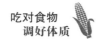

（七）血瘀质（G型）

总体特征：血行不畅，以肤色晦黯、舌质紫黯等血瘀表现为主要特征。

形体特征：胖瘦均见。

常见表现：肤色晦黯，色素沉着，容易出现瘀斑，口唇黯淡，舌黯或有瘀点，舌下络脉紫黯或增粗，脉涩。

心理特征：易烦，健忘。

发病倾向：易患癥瘕及痛症、血症等。

适应能力：不耐受寒邪。

（八）气郁质（H型）

总体特征：气机郁滞，以神情抑郁、忧郁脆弱等气郁表现为主要特征。

形体特征：体型多偏瘦。

常见表现：神情抑郁，情感脆弱，烦闷不乐，舌淡红，苔薄白，脉弦。

心理特征：性格内向，敏感多虑，情绪不稳。

发病倾向：易患脏躁、梅核气、百合病、郁证等疾病。

适应能力：不适应阴雨天气，对精神刺激适应能力差。

（九）特禀质（I型）

总体特征：先天失常，以生理缺陷、过敏反应等为主要特征。

形体特征：过敏体质者一般无特殊；先天禀赋异常者或有畸形，或有生理缺陷。

常见表现：过敏体质者常见哮喘、风团、鼻塞、喷嚏等；遗传性疾病者有垂直遗传、先天性、家族性特征。

心理特征：随禀赋不同情况不同。

发病倾向：过敏体质者易患哮喘、荨麻疹等过敏性疾病；遗传性疾病如血友病、先天愚型等。

适应能力：适应能力差，如过敏体质者容易对外界环境因素产生过敏，易引发宿疾。

第二章　食疗的现代营养学基础

一、七大营养素与生老病死

营养素指提供生长发育、劳动所需及维持人体健康的各种物质，人体必需的营养素有水、蛋白质、糖类、脂类、纤维素、维生素和矿物质等。

水　水是生命的源泉，是人体的主要成分，正常成人身体含水量约70%，婴儿可达80%，老年人约为55%。成人每天需补充6~8杯水，才能维持人体正常的循环和排泄功能，水摄入不足或丢失过多，都可以引起体内失水，重度缺水可引起脱水；若水摄入超过肾脏的排泄能力，可引起体内水过多，甚至会引起水中毒。

蛋白质　蛋白质是人体组织、器官的主要成分，是维持生命活动必不可少的物质，机体的生长、组织的修复、各种酶和激素对机体的调节、抵御疾病的免疫能力、维持渗透压、传递遗传信息等无一不是蛋白质在发挥作用。成人每天每千克体重需要补充蛋白质1~1.5克，而婴幼儿生长迅速，需要大量的蛋白质提供原料，其每天每千克体重需要2克以上。肉类、蛋

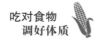

类、奶、豆类及种子类果实均是蛋白质的重要来源，可为人体生长发育提供足量的蛋白质。同时，需要注意的是，蛋白质由氨基酸构成，而有8种氨基酸是人体不能自身合成的，必须从外界摄取，且自然界中没有一种食物能完整提供人体所需的各种氨基酸，因此选择食材不可单一，必须两种或两种以上食材搭配才能保证一日所需。蛋白质摄入也不可过量或过少，过量影响体内氮平衡，过少则不能满足人体生长发育的需要，造成免疫力降低、智力发育障碍等不良影响。

脂类 脂肪是生命的物质基础，是储存和供给能量的主要营养素，每克脂肪所提供的能量约为同质量蛋白质或碳水化合物的两倍。皮下脂肪对维持体温有重要作用，可以减少身体热量散失，也可阻止外界热能传入体内；内脏周围的脂肪能缓冲外力，支持及保护内脏，减少内部器官之间的摩擦；脂肪还是细胞、神经组织、激素等的重要组成成分。婴幼儿每天每千克体重需要脂肪约4克，而成人的摄入量应占摄入总热量的20%~25%。脂肪可分为饱和脂肪、单不饱和脂肪、多不饱和脂肪三大类，饱和脂肪主要为动物源性，如猪肉、牛肉等肉类及牛奶等，单不饱和脂肪和多不饱和脂肪主要为植物源性，如花生油、芝麻、南瓜子、核桃等，部分鱼类，如三文鱼、金枪鱼、沙丁鱼也能提供；多不饱和脂肪中的亚油酸、α-亚麻酸是人体必需脂肪，这两种脂肪极易被破坏，所以含有亚油酸及α-亚麻酸的食物不宜高温烹饪。

糖类 糖类是为生命活动提供能量的主要营养素。糖进入体内经过生化反应分解为单糖，然后为生命活动直接提供能量。糖类广泛存在于米、面、薯类、豆类及各种杂粮中，是人类最理想、最经济的食物，这类食物每日提供的热量占总摄入量的60%~65%。分解产生的单糖与蛋白质、脂肪结合成糖蛋白、糖脂，组成细胞膜、神经组织、遗传物质、抗体、酶、激素等重要物质，参与到整个的生命活动过程中。需要注意的是，糖类的摄入也需要适量，若摄入过多，剩余的糖会转化成脂肪贮存于体内，使人体肥胖，并导致高脂血症、糖尿病等疾病。婴幼儿尤其不宜过早加米粉喂食，少年儿童更应控制糖的摄入。糖分摄入过少可能导致供能不足，而出现全身无力、疲乏、头晕、心悸等，严重者会导致低血糖昏迷。

纤维素 纤维素是不能被消化的碳水化合物，但其作用不可忽视。纤维素分水溶性和非水溶性两类。水溶性纤维素可以进入血液，帮助降低血液中的胆固醇水平，减少心血管疾病发生的风险，并可改善血糖生成反应，影响营养素吸收的速度和部位；非水溶性纤维素不被人体消化吸收，只停留在肠道内，刺激消化液的产生，并促进胃肠蠕动，吸收水分利于排便，消除肠壁上的有害物质，利于肠道益生菌群的生存，对促进人体健康有非常重要的作用。中国营养学会建议，成人每天应摄入纤维素30克左右，蔬菜、水果、谷物、豆类等均是纤维素的很好来源。

维生素 维生素对维持人体生长发育和生理功能起着重要作用，可促进酶的活力或为辅酶之一。维生素家族庞大，成员众多，根据其属性不同可分为水溶性维生素和脂溶性维生素两类。水溶性维生素占大多数，包括B族维生素、维生素C等，它们不在体内储存，需每日从食物中获取，以水果、蔬菜中含量较多；脂溶性维生素则可在肝脏中储存，主要存在于肉类、含油脂丰富的种子类果实中，部分蔬菜、水果中的含量也相对较多。维生素种类虽多，但各司其职，缺一不可，如缺乏维生素A可导致夜盲症，缺乏维生素B可导致脚气病，缺乏维生素C可导致坏血病，缺乏维生素D可导致佝偻病，等等。

矿物质 矿物质是人体主要组成物质，碳、氢、氧、氮约占人体总重量的96%，钙、镁、磷、钾、钠、氯、硫约占3.95%，其他则为微量元素，共41种，常为人们提到的有铁、锌、硒、铜、碘等。矿物质虽不提供能量，但却有重要的生理功能：①构成骨骼的主要成分；②维持神经、肌肉的正常生理功能；③组成酶的成分；④维持渗透压及酸碱平衡。每种矿物质均有其独特的、重要的、不可替代的作用，各种矿物质间还有密切的

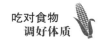

联系。矿物质缺乏可导致疾病，如缺钙可致佝偻病，缺铁可致贫血，缺锌可致生长发育落后，缺碘可致生长迟缓、智力落后，等等。

二、转基因食品带来的健康顾虑

"转基因"一词对于新时代的我们并不陌生，甚至到了家喻户晓的程度，因为"转基因"已经走进了普通家庭，与我们的生活息息相关。转基因技术被用于改造粮食作物的基因，提高粮食产量，但是转基因自出现以来一直饱受争议。一方面，通过基因改良，农作物具有抗虫、抗病毒、抗旱、抗涝、高产等有利的一面；另一方面，转基因技术生产出来的转基因食品是否会对人的健康产生不利影响现在还是一个未知数。

相关科学研究发现，一些转基因食品可能含有有毒物质和过敏原，从而对人体健康产生不利影响，严重的甚至可致癌或导致遗传性疾病。英国科学家普斯陶教授研究发现，基因改良的马铃薯会对试验大鼠的肝脏和免疫系统造成危害。美国伦理和毒性中心的研究报告表明，与普通大豆相比，耐除草剂的转基因大豆中具有防癌作用的异黄酮明显减少。一些研究者还认为，转基因在达到某种目的的同时，也增加和积累了食品中原有的微量毒素，这种毒素的积累是一个漫长的过程，不能及时体现出来，但它确实可能正在进行着，因此谁也不能确保这些通过基因改良生产出来的食品没有毒。2012年9月19日法国《新观察家》报道，科学家研究显示，转基因玉米可导致试验大鼠患上乳腺肿瘤，以及肝、肾功能损伤，甚至出现寿命缩短，这项研究刊登后得到广发关注。随后欧盟食品安全局（EFSA）对这项研究进行了审查评估，认为该研究缺少科学依据，在设计、分析及风险评估等环节不够严谨，否决了法国科学家的研究成果。

现在的研究虽不能有力证明转基因食品有毒有害，但是同样值得担忧。因为任何事物都有两面性，科学研究也不例外，转基因违背了自然选择的规律，人为的对自然物种进行改造，虽然达到了想要的目的，同时也创造了未知的风险。人与自然密不可分，顺应自然规律、和谐共处，才是人类社会可持续发展、长治久安的王道。所以对于选购转基因食品，应当慎重。

三、素食主义与健康

中国人常所饮者为清茶，所食者为淡饭，而加以菜蔬豆腐，此等饮食习惯，为今日卫生家所考得为最有益于养生者也，故中国穷乡僻壤之人，饮食不及酒肉者，常多长寿（孙中山）。

素食是一种不食肉、蛋等动物产品的饮食方式，有时也戒食或不戒食奶制品和蜂蜜，在佛门弟子中，还戒食酒及葱、薤、蒜、韭、香菜五辛。现代社会中，素食者越来越多，素食人群也渐趋年轻化，选择素食不再仅是因为宗教信仰，有的是出于健康的考虑，有的是鉴于生态环保、尊重生命的理念，有的则有可能是经济原因。素食作为一种合乎自然规律的饮食习惯，已经逐渐成为符合时代潮流的生活方式。

人类生来是应该吃素的，因为人体的解剖特征与食草动物相似。食肉动物的消化道短而直，长度约为脊柱的4倍，因为肉食中蛋白质、脂肪等含量高，容易在消化道中发酵腐败，毒害身体，所以需要尽快排出体外；而食草动物的消化道长度约为脊柱的12倍，因为食物中含纤维素较多，需要反复消化。人的消化道总长约10米，长度比较符合食草动物。其次，食肉动物的牙齿锐利，适合捕杀猎物和撕碎食物；食草动物的牙齿门牙宽平整齐，磨牙宽大坚实，适合切断和研磨。人类牙齿的形态结构与食草动物几乎一致。而且，人类胃液的成分也接近食草动物，与食肉动物相差甚远。灵长类动物中与人类极其相近的大猩猩，在自然界中也是完全食素的。所以从生物进化的角度来说，人类也更适合吃素。

有人担心素食可能导致营养不良，而实际上，素食完全可以满足人体的营养需要。各种谷类、豆制品、水果、蔬菜加上牛奶，就是非常完美

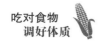

的营养搭配，尤其是糙米、黑面馒头、全麦面包，可提供足量的B族维生素，以及蛋白质、钙、铁等营养物质，所以素食绝对不会导致营养不良或使人变得虚弱。相反，肉类食品含有较多胆固醇、饱和脂肪酸、蛋白质，蛋白质分解会产生尿素、尿酸等物质，会污染人体内环境，加重人体负担，容易招致疾病。

人体是一部奇妙的机器，这部奇妙机器正常运行的环境是微碱性的（pH7.35～7.45），也就是说在微碱性的身体环境中，人才是最自然、最健康的状态。大自然提供给人类的食物有酸碱性之分，食入过多的酸性食物会改变人体内环境的pH值，进而引发各种疾病，如心血管疾病、脑血管疾病、高血压、糖尿病，以及谈之色变的癌症等。除了粮食类食物因含有大量碳水化合物会在人体内发生酸性反应外，几乎所有的素食都是碱性食物；而肉类、巧克力、咖啡、酒等都是酸性食品。

素食因为容易消化，所以吸收过程变得简单，减轻了身体的负荷，使得我们可以精力充沛、神清气爽地生活、工作和学习。同时，素食中含有大量的膳食纤维，可减少发生便秘、痔疮、高血压的机会，也降低了发生癌症和心血管疾病的风险。此外，素食还可延年益寿，巴基斯坦北部的浑匝人和墨西哥中部的印第安人，都是原始的素食主义民族，他们的平均寿命非常长。《大戴礼记》说："食肉勇敢而悍，食谷智慧而巧"，素食的人常能保持头脑清醒和敏锐的思维能力，在他们年老时常能正确地思考和明智地讨论事情。

第三章　春夏秋冬四季养生

一、春养肝

　　春天阳气生发，万物生长，其气与肝相应，平日饮食，以甘温益气补阳、甘酸和肝、柔肝息风为主。

　　春天气候多变，或温暖多风，或春雨连绵、寒潮袭人，若起居无常，不避外邪，常易感受风热或风寒之邪而致病。肺主气司呼吸，主皮毛通腠理，上连喉咙，开窍于鼻。风热犯肺者，初起多见微恶风寒，发热，咽干喉痛，咳嗽咳痰，口干，舌边尖红，脉浮数等症状；风寒束表者，初起多见恶风寒，发热，有汗或无汗，鼻塞流清涕，苔薄白，脉浮紧等症状。因此，又当视其寒温，分别配以辛凉解表或辛温解表之品，并宜清淡饮食，慎食肥甘厚腻。

二、夏养心

　　夏天暑气当令，气候炎热，其气与心相应，平日饮食，宜清热解暑、益气养心为主。

　　暑为火热之气，其性酷烈，极易伤人正气，尤多耗伤津液，暑邪伤人多见津气耗伤证，而且传变迅速，容易出现危重证候。夏季雨水较多，暑热常与湿气相合，形成暑湿夹杂的证候，除有暑热表现外，还伴有胸闷痞满、身体困重、苔腻、脉濡等湿邪中阻的症状。故饮食宜清热解暑、利尿祛湿，以苦寒、清淡为原则，勿过饥过饱，慎食肥腻、辛辣、燥热、烟酒等助热生湿之品。

　　夏季虽然炎热难当，但不宜食一切冰冻的东西，如冰西瓜、冷饮等，

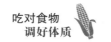

以避免损伤脾胃，使得湿邪乘机伤人。

三、秋养肺

秋天万物成熟，气候干燥，其气与肺相应，平日饮食，宜养阴润燥为主。

秋季天干物燥，空气中缺乏水汽的濡润，人体容易感受燥邪而发病。邪在肺卫，症见口鼻干燥、咽干口渴、大便秘结等，若燥邪传里化热，津液干燥之象更加明显。燥邪伤肺，易成肺燥阴伤，症见干咳少痰，痰黏难咳，或痰中带血等；若内传阳明胃肠，则致肠燥便秘或阴虚腑实之证，症见口干咽燥，肌肉消瘦，皮肤干燥，小便短少，大便干结等。因此，应对秋燥的饮食，以清热润燥、养阴润肺为原则，不可过食辛辣燥热之品，适当多食新鲜蔬菜和瓜果，瓜果虽美，多食也会损伤脾胃。

四、冬养肾

冬天气候寒冷，万物闭藏，其气与肾相应。根据天人相应的理论，时脏对应，冬季属肾，肾为先天之本，主藏精而为生命之元，故冬季是四季中进补的最佳季节。阳是生命的主宰和根本，因此冬天饮食宜以温补助阳、补肾益精为先。

冬季严寒，北风袭人，人体易感受寒邪而患病，寒邪束表，卫阳受遏，症见恶寒发热，头项强痛，甚至全身酸痛，无汗或有汗等。饮食又当配以辛温解表散寒为主。

五、长夏养脾胃

一般认为，长夏是夏秋之交的一个特殊"季节"，具有天气湿热的特

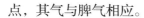

点，其气与脾气相应。

长夏时节人体阳气散发至体表，脏腑机能相对虚弱，脾胃功能虚弱尤其明显，因此容易出现脾虚腹胀、食欲不振、腹泻、便秘、消化不良等问题；长夏季节的湿热之邪也易乘脾胃虚弱之机侵犯人体，形成湿热内盛之证。

脾脏的生理特点喜欢干燥而厌恶水湿，因此长夏食疗养生的关键就是除湿，故长夏饮食应以清热祛湿、健脾和中为主，慎食生冷。

第四章　不同年龄阶段的食疗养生

一、婴幼儿

中医认为，婴幼儿为稚阴稚阳之体，生长发育迅速，体格、智力及脏腑功能不断地趋向成熟完善，对各种营养物质的需求量较多。《幼幼集成》说："盖儿初生，借乳为命。"母乳是婴儿最理想的营养食品，尤其适合6个月以下的幼儿。若母乳不足或不能哺乳，可予牛奶、豆浆、米糊等代替，奶粉可作首选。幼儿不同阶段的食品应以营养充足、适应并促进发育为原则，及时添加辅食，逐渐向成人膳食过度。应注意食物品种的多样化及荤素搭配，特别注意提高膳食中优质蛋白质的比重。

婴幼儿脾常不足，肠胃脆弱，饮食不能自节，喂养不当，即会损伤脾胃，妨碍营养物质的消化吸收，影响生长发育。因此，幼儿喂养应注意

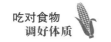

顾护脾胃，饮食以易于消化吸收为原则，辅食添加应由流质到半流质再到固体，由少到多，由细到粗。食物烹调宜细碎软烂、色香味美，通常采用蒸、煮、煨、炖等方法，不宜油炸。另外，幼儿肾气未充，牙齿、骨骼、脑髓均处于发育中，因此不能忽视补肾食品的供给，如核桃、黑芝麻、黑豆等；但幼儿稚阴稚阳，只宜缓图不宜激进，因此宜少食或忌食温补滋腻厚味的食品，如羊肉、狗肉、海参等。

二、儿童与青少年

儿童和青少年代谢旺盛，生长发育迅速，必须全面合理地摄取营养，特别要注意蛋白质和能量的补充。碳水化合物、脂肪是能量的主要来源，碳水化合物主要来源于粮食，因此应保证足够的饭量，增加粗粮在主食中的比例，并摄入适量的脂肪。女孩子不应为了减肥而过度节食，男孩子也不可自恃体强而暴饮暴食，饥饱寒热无度。对于先天不足及体质较弱者，更应抓住青春期发育的良好时机，进行饮食调护，培补后天以补先天之不足。

三、中青年男性、女性

《灵枢·天年》云："人生……二十岁，血气始盛，肌肉方长，故好趋；三十岁，五脏大定，肌肉坚固，血脉盛满，故好步；四十岁，五脏六腑十二经脉，皆大盛以平定，腠理始疏，荣发颇落，发颊斑白，平盛不摇，故好坐；五十岁肝气始衰……"。描述了人生各个年龄阶段的生理特点，人体从二十岁开始进入鼎盛时期，五十岁便步入衰老期，在这个年龄段，人要承受来自社会、家庭等多方面的重任和压力，心理负担承重，嗜欲、操劳、思虑往往造成早衰，并导致老年慢性疾病的产生。在这个阶段如能调理得当，可保持精力旺盛，预防早衰和老年疾病。

中医认为，男人以气为体，从肾脏立论。肾的主要功能是藏精，主生长、发育、生殖，为元阴元阳所在，是人生立命的根本。因此男人饮食多以补肾助阳为主，如狗肉、羊肉、韭菜、核桃、黑芝麻等。女人以血为用，每月都因月事而处于血常不足的状态，因此饮食宜以养血益气为原则，经期尤忌生冷、酸辣、辛热、香燥，宜食清淡且富有营养的食品。

四、孕产妇、哺乳期妇女

产妇于分娩时，身体受到一定耗损，产后又需哺乳，因此需要加强营养，饮食宜清淡可口、易于消化吸收，并富有营养及足够的能量和水分。新产妇可食小米粥、瘦肉汤、炖蛋等，此后，凡蛋、奶、瘦肉、骨头汤、粗粮、豆制品、蔬菜等均可食用，忌食油腻、生冷及辛热伤津之品。产后气血亏虚，因此常见乳汁分泌不足，《类证治裁》说："乳汁为气血所化，而源出于胃，实水谷之精华也。"说明乳汁分泌与脾胃功能及饮食营养密切相关，健脾益胃、加强营养，促进气血化生，才能保证乳汁分泌的质和量。

五、更年期女性

更年期是女性生理机能从成熟到衰退的转变时期，亦是从生育机能旺盛转为衰退乃至丧失的过渡期。由于肾气渐衰，冲任二脉虚惫，导致阴阳失调，而易出现头晕目眩、头痛耳鸣、心悸失眠、烦躁易怒或忧郁、烘热汗出等症，症状轻重因人而异。饮食调养可在一定程度上缓解更年期症状，重点在于顾护脾胃、充养肾气，可选择核桃、芝麻、小米、牛奶等食物。另外，更年期调畅情志也十分重要。

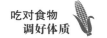

六、老年人

《寿亲养老书·饮食调节》指出："高年之人，真气耗竭，五脏衰弱，全仰饮食以资气血"，故老年人当调摄饮食，以求祛病延年，反之"若生冷无节，饥饱失宜，调停无度，动成疾患"，则损体减寿。

年高之人精气渐衰，饮食应该多样化，使谷、果、肉、菜合理搭配，做到营养丰富全面，以补益精气、延缓衰老。老年人生理机能减退，容易发生钙代谢的负平衡，同时老年人胃酸分泌减少，也会影响钙的吸收利用。在饮食中加入高钙食品，如乳制品、豆制品、芹菜、山楂等，有助于缓解老年人骨质疏松，还可常食莲子、山药、藕粉、菱角、核桃、黑豆等补脾益肾之品，增强体质，延年益寿。老年人阳气渐衰，脾胃虚弱，饮食宜清淡，宜温热熟软，慎食油腻、生冷，且不宜过饥或过饱。

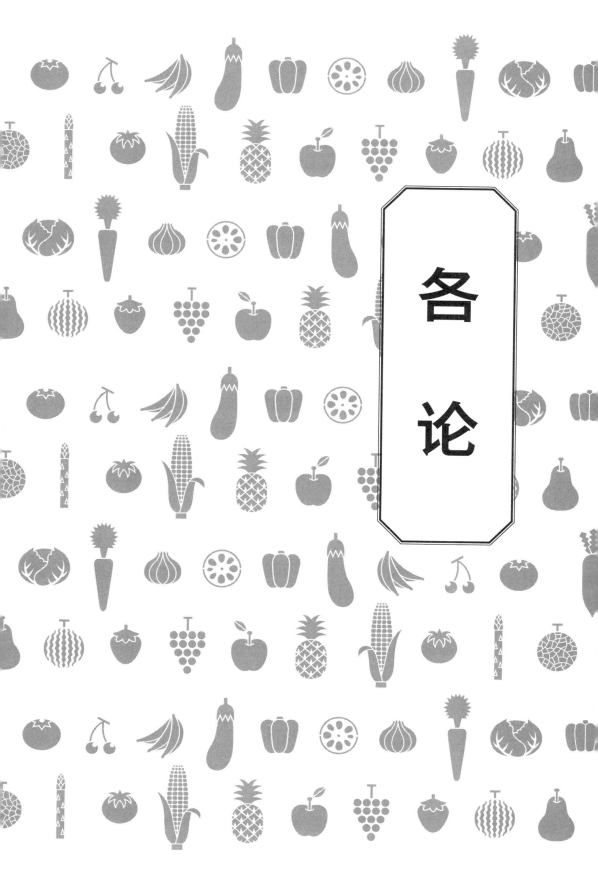

各论

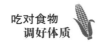

第一章 谷物、豆类篇

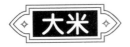
大米

　　大米是中国人的主食之一，称誉为"五谷之首"，主要成分为淀粉、蛋白质、脂肪、矿物质，含少量的B族维生素、多种有机酸类及糖类；其蛋白质的生物价和氨基酸的构成比比小麦、大麦、小米、玉米等禾谷类作物高，消化率66.8% ~ 83.1%，是谷类中蛋白质含量较高的一种。

性味	味甘，性平
归经	入脾、胃、肺经
功能主治	补中益气，健脾养胃，益精强志，和五脏，通血脉，聪耳明目，止烦止渴，止泻

🍅 常用分类方法

一、品种类型：籼米、粳米、糯米

　　籼米　米粒粒形呈细长或长圆形，长者在7毫米以上，蒸煮后出饭率高，黏性较小。早籼米米粒宽厚而较短，呈粉白色，质地脆弱易碎，黏性小于晚籼米，质量较差；晚籼米米粒细长而稍扁平，组织细密，一般是透明或半透明，硬质粒多，油性较大，质量较好。长粒米粒形细长，长与宽之比一般大于3，米粒为蜡白色透明或半透明，质脆，油性大，煮后软韧有劲而不黏，味道细腻可口，是籼米中质量最优者，中国广东省生产的齐眉、丝苗和美国的蓝冠等均属长粒米。中粒米粒形长圆，较之长粒米稍肥厚，长宽比在2 ~ 3，米粒半透明，腹白多，煮后松散，味道较粗糙，中国两湖、两广、江西、四川等省所产的大米多属中粒米，美国的齐奈斯也属中粒米。

粳米 米粒一般呈椭圆形或圆形，米粒丰满肥厚，横断面近于圆形，长与宽之比小于2，颜色蜡白，呈透明或半透明，质地硬而有韧性，煮后黏性及油性均大，柔软可口，但出饭率低。早粳米呈半透明状，腹白较大，硬质粒少，米质较差；晚粳米呈白色或蜡白色，腹白小，硬质粒多，品质优。粳米主要产于中国华北、东北和苏南以及江苏泗洪等地。著名的小站米、上海白粳米等都是优良的粳米。

《随息居饮食谱》："粳米甘平，宜煮粥食，功与籼同，籼亦可粥而粳较稠，粳亦可饭而籼耐饥。"

糯米 糯米又称江米，呈乳白色，不透明，煮后透明，黏性大，胀性小，一般不做主食，多用于制作糕点、粽子、元宵等，以及做酿酒的原料。籼糯米粒形一般呈长椭圆形或细长形，乳白不透明，也有呈半透明的，黏性大；粳糯米一般为椭圆形，乳白色不透明，也有呈半透明的，黏性大，米质优于籼、粳米。中医认为糯米性甘温，其健脾养胃的作用较籼、粳米强。

🍅 推荐食谱

桂圆粥

原料：粳米100克、桂圆肉15克、红枣10枚（去核）、冰糖适量。

做法：将大米淘洗干净放入锅中，加入适量清水，先用大火烧沸，加入桂圆肉、红枣转小火煮至成粥，加入冰糖调味即可食用。

养生功效：健脾益气，补血安神。

🍅 推荐食谱

莲子糯米粥

原料：糯米100克、莲子50克，白砂糖适量。

做法：①莲子去心、洗净，糯米淘洗干净，一同放入锅中加入适量清水浸泡30分钟；②先用大火烧沸，转用小火煮至粥成，加入白砂糖调味即可。

养生功效：健脾和胃，清心养神，孕妇常食可以养胎。

二、加工等级（国家标准《大米GB1354–2009》）：特等、标准一等、标准二等、标准三等

特等米 背沟有皮，米粒表面的皮层除掉在85%以上，粗纤维和灰分含量低，但涨性大，出饭率高，食用品质好。

标准一等 背沟有皮，米粒面留皮不超过1/5的占80%以上，加工精度低于特等米，食用品质、出饭率和消化吸收率略低于特等米。

标准二等 背沟有皮，米粒面留皮不超过1/3的占75%以上，灰分和粗纤维含量较高，出饭率和消化吸收率均低于特等米和标准一等米。

标准三等 背沟有皮，米粒面留皮不超过1/3的占70%以上，粗纤维和灰分高于标准二等米，虽出饭率低于前三种，但营养成分保留最完整，有利于人体健康。

三、收获季节：早、中、晚三季稻

在热带地区及部分亚热带地区，一年可以种植水稻三次或两次，因此有早、中、晚三季稻之分。早稻生长期短，只有80~120天，米质疏松，腹白度较大，透明度较小，缺乏光泽，比晚稻吸水率大，黏性小，糊化后体积大；早稻煮成的饭，吃起来口感差，质干硬，肚易饱，食用品质比晚稻差。晚稻的生长期较长，约在150~180天，并在秋高气爽的时节成熟，有利于营养物质的积累，因此它的品质好，米质结构紧密，腹白度小或无，透明度较大，富有光泽，煮熟的饭吃起来，质地细腻，黏稠适中，松软可口。中稻的成熟时间在早稻与晚稻之间，其品质相应高于早稻而低于晚稻。

四、颜色分类：白米、红米、紫米、血糯、黑米等

白米是最常见的大米，而有色大米较为少见，紫米、血糯、黑米更是珍贵品种，根据中医五色入五脏的理论，有色大米具有很好的滋补作用。有色大米原本仅有糯米，经过培育现在已有粳、糯之分，这里以介绍有色糯米为主。红米有两种，一种是用粳米通过红曲霉发酵精制而成的的红曲米，粒形不规则，状如碎米，外表棕红色，质地较脆，断面呈粉红色，气味微酸，以红透质酥、陈久为佳，有活血化瘀、健脾消食的作用，这种米酿出来的红米酒在东南亚以及港澳台市场上享有较高知名度；一种是红糯稻的种仁，因种皮有一层红色物质而得名，性味甘温，能健脾养胃，红色入心，常食对心脏有一定的保健作用。挑选红米时，以外观饱满、完整，带有光泽，无虫蛀、无破碎现象为佳。紫米仅湖南、四川、贵州、云南有少量栽培，米粒紫黑，性味甘温，有滋阴补肾、健脾暖肝、明目活血等作用，用紫米煮饭，味道香甜，且甜而不腻，民间作为补品，有"药谷"之称。紫米很难煮，建议先浸泡1~2小时，且因其黏性较强容易导致消化不良，蒸煮时适量加入莲子、籼米、麦片即可避免这一问题，如与白米按1：3的比例掺和蒸煮更是香气扑鼻，口感极佳。著名的紫米有紫鹊界紫米、墨江紫米，紫鹊界贡米是一种罕见的碱性米，米粒呈紫、黑、红、黄四色，但以紫色为主。血糯米米粒呈紫红色，米质糯性，故称血糯，性味甘温，入心经，能滋补气血，但多食容易生痰，发热、咳嗽、痰稠黄以及肠胃功能较差者不宜多食。黑米是一种药食兼用的大米，米粒黑色或黑褐色，营养丰富，有"黑珍珠"和"世界米中之王"的美誉，我国不少地方都有生产，具有代表性的有陕西黑米、贵州黑糯米、湖南黑米。黑米性味甘平，具有滋阴补肾、健脾暖肝、补益脾胃、益气活血、养肝明目等功效，经常食用黑米，有利于防治头昏、目眩、贫血、白发、眼疾、腰膝酸软、肺燥咳嗽、大便秘结、小便不利、肾虚水肿、食欲不振、脾胃虚弱等病症。适当与大米配伍，有开胃益中、缓肝明目的作用，常用于须发早白、产后体虚。黑米中含有丰富的花青素，而花青素是纯天然的抗衰老营养补充剂，具有很强的抗氧化、抗癌能力。由于黑米所含营养成分多聚集

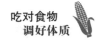
在黑色皮层，故不宜精加工，以食用糙米或标准三等米为宜。黑米米粒外部有一坚韧的种皮包裹，不易煮烂，故应先浸泡一夜再煮，若不煮烂，不仅大多数营养成分不能溶出，而且食后易引起急性肠胃炎。

鉴别真假有色米的一个简单办法就是用水浸泡，真有色米浸泡后水会变为相应的颜色，但变色速度缓慢，换水几次仍能保持本色，而假有色米是用人工色素染色而成，浸泡在水里，水质变色的速度明显快于真品，多淘洗几次就会显出本色。

🍅 推荐食谱

红豆紫米粥

原料：紫米100克、红枣10枚（去核）、红豆50克、花生30克、红糖适量。

做法：①将紫米、红豆洗净，提前浸泡3小时以上，花生洗净。②紫米、红豆、花生、红枣放入锅中，先用大火煮沸，转小火煮至粥成，加入红糖调味即可。

养生功效：健脾养胃，补血养颜。

桂圆红枣黑米粥

原料：黑米70克、粳米30克、桂圆肉15克、红枣10枚（去核）、冰糖适量。

做法：①提前将黑米洗净浸泡一夜。②粳米洗净与黑米一起放入锅中，加入适量清水，先用大火煮沸，转小火煮至米粒开花；③加入桂圆肉、红枣煮至粥成，加入冰糖调味即可。

养生功效：暖胃健脾、补血益气，尤宜于脾胃虚弱、体虚乏力者。

五、常见优质品种

1. 东北大米　东北大米产地主要位于黑龙江省、吉林省、辽宁省的广大平原地区，粒形短圆，长宽比约为1.6∶1，腹白心较少，胶质率高，米色清亮透明。最知名的东北大米有哈尔滨的五常大米、尚志的西甸子大米、延寿的有孚大米、牡丹江的响水大米、吉林市的万昌大米、镇赉的嫩江湾大米、松原的北显大米和辽宁的盘锦大米。

2. 三益贡米　产于古源温泉的万亩湖，在秦始皇时期即被列为贡米，米粒青如白玉、晶莹透亮，质密重量如砂，蒸煮浆汁如乳，米饭油亮溢香、清香适口，是米中珍品。

3. 泗洪米　国家地理标志产品（编号：AG100220）。泗洪大米产自洪泽湖西岸，外观整齐，色泽透明，蒸煮有清香味，米饭软硬适中有光泽，咀嚼香甜，口感柔韧，米粥黏稠，入口爽滑，泗称米中精品。

4. 泰国香米　泰国香米是原产于泰国的长粒型大米，米色晶莹剔透，有一股清新的香味，饭粒完整，柔软爽滑。国产籼米颗粒细长，形似泰国香米，但口感却不同。

适用范围

一般人群均可食用。

1. 适宜一切体虚之人、高热之人、久病初愈者、妇女产后、老年人、婴幼儿消化力减弱者，煮成稀粥调养食用。

2. 糖尿病患者不宜多食。

搭配相宜

大米+栗子	养胃补肾效果极佳
大米+菠菜	润燥养血
大米+山药	健脾益胃，助消化
大米+白萝卜	止痰化咳，利膈止渴，消除肿胀
大米+银耳	滋阴润肺，生津止渴
大米+燕窝	可平和五脏，更可滋阴补气
大米+小米	两者营养互补，提高营养价值

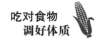

注意事项

唐·孟诜："粳米不可同马肉食，发瘤疾。不可和苍耳食，令人卒心痛。"

清·王孟英："炒米虽香，性燥助火，非中寒便泻者忌之。"

选购事宜

1. 挑选大米时要认真观察米粒颜色，表面呈灰粉状或有白道沟纹的米是陈大米，其量越多说明大米越陈。同时，要捧起大米闻一闻气味是否正常，如有霉味说明是陈大米。

2. 不能长期食用精米而对糙米不闻不问，因为精米在加工过程中会损失大量的营养，长期食用会导致营养缺乏，所以应粗细结合，才能均衡营养。

食用建议

1. 大米做成粥更易于消化吸收，但制作大米粥时千万不要放碱，因为大米是人体维生素B_1的重要来源，碱破坏大米中的维生素B_1，会导致维生素B_1缺乏，严重者会导致"脚气病"。

2. 用大米制作米饭时一定要"蒸"，不要"捞"，因为捞饭会损失掉大量维生素。

3. 几种米混搭同煮食用。中国人习惯只用一种米煮饭，国外多用几种米混搭后煮食，一是营养更均衡，二是口感更佳。如60%东北米、40%糯米同煮，做出的饭更香、更黏，口感更佳。也可以根据各人喜欢调整出各家最喜欢的配比。

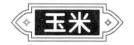

　　玉米是全世界总产量最高的粮食作物，在中国主要分布在北方和西南山地地区，常与冬小麦交替种植。玉米是粗粮中的保健佳品，维生素含量很高，为稻米、小麦的5~10倍，且含有丰富的不饱和脂肪酸，其中亚油酸含量高达60%以上。在当今被证实最有效的50余种营养保健物质中，玉米含有7种——钙、谷胱甘肽、维生素、镁、硒、维生素E和脂肪酸。我国2009年颁布的玉米质量国家标准根据玉米的粒色分为黄玉米、白玉米、混合玉米，但研究证实玉米的营养价值与颜色没有明显差异。

性味	味甘，性平，无毒
归经	入手、足阳明经
功能主治	益肺宁心，健脾开胃，利胆利尿，辅助降脂降压，美颜防癌

常见品种

　　硬粒玉米　籽粒多为方圆形，顶部及四周胚乳都是角质，仅中心近胚部分为粉质，外表半透明有光泽、坚硬饱满。粒色多为黄色，间或有白、红、紫等色。籽粒品质好，主要作食粮用。

　　马齿玉米　籽粒扁平呈长方形，由于粉质的顶部比两侧角质干燥得快，所以顶部的中间下凹，形似马齿，故名。籽粒表皮皱纹粗糙不透明，多为黄、白色，少数呈紫色或红色，食用品质较差，适宜制造淀粉和酒精或作饲料。

　　甜玉米　胚乳多为角质，含糖分多，含淀粉较少，因成熟时水分蒸发使籽粒表面皱缩，呈半透明状。甜玉米的蛋白质、脂肪酸及维生素含量比普通玉米高1~2倍，"生命元素"硒的含量高8~10倍；其所含的17种氨基酸中，有13种高于普通玉米。甜玉米宜在籽粒饱满但还没凝浆时食用，因

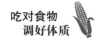
此多做蔬菜用。

糯玉米 籽粒胚乳全部为角质，不透明且呈蜡状，胚乳淀粉全部为支链淀粉，分子量只有普通玉米淀粉的1/10，消化率比普通玉米高20%以上。籽粒赖氨酸含量比普通玉米高16%~74%，蛋白质、维生素A、维生素B_1、维生素B_2含量均高于稻米。食用口感似糯米，皮薄无渣，黏柔适口。

爆裂型玉米 籽粒较小，呈米粒形或珍珠形，胚乳几乎全部是角质，质地坚硬透明，种皮多为白色或红色。尤其适宜加工爆米花等膨化食品。

🍅 推荐食谱

玉米排骨汤

原料：猪排骨250克、嫩玉米100克，生姜、葱、白酒、盐各适量。

做法：①将排骨剁成块状，长短随意，玉米去皮、去丝，切成小段，葱切段，姜切片。②肉排入锅，加水煮开，滚一滚，煮出血污浮沫，倒掉水。③锅内重新放清水（可在水中滴几滴醋以增加汤的鲜味），将姜、葱一起放入锅中，滴入少许白酒，先用大火煮开，转小火煲约30分钟，再放入玉米一同煲约15分钟。④煲好后加入盐调味即可。

养生功效：开胃益脾、润肺养心、益精补血，尤宜于小儿、中老年人食用。

玉米粥

原料：玉米粉50克、粳米50克。

做法：①将玉米粉用适量的冷水调和，再将淘洗干净的粳米入锅，加水适量，用武火烧开；②加入玉米粉，转用文火熬煮成稀粥即可。

养生功效：健脾益胃，辅助降脂降压，尤宜于动脉粥样硬化、高血压、中风、高脂血症等患者食用。

🌸 适用范围

一般人群均可食用。

1. 适宜脾胃气虚、气血不足者食用，营养不良、动脉粥样硬化、高血压、高脂血症、冠心病、肥胖症、脂肪肝、癌症、习惯性便秘、慢性肾炎水肿、胆结石、维生素A缺乏症等疾病患者适宜食用。

2. 干燥综合征、糖尿病、更年期综合征且属阴虚火旺的患者不宜食用爆玉米花，否则易助火伤阴。

🌸 搭配相宜

玉米＋草莓	可防黑斑和雀斑
玉米＋松子	辅助治疗脾肺气虚、干咳少痰、皮肤干燥等
玉米＋洋葱	生津止渴，辅助降血压，降血脂，抗衰老

🌸 注意事项

玉米忌与田螺同食，否则会引起中毒；尽量不与牡蛎同食，同食会阻碍锌的吸收；霉坏变质的玉米有致癌作用，不宜食用。

🌸 选购事宜

1. 作菜食用的嫩玉米一般都是甜玉米，购买时注意查看或询问销售人员，以免买到普通玉米，普通玉米糖分含量较低，做菜口感稍差；并查看外皮及须是否新鲜，籽粒是否饱满，因为存放时间过长的嫩玉米会丢失部分营养物质及水分，食用价值降低，且口感变差。新鲜的嫩玉米棒子应该保留外皮冷藏或置阴凉处存放。

2. 现在城市普通家庭不具备玉米面的加工能力，但在大型超市或菜

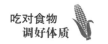

市场均可买到，购买玉米面时要注意它的色泽和气味，新磨的面有光泽，而且有一股清香味；避免购买色泽暗淡有霉味的玉米面。玉米面应该干燥冷藏。

 食用建议

1. 玉米的营养集中在胚尖，吃玉米时应把玉米粒的胚尖全部吃掉。

2. 玉米蛋白质中缺乏色氨酸，单一食用玉米易发生癞皮病，所以以玉米为主食的地区应多吃豆类食品。

3. 玉米宜熟吃，尽管烹调损失了部分维生素C，但却获得其中抗氧化剂的活性，更有营养价值。

4. 在我国西南农村地区，因大米产量有限，人们常自制玉米面做成玉米饭以充饥。自制玉米面比较粗糙，做成的饭口感较差，难以下咽，但如果将玉米面与大米按1∶1或3∶2比例混合做饭，不仅可以改善口感，还能均衡营养，更加开胃和耐饥。玉米面与大米混合做饭工序复杂，不易掌握，常需专人指导。

🍅 **附篇**

玉米须

玉米须又称"龙须"，性味甘淡而平，入肝、肾、膀胱经，有利尿消肿、平肝利胆的功能，主治急、慢性肾炎，水肿，急性胆囊炎，胆道结石和高血压等疾病。玉米须煮成的茶又叫龙须茶，龙须茶口感不错，经济实惠，一般人群均可饮用，可以做全家的保健茶。

🍅 **推荐食谱**

龙须茶

原料：玉米须50克。

做法：将玉米须放入锅内，加水适量，煎煮30分钟，取汁饮用。

养生功效：泄热，通淋利尿，平肝利胆，尤宜于胆结石、高脂血症、胆囊炎、糖尿病患者饮用。

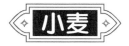

小麦是三大谷物之一，在我国种植面积和总产量仅次于水稻，是北方人民的主食。小麦营养价值很高，富含淀粉、蛋白质、脂肪、钙、铁、硫胺素、核黄素、烟酸、维生素A及维生素C等，营养物质含量因品种和环境条件不同而有所差别。例如，北方干旱气候区产的小麦蛋白质高达14%~20%，麦粒硬，面筋强而有弹性；南方潮湿气候区产的小麦蛋白质占8%~10%，麦粒软，面筋差。根据播种季节不同可分为春小麦和冬小麦，冬小麦质量优于春小麦。

性味	味甘，性凉
归经	入心、脾、肾经
功能主治	养心安神，补虚益肾，清热除烦，止渴

🍅 面粉等级分类

城市普通家庭不具备小麦加工成面粉的能力，可从超市直接购买，因此需要了解面粉的等级分类。

高筋粉 蛋白质含量在13.5%左右，粉质颜色较深，本身较有活性且光滑，手抓不易成团；筋度强，适宜制作具有弹性和嚼感的面包、面条等。

中筋粉 蛋白质含量在11%左右，颜色乳白，介于高、低粉之间，体质半松散；一般用于包子、馒头、面条等中式点心。（一般市售无特别说

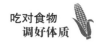

明的面粉，均可视作中筋面粉。）

低筋粉 蛋白质含量在8.5%左右，颜色较白，用手抓易成团；筋度弱，适宜制作口感柔软、组织疏松的蛋糕、饼干、花卷等。

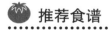 推荐食谱
· ·

甘草小麦大枣汤

原料：甘草6克、小麦30克、大枣5枚（去核）。

做法：①甘草洗净放入锅内加水煎煮，连煎2次，取2次汤汁混合备用。②将小麦、大枣洗净放入锅内，倒入甘草汁，小火煮至小麦大枣熟烂即可。

养生功效：养心宁神、和中缓急，适宜于各类精神疾患、更年期综合征、神经衰弱辨证属于心阴不足者。

小麦粥

原料：小麦30克、粳米50克、大枣5枚（去核）。

做法：小麦捣碎洗净，粳米、大枣洗净一同放入锅内，加入适量清水，小火煮至粥成即可，空腹食用。

养生功效：补脾胃，养心神，止虚汗，适用于气虚自汗、心虚惊悸、脏躁（癔病）、烦渴等症。

适合范围
· ·

一般人均可食用。

1. 适宜心血不足的失眠多梦、心悸不安、多呵欠、喜悲伤欲哭者，脚气病、末梢神经炎患者，及体虚自汗、盗汗、多汗者食用，也适宜妇人回乳时食用。

2. 糖尿病患者不宜食用。

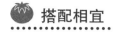 **搭配相宜**

小麦+大枣、黄芪	补虚敛汗，可用来治疗自汗、盗汗

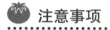 **注意事项**

《本草纲目》："小麦面畏汉椒、萝菔。"

选购事宜

选购面粉时需要注意面粉白度、面筋强度等内容，白度越高的面粉品质越好，但其加工精细，营养成分保留并不完整，面筋强度代表面粉蛋白质含量高低，方便根据不同需要选择不同面筋强度的面粉。

面粉品质术语简介：

1. **粗蛋白**　是用全麦粉测定的含蛋白质数量值，以百分点表示，是代表面粉营养品质的重要参数，其值越大，品质越好。

2. **沉淀值**　以毫升表示，是衡量面筋含量和品质的综合指标，而面筋是烘烤面包和其他发酵食品的基础，是决定面粉加工品质的主要因素，其值越大，品质越好。

3. **降落值**　其质反映面粉中 α-淀粉酶活性的强弱：降落值大、α-淀粉酶活性低的硬质面粉适宜做面包；降落值中等、α-淀粉酶活性适中的软质面粉适宜做饼干和糕点。

4. **面团形成时间**　面团形成时间短，表示面筋量少、质差，反之质优。

5. **面团稳定时间**　面团稳定时间短，反映面团形成后面筋不耐搅揉，面筋网落容易破坏。

6. **吸水率**　在加水揉面过程中使面团达到标准稠度时所需要的水量，吸水率高的面粉可以烘烤出更多的面包。

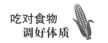
7. 烘烤品质　烘烤品质好的面粉吸水率高，面团有较好的韧性、延伸性和弹性发酵强度，揉面切割和烘烤时不贴器械，烤的面包体积大而匀称，外形美观，颜色好看，皮无裂缝，内部孔隙小而均匀，质地松软有弹性。

 食用建议

1. 小麦可煎汤、煮粥，或制成面食；也可炮制研末外敷，治疗痈肿、外伤及烫伤。

2. 精白面粉缺乏膳食纤维等营养成分，长期食用不利健康，麦胚或麦麸可填补精白面粉的缺陷，将精制白面粉和麦胚或麦麸混合食用可以增加面粉的营养价值，也可将全麦粉加入做面包用的生面团里或直接制作早餐食品或奶油甜点。

3. 存放时间适当长些的面粉比新磨的面粉品质好，民间有"麦吃陈，米吃新"的说法，且面粉与大米搭配更能均衡营养。

 附篇

浮小麦

浮小麦是小麦干燥轻浮瘪瘦的果实，性味甘、凉，入心经，有益气除热，止自汗、盗汗，除骨蒸虚热的作用，可用于治疗虚热多汗、盗汗、口干舌燥、心烦失眠等症，是临床常用的中药材。盗汗、虚汗者，将浮小麦用文武火炒至色黄味香，研为细末，每次3~6克用米汤调服，不拘次数服用。

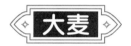

大麦可分为稃大麦和裸大麦两大类，稃大麦的稃壳和籽粒粘连，裸大

麦的稃壳和籽粒分离，青藏高原称裸大麦为青稞，长江流域称元麦，华北称米麦。大麦具有坚果香味，碳水化合物含量达63.4%，蛋白质10.2%，还含有钙、磷、B族维生素等营养物质。大麦含谷蛋白量少，不适宜做多孔面包，可用于不发酵食物，如麦片粥等。

性味	味甘、咸，性凉
归经	入脾、胃经
功能主治	和胃宽肠，调中止泻，利水消胀

推荐食谱

大麦粥

原料：大麦米50克、红糖适量。

做法：将大麦米洗净捣碎入锅，先浸泡30分钟，加入适量清水用小火煮至粥成，加入红糖调味即可。

养生功效：益气调中、消积进食，适用于小儿疳积、脾胃虚弱、面黄肌瘦、少气乏力等症。

适用范围

一般人群均可食用。

1. 适宜胃气虚弱、消化不良者食用；凡肝病、食欲不振、伤食后胃满腹胀者、妇女回乳时乳房胀痛者宜食大麦芽。

2. 美国蒙大拿州立大学研究证明，大麦是可溶性纤维的极佳来源，它可辅助降低血液中胆固醇和低密度脂蛋白的含量，对高脂血症有良好的预防作用，中老年人、血脂偏高人群、高血压患者均宜食用。

39

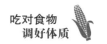
🍅 注意事项

大麦芽可回乳或减少乳汁分泌，故妇女在怀孕期间和哺乳期内忌食，但用量过小或萌芽过短者，均可影响疗效。服用未长出芽的大麦，不但没有回乳的功效，反而能增加乳汁分泌。

🍅 食用建议

1. 将大麦炒熟磨粉，加工制成糌粑，是西藏人民的主要食物；也可将大麦粉做成饼或馍食用。

2. 长江、黄河流域的人民习惯将大麦制成粗粒，用来煮粥或掺在大米里做饭，不仅能增加营养，还能改变风味。

3. 将大麦炒熟，开水冲泡当茶喝，是很好的保健饮料。

◆ 燕麦 ◆

燕麦在华北地区称为莜麦，西北地区称为玉麦，东北地区称为铃铛麦，是一种低糖、高能、高营养食品。据研究，燕麦含粗蛋白质达15.6%，脂肪8.5%，其他如磷、铁、钙等元素含量与另外8种主要粮食相比均名列前茅，且蛋白质的氨基酸组成比较全面，人体必需的8种氨基酸含量均居首位。此外燕麦粉中还含有谷类食粮中均缺少的皂苷（人参的主要成分）。在《时代》杂志评出的十大健康食品中，燕麦名列第五。

性味	味甘，性温
归经	入肝、脾、胃经
功能主治	和肝益胃，健脾益气，补虚止汗

🍅 推荐食谱

补血养颜燕麦粥

原料：燕麦片50克、龙眼肉6克、红枣5枚（去核）、核桃5枚（去壳）、红糖适量。

做法：核桃仁捣碎，与燕麦片、龙眼肉、红枣一并加入锅中，加入适量清水，以文火熬煮2小时，至粥成，加入红糖调味即可。

养生功效：健脾益气、补血养颜，尤宜于产妇等气血虚弱的女性食用。

🍅 适用范围

一般人群均可食用。

1.适宜产妇，婴幼儿，中老年人以及空勤、海勤人员食用。

2.适宜慢性病患者，高血压、高脂血症、动脉硬化、脂肪肝、糖尿病、浮肿患者，习惯性便秘者食用。

3.适宜体虚自汗、多汗、易汗、盗汗者食用。

🍅 搭配相宜

燕麦＋牛奶	有利于蛋白质、膳食纤维等营养物质的吸收
燕麦＋山药	健脾益气，益寿延年
燕麦＋南瓜	益肝和胃，润肠通便，辅助降压降脂

🍅 注意事项

中医认为燕麦有滑肠催产的作用，孕妇应该忌食，一次不宜食用太多，否则会引起腹泻，或造成胃痉挛、腹胀等不适。

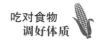

选购事宜

因为加工的难度及食用的便捷性，燕麦多被加工为燕麦片销售。购买燕麦片时需要注意以下几点：

1. 区别"燕麦片"与"麦片"，燕麦片的原料为燕麦，而麦片的原料为小麦、玉米、大麦等，燕麦只占小部分，甚至根本不含燕麦。

2. 建议购买不含添加成分的纯燕麦片，纯燕麦片仅有燕麦特有的淡淡清香，没有甜味，口感黏腻且较粗糙。

3. 尽量选择能看见燕麦片特有形状的产品，如果包装不透明，需注意查看产品的蛋白质含量，如果蛋白质在8%以下，不宜购买作为早餐的唯一食品。

4. 区分速食燕麦片与煮食燕麦片，速食燕麦片加工较煮食燕麦片更精细，营养价值稍逊于煮食燕麦片。

食用建议

燕麦的常见吃法是将其加工成燕麦片，与牛奶、什锦等混合食用，也可磨成燕麦粉，制成饼、糕、馍等单独食用。

1. 燕麦片有免煮和煮食两种：免煮即用沸水冲泡，3分钟即可食用，可根据自身口味加入牛奶、果仁、果汁等配料调味；煮食即需用火加热煮熟，其他与免煮吃法相同。

2. 我国晋西北地区燕麦的吃法较多，多是制成燕麦面单独食用，如刨花状的"猫儿朵窝窝"、长条状的"鱼鱼"，也有与山药泥、小米混合食用，等等。不仅种类繁多，而且各具风味，百吃不厌。西北民主常以燕麦食品待客，或作为礼物相赠。

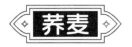

荞麦的种类繁多，供栽培食用的主要有甜荞麦和苦荞麦。荞麦食味清香，在中国、日本等地区广受欢迎。据研究，荞麦面粉的蛋白质含量达9.5%，明显高于大米、小米、小麦、高粱、玉米面粉，其蛋白质含18种氨基酸，且组分与豆类作物蛋白质氨基酸的组分相似。荞麦纤维素含量是普通大米的6倍，有"净肠草"之称。

性味	味甘，性凉
归经	入脾、胃、大肠经
功能主治	健脾消积，下气宽肠，解毒敛疮，益气力，解酒积

推荐食谱

荞麦瘦肉粥

原料：荞麦米50克、瘦肉25克、生姜3片、盐适量。

做法：将洗净的瘦肉切丝，与洗净的荞麦米、生姜片一同入锅，加入适量清水，文火煮至粥成，加入食盐调味即可。

养生功效：健脾益气、止咳平喘，尤宜于长期咳嗽、慢性哮喘的病人。

适用范围

一般人群均可食用。

1.适宜食欲不振、饮食不香、肠胃积滞、慢性泄泻之人食用。

2.适宜出黄汗之人、夏季痧症者、糖尿病患者食用。

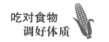

🍅 搭配相宜

荞麦+羊肉	寒热互补，不易引起胃肠不适

🍅 注意事项

《本草图经》："荞麦不宜多食，亦能动风气，令人昏眩。"

《得配本草》："脾胃虚寒者禁用。"

荞麦含有致敏物质，体质敏感之人慎食。

🍅 选购事宜

1. 购买荞麦米应选择大小均匀、质地饱满、表面有光泽的，有光泽说明保存良好，颗粒均匀、质地饱满才能保证荞麦在煮食过程中受热均匀，吃起来有嚼劲，口感好。

2. 荞麦面应选择颜色较深的。颜色深说明荞麦含量高，且在包装袋的成分表上"荞麦面"成分被排在第一，颜色浅的荞麦面虽然口感好，但荞麦成分少，成分表上"荞麦面"被排在第二位。

🍅 食用建议

1. 荞麦面看起来色泽不佳，但营养丰富，用它做成扒糕或面条，佐以麻酱或羊肉汤，别具一番风味；还可制成烙饼、糕点、荞酥、凉粉、血粑等民间风味食品。

2. 荞麦米可直接烧制荞麦米饭、荞米粥和荞麦片等，作为平时食用细粮的补充，能起到很好的养生保健作用。

3. 荞麦的嫩叶可作蔬菜食用。

附篇

苦荞茶

苦荞茶是将苦荞的种子苦荞米经过筛选、烘烤等工序加工而成的冲饮品，其性味、归经、主治功效与荞麦相同，但其饮用更为方便，可直接用沸水冲泡饮用。长期饮用苦荞茶可预防心脑血管疾病，并有润肠通便、美容养颜、醒脑提神、防失眠、抗衰老、抗氧化、养肝护肝、平衡人体机能的功效，是便秘患者和现代"富贵病"的克星。

小米

小米又称粟米，是中国古代的"五谷"之一，也是我国北方人的主要粮食之一。小米的蛋白质含量达9.7%，高于大米，且蛋白质质量优于大米、小麦和玉米，还含有丰富的钙、铁、维生素、胡萝卜素等营养物质，具有很高的营养价值。北方妇女在生育后用小米加红糖熬粥来调养身体的传统，小米粥有"代参汤"之美称。

性味	味甘、咸，性凉（陈粟米味苦，性寒）
归经	入肾、脾、胃经
功能主治	健脾和胃，补益虚损，和中益肾，除热解毒

品种分类

小米的品种很多，按谷壳颜色可分为白、红、黄、黑、橙、紫等多种，俗称"粟有五彩"，按米粒性质可分为糯性小米和粳性小米，其中红色、黑色者多为糯性，白色、黄色、紫色、橙色者多为粳性。一般来说，谷壳色浅者皮薄，出米率高，米质好；而谷壳色深者皮厚，出米率低，米

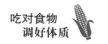

质差。著名品种有陕北米脂小米，山西定襄县黄小米，山东章丘龙山小米，山东金乡的金米，河北桃花米等。

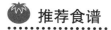 **推荐食谱**

二米粥

原料：小米30克、粳米30克、红枣5枚（去核）、红糖适量。

做法：将小米、粳米、红枣洗净入锅，加入适量清水，文火煮至粥成，加入红糖调味即可。

养生功效：补血养心，尤宜于脾胃虚弱、身体消瘦者食用，产妇乳少、产后虚损均宜食用。

适用范围

一般人群均可食用。

1.小米适宜脾胃虚弱、反胃呕吐、体虚胃弱、精血受损、食欲不振等患者食用，是老人、产妇宜用的滋补品。

2.《本草纲目》："粟之味咸淡，气寒下渗，肾之谷也。肾病宜食之……降胃火，故脾胃之病宜食之。"

3.气滞者忌用；素体虚寒、小便清长者少食。

搭配相宜

小米+桑葚	保护心血管健康
小米+红糖	健脾胃，益气血

🍅 注意事项

《日用本草》："与杏仁同食，令人吐泻。"

🍅 选购事宜

1. 优质小米米粒大小、颜色均匀，呈乳白色、黄色或金黄色，有光泽，很少有碎米，无虫，无杂质；鉴别染色小米只需将少量米粒加水润湿，观察水的颜色变化，如有轻微的黄色，说明掺有黄色素。

2. 优质小米有清香味，无异味；变质小米手捻易碎，闻起来有霉味或其他异味。

3. 优质小米味微甜，无任何异味；劣质小米尝起来无味，或微有苦味、涩味等不良味道。

🍅 食用建议

1. 小米粥不宜太稀薄；淘米时不要用手搓，忌长时间浸泡或用热水淘米。

2. 小米的蛋白质中赖氨酸过少而亮氨酸又过多，所以不能完全以小米为主食，应注意搭配，避免缺乏其他营养。

3. 小米可蒸饭、煮粥，磨成粉后可单独或与其他面粉掺和制做饼、窝头、糕等，糯性小米还可酿酒、酿醋、制糖等。

4. 河南卢氏县一带，有用糯性小米加红豆外裹糊包（音译）叶和竹叶做成形似粽子的食物，称为糊包，端午节当地用以代替粽子。糊包蒸熟后可热吃也可放凉后食用，带有一股糊包叶特有的青涩味和竹叶的清香，是当地的特色食品。

高粱米

高粱米即高粱的脱壳籽粒，呈椭圆形、倒卵形或圆形，大致可分为红高粱和白高粱两种，红高粱主要用于酿酒、酿醋、制糖等，白高粱可供食用。高粱米蛋白质含量9%~11%，但缺乏人体必需的赖氨酸、色氨酸，不宜长期作为主食，矿物质、维生素含量与玉米相当，还含有一定量的胡萝卜素。高粱酿酒没有其他干扰味道，是酿酒的优质原料，中国知名品牌白酒几乎都取材高粱。

性味	味甘、涩，性温
归经	入脾、胃、肺经
功能主治	健脾和胃，温中止泻，化痰安神

推荐食谱

高粱米粥

原料：高粱米50克、冰糖适量。

做法：高粱米洗净入锅，加入适量清水，文火煮至高粱米烂熟，加入冰糖再煮，至冰糖溶尽即可。

养生功效：健脾益胃、生津止渴，适宜脾胃虚弱、消化不良及口舌干燥的人食用。

适用范围

一般人群均可食用。

1. 尤其适宜于脾胃气虚、大便溏薄之人，及小儿消化不良食用，黏性较强的高粱适宜于肺结核病人食用。

2. 糖尿病患者应禁食高粱，大便燥结以及便秘者应少食或不食高粱。

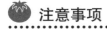 **搭配相宜**

高粱米+甘蔗汁	补脾消食，清热生津

注意事项

高粱米忌与瓠子和中药附子同食。

选购事宜

1. 优质高粱米颗粒饱满、完整，均匀一致，有光泽，质地紧密，无杂质、虫害和霉变，有高粱固有的清香味，口尝微甜；质量不佳的高粱米颗粒皱缩，色泽暗淡，质地疏松，有虫蚀、发芽或霉变，有霉味或酒味等不良气味，口尝无味或微有异味。

2. 加工粗糙的高粱米中含有较多的单宁，不仅影响口感，食用后还会妨碍人体对蛋白质的消化吸收，易引起便秘。加工精细的高粱米则没有此顾虑。

食用建议

1. 煮食高粱米一定要煮烂，否则影响口感，且不易消化吸收；高粱米可制作干饭、稀粥，还可磨粉用于制作糕团、饼等。

2. 民间常用高粱米与甘蔗汁按1∶4比例煮粥，当作老人痰热咳嗽、口干舌燥、唾液黏涎者的食疗饮食。

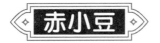
赤小豆

即豆科植物赤小豆或赤豆干燥成熟的种子，秋季果实成熟而未开裂时

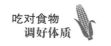

收获。赤小豆每百克含蛋白质20.7克、脂肪0.5克、碳水化合物58克、粗纤维4.9克、钙67毫克、磷305毫克、铁5.2毫克，还含有其他多种营养成分，是人们生活中不可缺少的高营养、多功能的杂粮。赤小豆小而色赤，有"行津液、利小便、消胀、除肿"的功能，被李时珍称为"心之谷"。

性味	味甘、酸，性平，无毒
归经	入心、小肠经
功能主治	利水除湿，和血排脓，消肿解毒

🍅 小小区别

目前所称赤小豆通常包括正品赤小豆和赤豆，赤豆与赤小豆组成成分及药用功效基本相似，但赤小豆优于赤豆，因赤小豆货源不足，常见者为赤豆。

正品赤小豆又名米赤豆，一年生半攀援草本植物，茎长可达1.8米，花期5—8月，果期8—9月，主产广东、广西、江西等地。干燥种子略呈圆柱形而稍扁，长5~7毫米，直径约3毫米，种皮赤褐色或紫褐色，平滑微有光泽，质坚硬，不易破碎，气微，嚼之有豆腥味。以身干，颗粒饱满，色赤红发黯者为佳。

赤豆又名饭豆，一年生直立草本植物，高30~90厘米，花期6—7月，果期7—8月，全国各地广为栽培。干燥种子呈矩圆形，长5~8毫米，直径约4~6毫米，两端圆钝或平截，种皮赤褐色或稍淡，平滑有光泽，其他性状与赤小豆相似。

🍅 推荐食谱

赤豆粥

原料：赤小豆60克、粳米15克。

做法：①将赤小豆提前用清水浸泡一夜。②将浸泡后的赤小豆入锅，加适量清水，文火煮30分钟以上，至赤小豆熟。③粳米洗净入锅，文火煮至粥成即可，可用砂糖调味。

养生功效：益脾胃、通乳汁，尤宜于妇女气血不足，乳汁不下。

适用范围

一般人群均可食用。

1. 适宜各类型水肿病人，包括肾脏性水肿、心脏性水肿、肝硬化腹水、营养不良性水肿等。

2. 适宜妇女产后缺乳、肥胖症者食用。

搭配相宜

赤小豆＋鲤鱼或鲫鱼或黄母鸡	增加利水消肿能力，有助于改善怀孕后期产生的水肿

注意事项

赤小豆能通利水道，故尿多之人忌食。

陶弘景："性逐津液，久食令人枯燥。"

《随息居饮食谱》："蛇咬者百日内忌之。"

选购事宜

1. 优质赤小豆颗粒饱满，均匀整齐，有光泽，无破瓣，无缺损，无虫害，无霉变，质坚硬，不易破碎，气微，嚼之有豆腥味；劣质赤小豆颗粒瘦瘪，不完整，大小不一，有破瓣、虫蛀或霉变，受潮者质地偏软，有酸味或霉味。

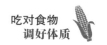

2. 赤小豆与相思豆外形相似，均有红豆的别名；相思豆产于广东，外形特征为半粒红半粒黑，误食相思豆易引起中毒，不可混淆。

食用建议

1. 赤小豆直接加水煮不易煮烂，必须先以冷水浸泡5小时以上，然后与其他食材同煮，赤小豆的美味才会真正释放出来。

2. 赤小豆宜与其他谷类食品混合食用，可制成豆沙包、豆饭、豆粥，与糯米混合做成粽子等；赤小豆食品宜用糖调味，不宜用盐，否则会降低其利水的功效。

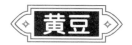

即黄大豆，我国已经有5000多年的种植史，现在全国各地普遍种植，其中以东北大豆质量最优。黄豆营养价值很高，蛋白质含量达38%~42%，组成包含人体必需的8种氨基酸，富含维生素A、B族维生素、维生素D、维生素E、卵磷脂、脂肪酸，及铁、镁、钼、锰、铜、锌、硒等矿物元素，被誉为"豆中之王""田中之肉""绿色的牛乳"，是数百种天然食物中最受营养学家推崇的食物。黄豆中还富含异黄酮，有一定的抗癌作用。

性味	味甘，性平
归经	入脾、大肠经
功能主治	健脾宽中，润燥消水，清热解毒，益气

推荐食谱

黄豆猪蹄汤

原料：黄豆100克，猪蹄250克，绍酒、姜、葱、盐各适量。

做法：①黄豆洗净，提前一小时浸泡备用。②猪蹄用沸水烫后洗净，砍成大小适中的块，入锅加清水煮沸，撇去浮沫。③加入绍酒、葱、姜及浸泡过的黄豆，中火焖煮至半熟，加盐调味，再煮至全熟即可。

养生功效：补脾益胃、养血通乳，尤宜于产妇气血虚弱、乳汁不足，是秋冬季补虚养身的食疗佳品。

适用范围

一般人群均可食用。

1. 适宜少年儿童、更年期妇女、糖尿患者人、心脑血管疾病患者、癌症患者、脑力工作者及肥胖人群。

2. 患有严重肝病、肾病、痛风、慢性消化道疾病、低碘者应禁食；患疮痘期间不宜吃黄豆及其制品。

3. 美国研究发现，吃豆奶长大的孩子成年后发生甲状腺和生殖系统疾病的风险系数增大，因此不宜让婴幼儿多喝豆奶。

搭配相宜

黄豆中含有丰富的谷类食物中较为缺乏的赖氨酸，因此宜与谷类搭配食用，从而提高膳食中蛋白质的利用价值。

注意事项

黄豆含有大量蛋白质，不适宜有肝肾功能障碍的患者食用。

《随息居饮食谱》："宜煮食，炒食则壅气。"

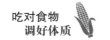

《本草纲目》："多食，壅气生痰动嗽，令人身重，发面黄疥疮。"

 选购事宜

选购黄豆与选购其他豆子一样，需要注意"三看一闻"，即看色泽、看质地、看干湿度、闻气味，优质黄豆有光泽，颗粒饱满均匀，无破损，质地坚硬，口嚼发声清脆，有黄豆特有的豆腥味；劣质大豆色泽暗淡，颗粒不匀，有破瓣或虫蛀、霉变，质地偏软，口嚼发声不清，有异常味道。

 食用建议

1. 黄豆的吃法很多，不仅可以直接用来炖菜，还可用来制作糕、饼等小吃，也可作为加工各种豆制品的原料，如豆浆、腐竹、豆腐、豆芽等。

2. 鲜嫩的黄豆也可食用，且别具风味，可将豆粒剥出与瘦肉炒食，也可将豆杆连豆角一同入锅煮熟，剥食豆粒，俗称毛豆角。

3. 黄豆有腥味，烹炒时滴几滴黄酒，再放入少许盐，或在烹炒之前用凉盐水洗一下，可减少豆腥味。

4. 生大豆含有不利健康的抗胰蛋白酶和凝血酶，所以大豆要煮熟食用，不宜食用生、夹生黄豆，也不宜干炒食用。

 附篇

黄豆芽

黄豆芽是黄豆在阴暗潮湿的特殊环境中发出的嫩芽，是一种营养丰富的蔬菜。其性味功能与黄豆相似，清热利湿的作用较黄豆更强，营养组成也与黄豆相似，但在发芽过程中更多的营养成分被有效释放，利于人体吸收利用，营养价值更胜黄豆一筹。研究发现黄豆芽中有一种硝基磷酸酶，可减少癫痫发作。市场上有不少无根黄豆芽是用激素和化肥催发的，这类豆芽看起来肥胖鲜嫩，但有一股难闻气味，不宜购买食用。

豆腐

豆腐是我国炼丹家淮南王刘安发明的绿色健康食品，是将黄豆磨成豆浆，加石膏或盐卤点制而成。豆腐营养丰富，组成与黄豆相似，有"植物肉"之称，其蛋白质消化率在90%以上，高于除豆浆之外的其他豆制品。豆腐不仅可直接或烹调食用，还可进一步作成豆腐乳、臭豆腐等特色食品，是生熟皆可，老幼皆宜，养生摄生、益寿延年的美食佳品。豆腐也有南、北之分，南豆腐点制所用石膏较少，质地细嫩，水分含量在90%左右，北豆腐用石膏较多，质地较南豆腐老，水分含量在85%左右。在我国西南地区，人们常用酸汤（酵水）点制豆腐，这种豆腐口感细嫩，有浓浓的豆香味，越煮越香，品质较石膏豆腐更好。市场上还有用葡萄糖酸内酯为凝固剂生产的豆腐，称为内酯豆腐，这类豆腐蛋白质流失少，保水率高，质地细嫩、有光泽，适口性好。

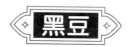

黑豆是豆科植物大豆的黑色种子，与黄豆间种，种皮黑色，有豆中之王的美称。黑豆的蛋白质、氨基酸、脂肪酸等营养组成成分与黄豆基本相似，但热量高于黄豆，胡萝卜素、维生素E含量不及黄豆。黑豆种皮含有红色花青素，可有效清楚体内自由基，具有预防疾病、抗衰老的作用。《本草纲目》："夫豆有五色，各治五脏，惟黑豆属水性寒，为肾之谷。"

性味	味甘，性平
归经	入脾、肾经
功能主治	补肾益阴，健脾利湿，除热解毒，利水消肿，祛风除痹

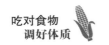
🍅 **推荐食谱**

黑豆枸杞粥

原料：黑豆50克、枸杞子3克、红枣5枚（去核）、冰糖适量。

做法：①黑豆洗净，提前浸泡5小时。②浸泡后的黑豆、枸杞子、红枣入锅，加入适量清水，文火熬至黑豆烂熟，加入冰糖调味即可。

养生功效：补肾益阴、养肝明目，适宜长期用眼的高中生、"电脑族""电视迷"等人群食用。

🍅 **适用范围**

一般人群均可食用。

1. 尤其适宜脾虚水肿、脚气浮肿者；体虚之人及小儿盗汗、自汗，尤其是热病后出虚汗者；老人肾虚耳聋、小儿夜间遗尿者；妊娠腰痛或腰膝酸软、白带频多、产后中风、四肢麻痹者。

2. 大豆炒熟后热性大，多食易上火，小儿不宜多食。

🍅 **搭配相宜**

黑豆＋谷类	氨基酸互补，营养更全面
黑豆＋红枣	功能互补，补肾补血功效更强
黑豆＋红糖	滋补肝肾，活血行经，美容护发
黑豆＋鲤鱼	滋阴补肾，补血催乳，祛湿利水

🍅 **注意事项**

《本草经集注》："黑豆恶五参、龙胆。"

🍅 **选购事宜**

　　选购黑豆除"三看一闻"之外，还需鉴别是否是染色的假黑豆。真黑豆豆脐处为白色，用白色纸巾擦拭外皮不会掉色，染色的假黑豆因无法控制染色范围，豆脐处也为黑色，纸巾擦拭外皮会留下黑色痕迹。黑豆皮含有天然色素，用水长时间浸泡也会掉色，属正常现象，但若浸泡的水黑如墨汁，稀释后还是黑色，就很有可能是染色假黑豆。

🍅 **食用建议**

　　1. 黑豆的食用建议可参照黄豆，但黑豆的食疗价值高于黄豆，如用黑豆煎浓汤，有补脾利湿、调中下气的作用，适宜脚气水肿、心悸失眠的患者常服；醋泡黑豆对高血压有一定疗效。

　　2. 黑豆与甘草煎汁饮用，可解各种食物或药物中毒。

◆ 绿豆 ◆

　　绿豆又名青小豆，是我国人民的传统豆类食物，可按种皮颜色分为青绿、黄绿、墨绿三大类，以浓绿而富有光泽、粒大整齐、形圆、煮之易酥者品质最好。绿豆蛋白质含量几乎是粳米的3倍，多种维生素、钙、磷、铁等营养成分都比粳米多，不仅具有良好的食用价值，还具有非常好的药用价值，有"济世之良谷"之说。在炎炎夏日，绿豆汤是老百姓最喜欢的消暑饮料。

性味	味甘，性寒
归经	入心、胃经
功能主治	清热消暑，利水解毒，止渴健胃，消肿，可解附子、巴豆毒

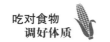

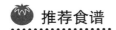 **推荐食谱**

百合绿豆汤

原料：绿豆50克、百合25克、冰糖适量。

做法：绿豆、百合洗净入锅，加入适量清水，先用武火煮沸，再改用文火煮至绿豆开花、百合锦软时，加入冰糖调味即可。

养生功效：清热解暑，适宜暑日心烦、口干、出汗者，亦可用于预防中暑。

绿豆薏仁汤

原料：绿豆50克、薏仁50克、冰糖适量。

做法：①薏仁洗净，提前一夜浸泡。②绿豆洗净，与浸泡后的薏仁一同入锅，加入适量清水，先用武火煮沸，再改用文火煮至绿豆、薏仁开花烂熟，加入冰糖调味即可。

养生功效：清热止渴、利水祛湿，适宜粉刺、脂溢性皮炎、皮疣患者食用，也是消暑佳品。

适用范围

一般人群均可食用。

1. 尤其适宜中毒、疮疖痈肿、丹毒、高血压、水肿、红眼病患者食用。

2. 适宜湿热天气或中暑时，有烦躁闷乱、咽干口渴症状者食用。

搭配相宜

绿豆+南瓜	清热解毒，温胃止渴，补中益气
绿豆+百合	养心除烦，解毒消肿，健脾益胃

58

绿豆+木耳	清热补血，润肺生津，益气除烦
绿豆+燕麦	清热消肿，润肠通便，有效控制血糖

注意事项

《本草经疏》："脾胃虚寒滑泄者忌之。"

选购事宜

选购绿豆遵循"三看一闻"的原则即可。品种以煮易烂、无石豆，入口化渣口感好的安岳油绿豆、中绿一号、三益绿豆为好。

食用建议

1. 绿豆可与大米、小米掺和起来制作干饭、稀饭等主食，也可磨成粉后制作糕点、豆馅等。

2. 服药特别是服温补药时不宜吃绿豆食品，以免降低药效。

3. 绿豆不宜煮得过烂，以免破坏有机酸和维生素，降低清热解毒功效。但未煮烂的绿豆有强烈腥味，食后易引起恶心、呕吐等不适。

绿豆忌用铁锅煮，因绿豆中含有单宁，在高温条件下遇铁会生成黑色的单宁铁，食用对人体会造成危害。

4. 用绿豆、赤小豆、黑豆等份煎汤，称为扁鹊三豆饮，不仅可用于治疗暑天小儿消化不良，还可治疗小儿皮肤病、麻疹、痘疮。

5. 孟诜："今人食绿豆皆挞去皮，即有少壅气，若愈病须和皮，故不可去。"

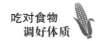
 附篇
....

绿豆芽

绿豆芽是绿豆在特殊环境中发出的嫩芽，营养丰富，是自然食用主义者所推崇的食品之一，李时珍称之为"菜中佳品"。其性味功能、营养组成与绿豆相似，但在发芽过程中更多的营养成分被有效释放，维生素C含量会增加，蛋白质分解为可被直接吸收利用的氨基酸，因此营养价值优于绿豆。绿豆芽功能解热毒、利三焦，尤其适合坏血病、口腔溃疡、消化道癌症患者和减肥人士食用，嗜烟酒、肥腻者也适宜常吃。绿豆芽选择5~6厘米长的为好。优质绿豆芽略呈黄色，不太粗，水分适中，无异味；劣质绿豆芽颜色发白，豆粒发蓝，芽茎粗壮，水分较多，有异味，购买时应该注意。

蚕豆

蚕豆又名胡豆，因"豆荚状如老蚕"而得名，我国各地多有种植，以四川、云南、湖北等地为多。蚕豆蛋白质含量25%~28%，仅次于日常食用豆类中的大豆，且氨基酸种类齐全，还含有大量钙、钾、镁、维生素C等营养物质。按子粒大小可分为大粒蚕豆、中粒蚕豆、小粒蚕豆三种类型。大粒蚕豆宽而扁平，以四川、青海产的大白蚕豆品质最好，常作粮食或蔬菜食用；中粒蚕豆呈扁椭圆形；小粒蚕豆近圆形或椭圆形，产量高，但品质较差，多作为畜禽饮料或绿肥作物。蚕豆种皮含有凝缩类单宁，影响食用价值，一般是种皮颜色愈深单宁含量愈多，因此宜选购种皮浅色或白色的蚕豆。

性味	味甘、微辛，性平
归经	入脾、胃经
功能主治	健脾利湿，补中益气，解毒消肿

推荐食谱

蚕豆红糖汤

原料：老蚕豆100克、红糖适量。

做法：①将蚕豆洗净浸泡5小时。②浸泡后的蚕豆与红糖入锅，加清水1000毫升，文火煮至200毫升即可，食豆喝汤。

养生功效：健脾胃、利水湿，尤宜于脾胃不健、脾虚水肿、慢性肾炎水肿的患者。

适用范围

一般人群均可食用。

1. 老人、考试期间的学生、脑力工作者、高胆固醇、便秘者可以多食用。

2. 遗传性血红细胞缺陷症、痔疮出血、慢性结肠炎、尿毒症患者不宜食用；蚕豆过敏者禁止食用。

3. 中焦虚寒者不宜食用。儿童不宜多食，因为易诱发蚕豆病。

搭配相宜

蚕豆+枸杞子	清肝去火
蚕豆+韭菜	助消化，消除腹胀

注意事项

蚕豆忌与田螺同食。

《本经逢原》："性滞，中气虚者食之，令人腹胀。"

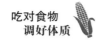
选购事宜

1. 市场上的青蚕豆通常有带荚和去荚两种，购买去荚蚕豆粒应选择外表浅绿色的，较为新鲜，若是表皮有变黑迹象，说明豆粒不新鲜或变质；购买带荚蚕豆只需注意豆荚新鲜即可，征得同意可剥出豆粒检验。

2. 购买老蚕豆应选择粒大色浅的品种，同时也应注意种皮是否有光泽、变色，是否有虫蛀、受潮、霉变。

食用建议

1. 蚕豆既可在青嫩时食用，也可老后烹食；食用青蚕豆有季节性，在我国西南、中部等大部分地区主要是6—7月，在广东沿海一带气候较炎热的地区11月也能见到青蚕豆；食用老蚕豆不受季节影响。

2. 蚕豆食用方法很多，可煮、炒、油炸、做汤；炒或油炸老蚕豆时需要提前浸泡或煮熟，否则不易熟透，坚硬难咬；老蚕豆制成豆瓣酱、麻辣胡豆等特色食品，还可制成粉，用于加工豆沙、糕点等食品。

3. 蚕豆不可生吃，否则会引起急性溶血；蚕豆制成蚕豆芽，味道更鲜美，而且不易引起腹胀。

芝麻

芝麻又名脂麻，"芝"与"脂"同音，名字与其含油量高有关。古人认为"八谷之中，惟此为良"，长期使用有防治疾病、延年益寿的作用。芝麻含有大量人体必需的脂肪酸，其中亚油酸含量高于油菜、花生，还含有维生素E、维生素B_1、钙质等营养物质。芝麻有黑白两种，食用以白芝麻为好，补益药用则以黑芝麻为佳。

性味	味甘，性平
归经	入肝、肾、脾、肺经
功能主治	滋补肝肾，生津润肠，润肤护发，抗衰祛斑，明目通乳

黑白区别

本草纲目记载"胡麻取油以白者为胜，服食以黑者为良，……取其黑色入通于肾，而能润燥也。"中医认为黑色入肾，黑色食物的营养物质进入体内后主要集中在五脏中的肾脏，因此具有更好的滋补养生效果。从现代营养学来看，无论黑芝麻、白芝麻都是营养丰富的食物，它们的区别在于各种成分的含量有所不同。黑芝麻的脂肪含量为46.1%，白芝麻为39.6%；维生素E含量黑芝麻为50.4%，白芝麻为38.3%；钾钠比黑芝麻为43:1，白芝麻为8:1；钙、镁、铁、锌、膳食纤维等的含量黑芝麻均高于白芝麻。由此可见黑芝麻的营养价值略高于白芝麻，黑芝麻具有更好的食疗价值，而白芝麻更适合榨油和日常烹调。

推荐食谱

芝麻粳米粥

原料：黑芝麻30克、粳米50克。

做法：①黑芝麻炒熟研末备用。②粳米洗净入锅，文火煮成稀粥，将黑芝麻末调入混匀即可食用，可加入适量白糖调味。

养生功效：补肝益肾、润肠通便，适宜肝肾功能不足、习惯性便秘患者。

适用范围

一般人群均可食用。

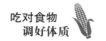
1. 适宜肝肾不足所致的眩晕、眼花、视物不清、腰酸腿软、耳鸣耳聋、发枯发落、头发早白之人食用。

2. 适宜贫血、高脂血症、高血压、老年哮喘、肺结核、荨麻疹、习惯性便秘、糖尿病、血小板减少性紫癜、慢性神经炎、末梢神经麻痹、痔疮以及妇女产后乳汁缺乏者食用。

3. 患有慢性肠炎、便溏腹泻、阳痿、遗精者忌食。

🍅 搭配相宜

芝麻+冰糖	补肾益气，润肺生津
芝麻+核桃	补肝肾，益精血，净化血液

🍅 注意事项

《本草求真》："下元不固而见便溏，阳痿，精滑，白带，皆所忌用。"

🍅 选购事宜

1. 选购白芝麻比较简单，只需注意颗粒是否完整、饱满，是否干燥、有光泽、无异味。

2. 选购黑芝麻则需要鉴别是否是染色芝麻。染色芝麻经过浸染，往往胚乳也被染为黑色，因此观察籽粒断口有助判断真假；湿手抓捏，或用湿纸巾擦拭染色芝麻会发现掉色痕迹；真黑芝麻有香味，不苦，染色黑芝麻不仅不香，还有异味，口尝发苦。真黑芝麻经水浸泡后会轻微掉色，属正常现象，这是因为黑芝麻中的天然色素溶解造成，不会立刻掉色，陈年黑芝麻除外；如果放入水中迅速掉色则很可能是染色黑芝麻。

食用建议

1. 芝麻仁常用作糕点、菜肴的馅料或面料，不仅美观而且醇香。

2. 芝麻外面有一层稍硬的膜，只有把它碾碎营养素才能被有效吸收，宜炒熟磨粉食用，不可炒糊。

3. 用铜制器皿（必须）盛芝麻油（香油）烧热，烹制苍耳子至黄，取油密封备用，棉签蘸取点鼻可治疗慢性鼻炎，仅用香油点鼻也有效。

薏米

薏米又名薏苡仁，是禾本科植物薏苡的成熟种仁，多生长在屋旁、池塘、河边或阴湿山谷中，我国各地多有栽培。薏米不仅含有多种维生素和矿物质，还含薏苡仁油、薏苡仁酯、多种氨基酸等成分，既有很高的营养价值，也有很高的药用价值，被誉为"世界禾本科植物之王""生命健康之禾"，在日本被收录为防癌食品。

性味	味甘、淡，性微寒
归经	入脾、胃、肺经
功能主治	健脾利水、益肺排脓、清热利湿、强筋骨、除湿痹

推荐食谱

薏米红豆粥

原料：薏米50克、红豆50克、冰糖适量。

做法：①薏米、红豆洗净浸泡3~5小时。②浸泡后的薏米、红豆一同入锅，加入适量清水，文火煮至粥成，加入冰糖调味即可。

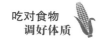
养生功效：健脾祛湿、清热利水，适宜夏月暑湿较重时食用，尤宜于湿困体乏、湿热偏重的人群。

适用范围

一般人群均可食用。

适宜各种癌症患者，关节炎、急慢性肾炎水肿、面浮肢肿、脚气病浮肿患者，以及痤疮患者食用。

搭配相宜

薏米＋板栗、鸡肉	补肾益胃，利湿止泻

注意事项

妇女怀孕早期忌食；汗少、便秘者忌食。

选购事宜

购买薏米时需要注意薏米的色泽、气味、干湿度几个方面：质量好的薏米颗粒饱满均匀，呈白色或黄白色，色泽均匀，有粉质感，闻着有淡淡的清香，籽粒干燥，牙咬能发出清脆的响声，味道甘甜或微甜。存放时间过长的薏米色泽及粉质感变差，受潮后常变为黑色或带小黑点，不要购买食用。

食用建议

1. 薏米煮粥、做汤均可，夏秋季和冬瓜、红豆煮汤，既可佐餐食用，又能清暑利湿；薏米粉搅鲜奶食用可起到美容养颜的效果。

2. 生薏米煮汤服食，长于利水渗湿；用于健脾益胃，治脾虚泄泻则须炒熟食用。

3. 薏米较难煮熟，需浸泡2~3个小时再煮。

生蔬、菌菇篇

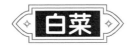

即大白菜，古时叫菘，有"菜中之王"的美名，我国各地均有种植。品种繁多，按种植时间大致可分为春白菜、夏白菜、秋冬白菜3种，又按叶柄色泽可分为白梗和青梗两种类型。白菜的水分约占95%，热量很低，含有丰富的矿物质、维生素、粗纤维等营养成分，其中锌的含量高于肉类和蛋类，也是维生素C的很好来源，研究还发现白菜中含有预防肿瘤的成分。白菜味道鲜美可口，营养丰富，是餐桌上的常见菜肴，在我国北方有"冬日白菜美如笋"之说。

性味	味甘，性微寒
归经	入胃、大肠经
功能主治	解热除烦，通利肠胃，养胃生津，利尿解毒

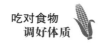

🍅 **推荐食谱**
....

白菜猪肝汤

原料：白菜叶100克，猪肝150克，枸杞子5克，淀粉、盐、姜葱汁、黄酒、花生油各适量。

做法：①白菜叶洗净，切片。②猪肝洗净，挤出血水，切成薄片，加淀粉、盐、姜葱汁、黄酒抓匀上浆。③锅中加入花生油烧至七成热，加入白菜叶、盐快速炒拌，加入枸杞子稍炒，加适量开水烧至沸腾，放入猪肝煮熟，加盐调味即成。

养生功效：补肝明目、养血润肤，尤其适宜用眼过度的人群食用。

🍅 **适用范围**
....

一般人群均可食用。

1. 尤其适合肺热咳嗽、便秘、肾病患者食用。

2. 大白菜性偏寒凉，胃寒腹痛、大便溏泄及寒痢者不可多食。

🍅 **搭配相宜**
....

白菜+豆腐	营养互补，相得益彰

🍅 **注意事项**
....

《本草纲目》："气虚胃冷人多食，恶心吐沫。"

🍅 **选购事宜**
....

1. 优质白菜菜叶新鲜、嫩绿，菜帮洁白，包裹得较紧密、结实；菜叶颜色偏淡的白菜口感细嫩，味道甘甜，而青色的白菜口感稍粗，味道有所不同；购买时尽量挑选个大、紧实的白菜，这种白菜养分积累较多，可食用部分也多，并注意叶片及根部是否有腐烂变质，变质白菜不宜购买。

2. 挑选白菜时不宜片面地追求没有虫蚀，虫蚀可在一定程度上证明农药含量低，比无虫蚀白菜更安全放心。

3. 一般来说，不同季节上市的白菜会有所差别：9—10月上市的属早熟品种，菜小，叶肉薄，粗纤维较少，质细嫩，口味较淡，不耐贮藏，宜随吃随买；11月上市的属晚熟品种，叶色青绿，叶肉厚，粗纤维多，韧性大，不易受损伤，耐贮藏，又称"窖白菜"，初期食用菜质较粗，秋冬季贮藏之后，叶肉变得细嫩，口感及味道会变好；中熟品种生长期和耐贮性间于早熟白菜和晚熟白菜之间，菜叶为淡绿色，品质较好。

 食用建议

1. 白菜宜顺丝切，这样容易煮熟；白菜在沸水中焯烫时间不宜过长，控制在20~30秒为好，否则不仅造成营养流失，还影响口感。

2. 腐烂的白菜含有亚硝酸盐等毒素，食后易引起中毒，甚至有致癌风险，不宜食用。

3. 购买的白菜难免会沾染农药、肥料，宜清洗干净再食用，最好用流动的水冲洗，这样可有效避免农药渗入。

4. 白菜根具有清热利水、解表散寒、养胃止渴的功效，将白菜根洗净切片与生姜、葱白等煎汤服用，可用于治疗感冒初期恶寒发热、胃热阴伤等症。

附篇

小白菜

又名不结球白菜，与大白菜同科同属，我国南北各地均有种植。小白

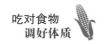
菜植株较矮小，须根发达，叶色淡绿至墨绿，叶片倒卵形或椭圆形，光滑或褶缩，叶柄肥厚，白色或绿色，不结球。其性味功效与大白菜相似，有解热除烦、通利肠胃的作用。小白菜含有丰富的营养物质，其中胡萝卜素含量是大白菜的168倍、视黄醇是大白菜的7倍、钙含量是大白菜的3倍，镁、铁、锌等矿物质含量均高于大白菜，据测定小白菜是蔬菜中含矿物质和维生素最丰富的菜。

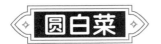

圆白菜

圆白菜又名卷心菜、高丽菜，学名结球甘蓝，是欧洲人最重要的蔬菜之一。我国各地均有种植，和大白菜一样产量高、耐储藏，是四季的佳蔬。圆白菜含水约90%，富含维生素C、维生素B$_6$、叶酸和多种矿物质，营养价值与大白菜相当。德国人认为圆白菜才是"菜中之王"，在世界卫生组织推荐的最佳食物中圆白菜排名第三。市场上还可见到紫色的圆白菜，其营养成分和功能与普通圆白菜基本相同，但紫圆白菜富含花青素，有更强的抗氧化、抗衰老的作用，还具有特殊香味，更适合拌色拉或西餐配菜。

性味	味甘，性平
归经	入脾、胃经
主治功效	补骨髓，强筋骨，利脏腑，益心力，祛结气，清热止痛

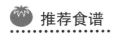

圆白菜炒番茄

原料：圆白菜250克、番茄200克，食用油、葱花、酱油、盐各适量。

做法：①番茄洗净，用开水稍烫，去皮切块；圆白菜洗净切片。②倒油入锅，烧热后放入葱花煸香，加圆白菜炒至七成熟，加入番茄，略翻炒，再加入盐、酱油烧至入味即成。

养生功效：酸甘开胃、益气生津，尤其适宜身体疲乏、心烦口渴、食欲不振者食用。

适用范围

一般人群均可食用。

1. 尤其适宜动脉粥样硬化、胆结石症患者，肥胖患者，孕妇及消化道溃疡患者食用。

2. 皮肤瘙痒性疾病、眼部充血患者忌食。

搭配相宜

圆白菜+西红柿	酸甘开胃、益气生津
圆白菜+黑木耳	补肾壮骨、填精健脑

注意事项

脾胃虚寒、泄泻以及小儿脾虚者不宜多食。

选购事宜

1. 圆白菜品种多，全年均可买到，购买时挑选结球坚实、包裹紧密、手感沉实、质地脆嫩、色泽黄白或青白者为好；春季的新鲜圆白菜包裹较为松散，宜挑选水灵且柔软的；有黄叶、开裂、腐坏等情况的不宜购买。

2. 切开的圆白菜容易变质，最好买完整的圆白菜，且从外层按顺序剥

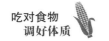
取食用能延长保存时间，也可以用保鲜膜包好放入冰箱冷藏保存。

🍅 食用建议

1. 圆白菜可用于炒、炝、拌、煮，有多种吃法，做法简单，风味各异。

2. 烹调圆白菜不宜加太多的调味品和盐，尤其是煮汤时，清淡的调味更容易享受到香甜的美味。

紫圆白菜颜色艳丽，有特殊香味，更适宜用于拌色拉或生配菜；炒或煮紫圆白菜时，提前滴少许白醋，可避免其加热后变成黑紫色。

◈ 菜花 ◈

菜花是十字花科甘蓝的变种，原产于地中海东部海岸，约19世纪初清光绪年间传入中国，如今我国各地均有种植，四季均有。其食用部分为短缩、肥嫩的花蕾、花枝、花轴等聚合而成的花球，是一种粗纤维含量少，品质鲜嫩，营养丰富，风味鲜美，广受欢迎的蔬菜。菜花常见有白色和绿色两个变种，绿色者又叫西蓝花，它们性味功用相同，营养成分相似，但西蓝花品质优于白色菜花。据研究，西蓝花营养成分位综合指数居同类蔬菜之首，被誉为"蔬菜皇冠"，在《时代周刊》推荐的十大健康食品中排名第四。

性味	性凉，味甘
归经	入脾、胃、肾经
功能主治	补肾填精，健脑壮骨，补脾和胃

🍅 小小区别

白菜花通称菜花，与西蓝花同属于甘蓝，是甘蓝的两个不同变种。菜花和西蓝花都是营养丰富的常见蔬菜，都含有蛋白质、碳水化合物、纤维素、矿物质、胡萝卜素和多种维生素等营养成分，但西蓝花中多种成分高于菜花，最为突出的是胡萝卜素和维生素A，均是菜花的200多倍，而钠、钾、镁、硒、铜等元素略少于菜花。人们普遍认为西蓝花的维生素C含量高于菜花，而实际上西蓝花的维生素C含量是每百克51毫克，菜花是61毫克，所以这种说法是不成立的。研究表明，菜花是含类黄酮最多的食物之一，而类黄酮具有抗癌作用，长期食用菜花可以减少罹患乳腺癌、直肠癌及胃癌等癌症的概率；西蓝花中类黄酮含量比菜花更高，科学家们已从西蓝花中提取它用于癌症的预防和辅助治疗。此外，西蓝花还有抗幽门螺旋杆菌的功效。单就菜花与西蓝花比较，西蓝花品质优于菜花，在防病抗癌方面，西蓝花也略胜一筹，但从日常食用来说，两种蔬菜不相上下，都是日常膳食的不错选择。目前，西蓝花、花菜等甘蓝族蔬菜已被各国科学家、营养学家列入抗癌食谱中，美国防癌协会更是建议在日常膳食中增加十字花科的蔬菜。

🍅 推荐食谱

银耳西兰花汤

原料：西蓝花150克、银耳30克、菊花5克、冰糖适量。

做法：①西蓝花掰成小块，淘洗干净；银耳漂洗干净。②西蓝花、银耳、菊花、冰糖一同入锅，文火煮约30分钟，去掉菊花即可食用。

养生功效：滋阴益胃、润肺解毒，适宜热毒伤阴引起的胃热、口苦、咽干舌燥、头痛目赤或放疗引起的气阴两虚等症。

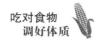

适用范围

一般人群均可食用。

尤其适宜口干口渴、消化不良、食欲不振、大便干结、肥胖、癌症患者及生长发育期的儿童食用。

搭配相宜

菜花+玉米	健脾益胃,助消化,抗衰老
菜花+蘑菇	利肠胃,壮筋骨,降血脂
菜花+西红柿	健胃消食,生津抑癌

注意事项

红斑狼疮患者忌食。

选购事宜

1. 挑选菜花、西蓝花应遵循一看、二摸、三掂、四捏的原则:一看色泽是否新鲜亮丽,再看球茎大小,球茎大的更好;二摸花球表面有没有凹凸;三用手掂一掂两个同样大小花球的重量,轻的更好;四用指头捏一捏花茎,如果硬,说明比较老。

2. 菜花宜挑选花球乳白、坚实、花柱细、肉厚而脆嫩、无虫伤、无机械伤、不腐烂,花球附有两层青叶的为好;花球松散、颜色变黄,散发异味,甚至发黑或枯萎的质量较差。

3. 西蓝花挑选花球青绿鲜亮、柔软而饱满、中央隆起,花球附有两层青叶的为好;若有泛黄现象或开黄色花朵,表示已过度成熟或储藏太久,不宜购买。

🍅 **食用建议**

1. 菜花虽然营养丰富，但常有残留的农药，还容易生菜虫，所以在吃之前，可将菜花放在盐水里浸泡几分钟，菜虫就跑出来了，还有助于去除残留农药。

2. 菜花、西蓝花焯水后，应放入凉开水内过凉，捞出沥净水再用；不宜过度烹饪，否则不仅造成损失营养，还会产生异味，影响口感，最好通过蒸或微波炉来加热。

3. 将不同的十字花科蔬菜，例如菜花、白菜、萝卜混在一起食用，更有利于营养元素的吸收利用。

4. 烹调菜花时，可加入适量柠檬汁、醋、蜂蜜、糖浆或果酱掩盖其本身的苦味，使口感更好；食用时充分嚼碎更有利于营养的吸收。

辣椒

辣椒俗称辣子，原产于拉丁美洲，明朝末年传入中国，现在我国大部分地区均有种植。果实呈圆锥形或长圆形，未成熟时呈绿色，成熟后变成鲜红色、黄色或紫色，以红色最为常见。辣椒含有丰富的营养物质，每100克青椒含维生素C最高达342毫克，在蔬菜中居第一位；干辣椒则富含维生素A。辣椒因含有辣椒素而有辣味，能增进食欲，《清稗类钞》有"滇、黔、湘、蜀人嗜辛辣品""无椒芥不下箸也，汤则多有之"的记载。全世界有2000多种辣椒，国内著名的有朝天椒、七星椒、小米椒、牛角海椒等。

性味	味辛，性热
归经	入脾、胃经
功能主治	温中散寒，下气消食，解节气，开胃口

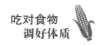

常见种类

长椒类 植株、叶片中等，分枝性强，果实多下垂，长角形，先端尖锐，微弯曲，辣味强，形似牛角、羊角或线形，果肉薄或厚；肉薄、辛辣味浓，供干制、腌渍或制辣椒酱用，如陕西的大角椒；肉厚、辛辣味适中的可供鲜食，如长沙牛角椒。

甜柿椒类 又称柿子椒、甜椒或灯笼椒，植株中等、粗壮，分枝性弱，叶片较大，卵圆形或椭圆形，果实肥大，呈扁圆球形或锥形，果肉肥厚，味甜或具轻辣味，主要用于鲜食。又可分为大柿子椒、大甜椒、小圆椒3个品种群。著名品种有上海茄门甜椒、吉林三道筋、四方头甜椒等。

樱桃椒类 植株中等或较矮小，分枝性强，叶片较小，圆形或椭圆形，果实小如樱桃，圆形或扁圆形，朝上或斜生，果色有红、黄、紫色，辛辣味强，可用于制干椒或者观赏。云贵一代分布较多，如扣子椒、五色椒等。

圆锥椒类 植株与樱桃椒相似，果实为圆锥形或圆筒形，多向上生长，果肉较厚，辣味中等，主要供鲜食，如南京早椒、昆明牛角椒等。

簇生椒类 植株中等或较高，分枝性不强，枝条密生，叶狭长，果实簇生，每簇三至八个不等，向上直立，成熟果实细长深红，果肉薄，辣味强，油分含量高，多用于制作干椒，著名品种有贵州七星椒、湖南线椒等。

推荐食谱

青椒炒豆豉

原料：青辣椒250g、干豆豉150克，食用油、盐各适量。

做法：①青辣椒洗净，剖开切成小段。②食用油入锅烧热，放青辣椒煸炒至软，拨在一边。③另用食用油适量烧热，放入干豆豉煸炒至香，再将辣椒混入炒匀，加入食盐调味即可。

养生功效：温中散寒、解郁开胃，尤其适宜脾胃虚寒、食欲不振的人群佐餐食用。

适用范围

一般人群均可食用。

1. 适当食用辣椒，可以刺激味蕾，增进食欲，促进消化，尤其适宜脾胃虚寒、食欲不振的人群食用。

2. 辣椒辛辣，有刺激性，以下人群应忌食或少食：痔疮患者、眼病患者、慢性胆囊炎患者、肠胃功能不佳者、热症患者、孕产妇、口腔溃疡患者、高血压患者、疮疖患者。

搭配相宜

辣椒＋小虾	开胃消食，益智壮阳，尤其适宜食欲不振、腰膝酸软者
辣椒＋苦瓜	寒热制约，开胃适口，有美容养颜、抗衰老的功效

注意事项

《药性考》："多食眩旋，动火故也；久食发痔，令人齿痛咽肿。"

选购事宜

1. 挑选鲜辣椒时要注意果形与颜色是否符合该品种特点，如颜色有鲜绿、深绿、红、黄之分，品质要求果形完整，大小均匀，果皮坚实，肉厚质细，脆嫩新鲜，无裂口、虫咬、斑点、搭叶，不软、不冻、不烂；一般以辣味较强者为质优，甜椒则以味甜为好。

2. 干辣椒常见有长椒类和簇生椒类两种类型，因大小差异很大，很容易鉴别，两类干辣椒选购技巧相似，均以色泽红艳带紫、干燥、气味刺鼻、辣味强烈为佳；还需注意有无霉变、虫蛀，优质干辣椒拨弄时会有沙沙声响，而且分量较轻，剥出的籽粒呈亮黄色，有辣香味，劣质干辣椒拨弄不会听到声音，或响声稀疏，籽粒霉变串接，有异样气味；另外，看辣椒蒂可鉴别辣味轻重，辣椒蒂较平滑的干辣椒不会太辣，如果是有起伏褶皱就会比较辣。

3. 购买辣椒面时要注意察"颜"观"色"，优质辣椒面干燥、松散，呈橘红色，粉末有油性，不霉变，能明显见到籽粒，不含杂质，无结块，无染手的红色，有强烈的刺鼻味道，口感辛辣，劣质辣椒面色泽鲜红或暗淡，有掺杂、结块，籽粒不明显，油性差，辛辣味不强烈；瓶装干辣椒面可通过摇动，观察是否干燥、结块判断其质量。

4. 市场上有多种即食的辣椒制品销售，产地包括贵州、四川、湖南等省份，它们口味不同、各有风味，都是不错的开胃菜。

食用建议

1. 辣椒的吃法很多，青椒可单独炒、拌，也可作配菜，干辣椒主要用作配菜调味；辣椒制作的辣椒酱、辣椒油在日常烹饪中广泛使用。

2. 辣椒宜与粗粮和凉性食物搭配食用，可有效降低辣椒的辛燥性；食用辣椒后食用甜食帮助解辣，多喝水或食用水果补充水分。

3. 辣有麻辣、鲜辣、酸辣之分，麻辣中加了花椒，相比更容易上火；川菜以麻辣为主，而湘菜以鲜辣为主，两种菜系辣味不同，各有特色。

4. 簇生椒类的辣椒面辛辣味较长椒类浓烈，但香味不及长椒类，可将两种辣椒面混匀食用，既香又辣。

5. 在我国西南地区，人们将少量辣椒面、食盐、酱油、汤及其他香料混在一起做成稀稠适度的酱，称作辣子水或蘸水，用来蘸主菜食用，风味独特，是餐桌上必不可少的配菜；将青椒、西红柿、茄子等蔬菜在炭火上烤熟，撕成小块，用食盐、酱油拌成凉菜，也是一道不错的佳肴。

6. 辣椒中的辣椒素沾在手上会产生刺激症状，切辣椒后手辣痛，可用白酒、食醋或食盐擦洗，即可缓解症状；如果是手工制作大量剁椒，则需戴橡胶手套，避免直接长时间接触。

西红柿

西红柿即番茄，原产于美洲，现在我国各地均有种植，夏秋季出产较多。西红柿含有多种维生素、矿物质等营养成分，其维生素P含量在各种蔬菜中首屈一指，是既营养又美味的蔬菜之一。研究还发现西红柿中含有抗癌、抗衰老及祛斑的成分，因此又被称作美容佳蔬。西红柿的种类很多，按果实形状可分为圆形、扁圆形、长圆形、尖圆形几种类型；按果皮颜色又可分为红色、粉红色、橙色等几种，其中红色西红柿果色鲜红，一般呈微扁圆球形，肉厚味甜，生食、熟食均可，还可加工成番茄酱、番茄汁；粉红西红柿，果色粉红，近圆球形，果面光滑，酸甜适度，品质较佳，生食、熟食均可；橙色西红柿，果色橘黄，果形较大，圆球形，果肉厚，肉质又面又沙，生食味淡，宜熟食。另外，市场上有如拇指大小的红色西红柿，又叫圣女果，可以当水果生吃。

性味	味甘、酸，微寒
归经	入肝、胃、肺经
功能主治	生津止渴，健胃消食，清热解毒，凉血平肝，补血养血

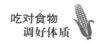

🍅 **推荐食谱**

西红柿猪肝汤

原料：西红柿2个、猪肝250克，食用油、葱花、盐、酱油各适量。

做法：①西红柿洗净，开水浇烫去皮，切片；猪肝洗净，挤去血水，切成薄片，用少量酱油拌匀。②食用油入锅烧热，放入西红柿、葱花爆炒2分钟，加入盐和开水，烧开后放入猪肝，煮熟即可。

养生功效：生津开胃、养血明目，尤其适宜用眼过度、眼睛疲劳、视力减退者食用。

🍅 **适用范围**

一般人群均可食用。

1. 尤其适宜热性病发热、口渴、食欲不振、习惯性牙龈出血、贫血、头晕、心悸、高血压、急慢性肝炎、急慢性肾炎、夜盲症和近视眼人群食用。

2. 急性肠炎、菌痢及溃疡活动期的病人不宜食用。

🍅 **搭配相宜**

西红柿+芹菜	健胃消食，辅助降血压，适宜高血压、高血脂患者食用
西红柿+鸡蛋	营养互补，开胃生津

🍅 **注意事项**

西红柿性微寒，脾胃虚弱、容易腹泻的人应忌食生西红柿。

选购事宜

1. 吃西红柿具有时令性，正常生长的西红柿多在夏秋季节，自然成熟的西红柿外观圆润，稍软但有弹性，根蒂部位稍微带青色，籽色土黄，果肉红色，起沙、多汁，酸甜适中；反季节西红柿常使用催熟手段使之上市，这种西红柿果色红而均匀，手感较硬，难掰开，籽色多呈青色，汁少，内部结构明显，口感差，味较淡或发涩；激素催长的西红柿可见异常形态。

2. 未成熟的西红柿含有大量的"番茄碱"，食用易发生中毒，出现恶心呕吐、流涎及全身疲乏等症状，甚至危及生命，催熟西红柿宜存放一段时间或煮熟食用。

食用建议

1. 西红柿生吃、熟吃均可，生吃可用作色拉及配菜，或者直接食用，熟吃可炒、煮汤等；生吃不宜一次食用太多，尤其是脾胃虚寒者及月经期间的妇女，不宜空腹食用。

2. 西红柿不宜长时高温加热，因高温会损坏番茄红素等成分，失去保健作用；烹调时稍加些醋，就能破坏其中的番茄碱。

3. 西红柿富含抗氧化剂番茄红素，是比防晒霜更好的防晒工具，每天摄入15毫克番茄红素可将晒伤的危险系数下降40%。

4. 服用肝素、双香豆素等抗凝血药物时不宜食用西红柿；服用新斯的明或加兰他敏时应禁食西红柿。

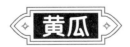

黄瓜又名青瓜，原名胡瓜，因西汉张骞出使西域带回而得名，我国大部分地区均有种植，夏秋季采食，目前多地区均有温室或塑料大篷进行

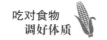

栽培，全年有供应。黄瓜含有维生素B$_1$、维生素E、葫芦素、黄瓜酶等营养保健成分，具有抗肿瘤、抗衰老、减肥美容等作用。我国种植黄瓜主要类型有华北型、华南型。华北型果实较长，嫩果棍棒状，绿色，瘤密，多白刺，熟果黄白色，无网纹，主要分布于长江以北各省；华南型果实较短小，嫩果绿、绿白、黄白色，瘤稀，多黑刺，味淡，熟果黄褐色，有网纹，主要分布于东南沿海各省。广州适合黄瓜栽培的气候较长，露地栽培可达9个月以上。

性味	味甘，性凉
归经	入肺、胃、大肠经
功能主治	清热利水，解毒消肿，生津止渴

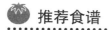 推荐食谱

糖醋黄瓜片

原料：黄瓜500克，盐、白糖、食醋各适量。

做法：①黄瓜洗净切成薄片，用少量盐腌渍15分钟。②用冷开水洗去黄瓜的部分咸味，沥干，加盐、白糖、食醋拌匀，再腌渍30分钟即成。

养生功效：清热开胃、生津止渴，尤其适宜烦热、口渴者，夏月暑热天气食用更佳。

适用范围

一般人群均可食用。

1. 适宜热病患者、肥胖、高血压、高血脂、水肿、癌症、嗜酒者多食，是糖尿病患者的首选食品之一。

2. 黄瓜性味寒凉，脾胃虚弱、腹痛腹泻、肺寒咳嗽者应少吃或不吃。

搭配相宜

黄瓜+豆腐	清热解毒、利尿消肿，尤宜于高血压、肥胖症、水肿、暑热烦渴人群
黄瓜+猪肉	生津清热、滋阴润燥，尤宜于烦热消渴、阴虚干咳、体虚乏力人群

注意事项

《滇南本草》："动寒痰，胃冷者食之，腹痛吐泻。"

选购事宜

1. 市场上销售的黄瓜品种很多，基本可分无刺、少刺、密刺三大类型：无刺型皮光无刺，色淡绿，瓜肉薄，瓜瓤较大，肉质稍软，水分多，品质较差；少刺型果面光滑少刺，皮薄肉厚，水分多，味鲜，带甜味；密刺型果面瘤密刺多，绿色，皮厚瓤小，肉质脆嫩，香味浓，品质最好。

2. 不管什么品种，无疑选嫩的、粗细均匀的为好，通常新摘的鲜黄瓜带刺、挂白霜，脐部有带花，且手感硬朗坚实。

食用建议

1. 黄瓜有三种常见吃法，酱黄瓜、拌黄瓜和炒黄瓜，也可做汤，而且汤味鲜美；其中以拌黄瓜最为多见，而且也是黄瓜的最佳吃法。做拌黄瓜时，把黄瓜洗净，削成薄片或用刀身拍碎，先用食盐腌渍，也可不腌，可用白糖、香油、辣椒油、酱油、食醋、辣椒面、蒜蓉等调味，不仅清凉可口，还能增加食欲。

2. 黄瓜当水果生吃，不宜过多；常吃黄瓜的人应同时食用其他蔬果，以保证营养均衡。

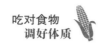

3. 黄瓜尾部味苦，常被丢弃，而实际上该部位含有较多苦味素，苦味素有一定的抗癌作用，所以不宜把黄瓜尾部全部丢掉。

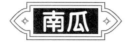

南瓜又名番瓜，很早以前就传入中国，国内早已广泛种植，因此又有"中国南瓜"之称。南瓜春天播种，夏、秋季采嫩瓜或老瓜食用，嫩瓜不耐储存，但口味与老瓜有很大差异。南瓜的营养成分较为齐全，有较高的营养价值，嫩瓜中维生素C及葡萄糖含量比老瓜丰富，而老瓜中钙、铁、胡萝卜素含量较嫩瓜高。此外，南瓜中的多糖、活性蛋白等成分还有很好的保健作用。研究发现，南瓜子不仅能驱虫消肿，还能有效防治前列腺疾病。

性味	味甘，性温
归经	入脾、胃经
功能主治	补中益气，消炎止痛，解毒杀虫，生津止渴

🍅 中国品种

南瓜的品种很多，"中国南瓜"常见优良品种如下。

蜜本南瓜 早熟杂交种，瓜身底部膨大，稍长，形似木瓜。老熟后呈黄色，有浅黄色花斑，瓜肉细密甜糯，品质极佳，单粒重约2千克。

黄狼南瓜 上海市地方品种，又叫小闸南瓜，瓜身呈长棒槌形，纵径约45厘米，横径约15厘米。老熟后呈橙红色，被蜡粉，瓜肉厚，肉质细腻味甜，品质好，较耐贮运，单粒重约1.5千克。

大磨盘南瓜 北京市地方品种，瓜身呈扁圆形，状似磨盘，横径约30厘米，高约15厘米，嫩瓜皮色墨绿。成熟后变为红褐色，有浅黄色条纹，被蜡粉，瓜肉橙黄色，含水分少，味甜质面，品质好。

小磨盘南瓜　早熟品种，瓜身呈扁圆形，状似小磨盘，嫩瓜皮色青绿。完全成熟后变为棕红色，有纵棱，瓜肉味甜质面，品质好，单粒重约2千克。

牛腿南瓜　晚熟品种，瓜身长筒形，末端膨大，内有种子腔，瓜肉粗糙，肉质较粉，耐贮运，单粒重达15千克。

蛇南瓜　中熟品种，瓜身蛇形，种子腔所在的末端不膨大，瓜肉致密，味甜质粉，糯性强，品质好。

🍅 推荐食谱

南瓜粥

原料：老南瓜100克、粳米50克、盐适量。

做法：①南瓜去皮洗净，切成小块；粳米淘净。②粳米放入锅中，加入适量清水，中火煮沸，放入南瓜，煮至粥成，加盐调味即可。

养生功效：补中益气、解毒杀虫，适宜脾胃虚弱、营养不良、下肢溃疡人群。

🍅 适用范围

一般人群均可食用。

1. 尤其适宜久病气虚、脾胃虚弱、气短倦怠者，及肥胖者、中老年人食用；蛔虫病、蛲虫病患者每日食用50克南瓜子可获良效。

2. 胃热中满者、湿热气滞者忌食。

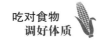

🍅 搭配相宜

南瓜+绿豆	清热解暑，利水生津
南瓜+红枣	补脾益气，解毒止渴

🍅 注意事项

《本草纲目》："多食发脚气、黄疸；不可同羊肉食，令人气壅。"

《随息居饮食谱》："凡时病疳疟，疸痢胀满，脚气痞闷，产后痧痘，皆忌之。"

🍅 选购事宜

1. 购买嫩南瓜时，宜挑选表皮泛青、色泽新鲜、带把的，这样的瓜水分含量多，表皮弄破会马上溢出黏液，适合炒或做汤；

2. 购买老南瓜一般挑选外形完整、带梗、瓜棱深、表皮坚硬挂霜、手感沉实、 拍打瓜身发出闷声的为好；切开的南瓜以瓜肉紧密光泽、瓜囊金黄完好、瓜籽饱满、有清香味者为佳。

3. 如对品种有偏好，最好事先了解其外观特征，如蜜本南瓜以橙色为佳，偏绿者成熟度不够，京绿栗南瓜则以深绿色为好，颜色越深成熟度越高。

🍅 食用建议

1. 南瓜不论老嫩，均可荤可素。嫩南瓜更适合炒、做汤，老南瓜更适合蒸、煮食用。南瓜烹调简单、多样，风味各异。

2. 南瓜（老嫩均可）切块，清水煮成素汤，可加糖、蘸酱，或直接食用，是盛夏益气生津、消暑利湿的佳肴。

3. 老南瓜洗净切片，用盐腌渍6小时后，以食醋凉拌佐餐，可减淡面部色素沉着，防治青春痘。

 附篇

北瓜

　　北瓜又名西葫芦、美洲南瓜，与南瓜同属于葫芦科南瓜属一年生草本植物，原产于印度，19世纪中叶传入中国，现国内有广泛种植。北瓜一般在五六月上市，因栽培技术改进，可有提前上市。北瓜瓜形呈圆筒形，表面平滑，与长形南瓜相似，但头尾粗细更加均匀，嫩瓜颜色淡绿，带白色斑点，与某些品种南瓜相似。北瓜主要摘嫩果食用，其皮薄、肉厚多汁，可荤可素、可菜可馅，深受人们喜爱。中医学认为北瓜性味甘寒，有清热利尿、除烦止渴、润肺止咳、消肿散结功效，尤其适宜暑热烦渴、肺热咳嗽者食用，是夏月消暑佳蔬。

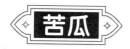 苦瓜

　　苦瓜又名凉瓜，我国各地均有种植，夏秋季节采食，以色青未黄熟时最好，品种可分为短圆形、长形、条形三大类，广东江门出产的"杜阮凉瓜"远近闻名。苦瓜含有多种营养成分，其中每百克含维生素C 84毫克，在瓜类蔬菜中居第一位，仅次于所有蔬菜中的辣椒。苦瓜味苦、性凉，可泻六经实火，具有清暑益气之功，不仅是夏季佳蔬，还是一味良药。苦瓜虽苦，但与其他食物烹调时绝不会把苦味传给"别人"，因此又有"君子菜"的雅称。

性味	味苦，性寒
归经	入心、肝、脾、肺经
功能主治	清热祛暑，明目解毒，利尿凉血，解劳清心，益气壮阳

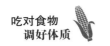
推荐食谱

苦瓜炖猪蹄

原料：苦瓜250克、猪蹄250克，食用油、姜、葱、盐各适量。

做法：①猪蹄烫洗干净，砍成小块；苦瓜洗净去瓤，切块。②食用油倒入锅中烧热，放姜、葱煸炒至香，加入猪蹄稍炒，加入适量开水和盐煲煮。③待猪蹄煮熟，放入苦瓜，煮至熟，加盐调味即可。

养生功效：滋阴清热、凉血补血，尤其适宜虚热、热证后期及产妇血虚发热者食用。

适用范围

一般人群均可以食用。

1. 适宜暑热伤津、烦渴、疮疖、痱子及目赤红肿者食用。

2. 研究证明苦瓜浆汁能刺激子宫收缩，引起出血，因此孕妇慎食苦瓜。

搭配相宜

苦瓜+猪肝	补肝明目，解毒防癌
苦瓜+茄子	益气壮阳，清心明目，解除疲劳

注意事项

《滇南本草》："脾胃虚寒者，食之令人吐泻腹痛。"

《随息居饮食谱》："苦瓜清则苦寒，涤热，明目清心……熟则色赤，味甘性平，养血滋肝，润脾补肾。"

🍅 **选购事宜**

1. 苦瓜身上一粒一粒的果瘤是判断苦瓜好坏的重要特征。一般来说，颗粒愈大愈饱满，表示瓜肉愈厚，苦味较弱；反之则瓜肉较薄，苦味更大。

2. 苦瓜除了要挑果瘤大、果行直立的，还要以外皮翠绿的为好，如果颜色发黄，表示已经过熟，口感会较差。且单个重量在500克左右的最好。

🍅 **食用建议**

1. 苦瓜太苦会让人感觉不适，烹调前先用凉水漂洗或食盐腌渍可减轻苦味，与辣椒同炒也能减轻苦味，而且苦瓜原味保持完整。开水漂洗虽能使苦味尽出，但却也丢掉了苦瓜原有的风味。

2. 苦瓜性寒凉，一次不宜吃得过多，否则有损脾胃。

3. 苦瓜煮水擦洗皮肤，可清热止痒、祛除痱子。

丝瓜

丝瓜又称吊瓜，原产于南洋，明代引种到我国，我国南北均有种植，是夏秋季节的常见蔬菜。丝瓜所含各类营养在瓜类食物中均较高，富含B族维生素、维生素C等成分，具有较好的抗衰老、养颜美容功效，丝瓜汁因此有"美人水"之称。丝瓜还含有皂苷类物质、丝瓜苦味质、黏液质、木胶、瓜氨酸、木聚糖和干扰素等成分，具有防病治病、养身保健等特殊作用。丝瓜全身均可入药，丝瓜络既能用作洗刷餐具的工具。还可供药用，有清凉、利尿、活血、通经、解毒之效。

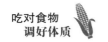
性味	味甘，性凉
归经	入肝、胃经
功能主治	清热化痰，凉血解毒，解暑除烦，活络祛风（丝瓜络）

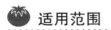 **推荐食谱**

丝瓜瘦肉汤

原料：丝瓜250克、猪瘦肉250克，食用油、姜、葱、盐各适量。

做法：①猪肉洗净，切成薄片；丝瓜去皮洗净，切片。②食用油倒入锅中烧热，放姜、葱煸炒至香，加入适量开水和盐，放入肉片稍煮，倒入丝瓜片，煮熟后加食盐调味即可。

养生功效：清热利肠、解暑除烦，适用于夏月暑热烦渴、内痔出血患者。

适用范围

一般人群均可食用。

1. 尤其适宜夏月暑热烦渴、伤津者，及月经不调、身体疲乏、痰喘咳嗽、产后乳汁不通的妇女食用。

2. 体虚内寒、腹泻者不宜多食。

搭配相宜

丝瓜＋鸡蛋	清热解毒，滋阴润燥，养血通乳
丝瓜＋菊花	祛风化痰，清热解毒，凉血止血
丝瓜＋猪蹄	养血通乳，滋润皮肤

注意事项

《滇南本草》："不宜多食，损命门相火，令人倒阳不举。"

《本经逢原》："丝瓜嫩者寒滑，多食泻人。"

选购事宜

1. 常见的丝瓜有线丝瓜和胖丝瓜两种。线丝瓜细而长，购买时挑选瓜形挺直，大小适中，表面无皱，水嫩饱满，皮色翠绿，不蔫不伤者为好；胖丝瓜相对较短，两端大致粗细一致，购买时挑选皮色新鲜，大小适中，表面有细皱，并附有一层白色绒状物，无外伤者为佳。

2. 好的丝瓜粗细均匀、色泽新鲜、外皮细嫩、结实有弹性，瓜形不正、颜色较暗、外皮较粗、偏软或硬而无弹性的丝瓜不宜购买。

食用建议

1. 丝瓜可炒、做汤，但不宜生吃。

2. 丝瓜宜现切现做，即可避免营养成分丢失，又可避免丝瓜变黑。

3. 丝瓜味道清甜，烹制丝瓜应尽量保持清淡，少用油，不宜用酱油、豆瓣酱等口味较重调料，以免抢味；也不宜加入鸡精、麻油，因其会使丝瓜变黑。

冬瓜

冬瓜又名白瓜、东瓜，全国各地均有栽培，夏末、秋初果实成熟时采摘。冬瓜形状大小因品种而异，有圆形、扁圆形、长圆形，小的重数千克，大的重数十千克不等，多数品种成熟果实表面被白霜。冬瓜肉厚，蔬松多汁，味淡，嫩瓜和老瓜均可食用，其中含有蛋白、糖类、胡萝卜素、

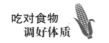

多种维生素、钙、磷、铁、锌等物质，且钾含量明显高于钠，是典型的高钾低钠型蔬菜。冬瓜中还富含丙醇二酸，它能有效控制体内的糖类转化为脂肪，防止体内脂肪堆积，对防治高血压、动脉粥样硬化、减肥有良好的效果。冬瓜品种较多，广州地区的主栽品种是传统农家品种广东黑皮冬瓜，成熟老瓜呈圆柱形，一般单瓜重15~20千克，最大可达25千克，瓜皮墨绿色，肉质致密，品质优良，耐贮运，春、秋季均可种植，是南菜北运的优良品种。

性味	味甘、淡，性凉
归经	入肺、大肠、小肠、膀胱经
功能主治	润肺生津，化痰止渴，利尿消肿，清热祛暑，解毒排脓；冬瓜子以健脾养颜、止咳化痰见长

🍅 推荐食谱

冬瓜银耳羹

原料：冬瓜250克、银耳50克、冰糖适量。

做法：①冬瓜去皮、瓤，洗净切块；银耳泡发洗净。②冬瓜、银耳、冰糖入锅，加入适量清水，中火煲煮30分钟即可。

养生功效：清热生津、利尿消肿，尤宜于高血压、心脏病、肾炎水肿等患者服食。

🍅 适用范围

一般人群均可食用。

1.适宜夏天气候炎热，心烦气躁、闷热不舒服时食用。

2.尤其适宜热病口干烦渴、小便不利、肾炎水肿、肝硬化腹水、高血压、肥胖症等患者食用。

3. 脾胃虚弱、胃寒疼痛、久病滑泄、阳虚肢冷，及女子月经来潮期间和痛经者忌食。

搭配相宜

冬瓜+鸡肉	清热消肿，减肥美容
冬瓜+海带	清热利尿，化痰生津，降压降脂
冬瓜+蘑菇	清热祛火，除痰止渴，滋补美容

注意事项

孟诜："热者食之佳，冷者食之瘦人。"

《本草经疏》："若虚寒肾冷、久病滑泄者，不得食。"

选购适宜

1. 市场上的冬瓜常见有青皮、黑皮、白皮3个品种类型：黑皮冬瓜肉厚，口感好，可食率高；白皮冬瓜肉薄质松、易入味，但是煮久了容易成水状，口感变差；青皮冬瓜介于二者之间，挑选时，可以根据自己的需要选择。

2. 早采的嫩瓜要求鲜嫩多汁，无破损；晚采的老冬瓜则要求发育充分，老熟，肉厚结实，空腔小，皮色青绿带白霜，瓜形端正，表皮无斑点、外伤，皮不软不烂；相同大小的瓜以偏重的为好。冬瓜宜存放在干燥阴凉的地方，不宜擦掉瓜皮上的白霜。

食用建议

1. 冬瓜性味甘凉，不宜生吃，可做汤、煨食，适宜夏季、初秋食用。

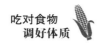

2. 冬瓜皮中含有维生素B$_1$、维生素C、维生素B$_3$、胡萝卜素、多种矿物质，及三萜类化合物、胆固醇衍生物和多种挥发性成分，营养价值和利水消肿的能力不亚于甚至超过瓜肉，具有很高的保健和药用价值，因此吃冬瓜不宜削皮，最好连皮一起炖煮。

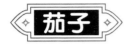

　　茄子，广东人称为矮瓜，江浙人称为六蔬，我国大部分地区有种植，是夏、秋季节主要蔬菜之一。茄子含有蛋白质、脂肪、碳水化合物、维生素及钙、磷、铁等多种营养成分，尤其是其紫皮中含有丰富的维生素E和维生素P，高于其他蔬菜，具有较好的保健防病作用。茄子品种很多，按颜色可分为紫色、紫黑色、淡绿色、白色等，颜色越深的品种越好；按形状可分为圆茄、矮茄、长茄，其中紫色长茄子少，肉质细嫩松软，品质最好。

性味	味甘，性寒
归经	入脾、胃、大肠经
功能主治	清热凉血，消肿止痛

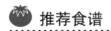 推荐食谱

蒸茄子

原料：茄子250克，盐、醋、香油各适量。

做法：茄子洗净切成条状，放入碗中，入蒸笼蒸熟，取出趁热加盐、醋调味，浇上香油即成。

养生功效：清热消痈，尤其适宜热毒疮痈、痔疮出血者。

🍅 适用范围

一般人群均可食用。

1. 茄子性味甘寒，夏天食用有助于清热解暑，对于痱子、疮疖、大便干结、痔疮出血及湿热黄疸尤为适宜。

2. 脾胃虚寒、腹泻便溏、哮喘患者不宜多吃茄子；手术前吃茄子可能影响麻醉剂正常分解，拖延病人苏醒时间，因此术前不宜食用茄子。

🍅 搭配相宜

茄子＋黄酒	凉血祛风，消肿止痛
茄子＋黄豆	益气养血，顺肠润燥，健脾消肿

🍅 注意事项

《本草纲目》："茄性寒利，多食必腹痛下利。"

🍅 选购事宜

1. 茄子的表皮和果肉结合处含有丰富的生物类黄酮，有很高的营养价值，因此以选择颜色较深的紫茄、紫黑色茄子为佳，白色茄子品质最差；圆茄、矮茄、长茄，又以含子少、肉质细嫩松软的长茄为最好。

2. 茄子的老嫩对品质影响极大。嫩茄子色泽新鲜，符合品种特征，皮薄肉松，重量少，子嫩味甜，子肉不易分离，花萼下部有一片绿白色的皮；老茄子色泽较暗或微微发黄，皮厚而紧，肉坚子实，肉子容易分离，子黄硬，重量大，有的带苦味；在茄子的萼片与果实连接的地方，有一白色略带淡绿色的带状环，俗称"眼睛"，"眼睛"越大，表示茄子越嫩，"眼睛"越小，表示茄子越老。

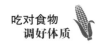

3. 总之，挑选茄子以果形均匀周正，老嫩适度，无裂口、腐烂、锈皮、斑点，皮薄、子少、肉厚、细嫩的为佳品。

🍅 食用建议

1. 茄子的吃法很多，荤素皆可，既可炒、烧、蒸、煮，也可油炸、凉拌、做汤。

2. 切开的茄子极易变色，宜现切现做，或切后浸泡在凉水中，或放入油锅中稍炸，既可避免变色，又容易入味。

3. 油炸茄子会造成维生素P大量损失，挂糊上浆后再炸能减少这种损失。

4. 吃茄子不宜削皮，因为皮肉结合部位含有丰富营养。切忌生吃茄子，因为易导致中毒。秋后的老茄子也不宜多吃，因含有较多茄碱。

豌豆

豌豆又名回回豆，"其苗柔弱宛宛"，故名。我国大部分地区均有种植，主要产区有四川、河南、江苏、青海等省区。豌豆营养丰富，含有蛋白质、维生素、矿物质、纤维素等营养成分，具有很高的营养价值，还含有特有的止杈酸、赤霉素和植物凝素等物质，具有抗菌消炎、增强新陈代谢的功能。豌豆的嫩荚、种子、嫩梢均可供食用，嫩梢即豌豆尖，在广州有"龙须菜"之称。

性味	味甘，性平
归经	入脾、胃经
功能主治	益中气，调营卫，止泻痢，利小便，消痈肿，解乳石毒

🍅 常见品种

豌豆的种类很多，按花色可分为白花豌豆和紫花豌豆，按用途可分为粮用豌豆和菜用豌豆两大类，以下是国内常见品种。

小青荚　为国外引入品种，硬荚种，半蔓生，花白色，种子小，绿色，每荚含种子4~7粒，圆形，嫩豆粒供食，种皮皱缩，品质好，为制罐头和冷冻优良品种，主要分布在上海、南京、杭州等地区。

杭州白花　硬荚种，半蔓生，花白色，每荚含种子4~6粒，嫩豆粒品质佳，种子圆而光滑，淡黄色，以嫩豆粒供食。

莲阳双花　软荚种，蔓生，花白色，荚长6~7厘米，宽约1.3厘米，种子圆形，黄白色，嫩荚供食，品质佳，主产于广东澄海。

大荚豌豆　即荷兰豆，软荚种，蔓生，花紫色，荚长12~14厘米，宽约3厘米，浅绿色，荚稍弯而凹凸不平，每500克嫩荚约40个，种皮皱缩，呈褐色，嫩荚供食，柔嫩味甜，纤维少，品质佳，广东一带种植。

成都冬豌豆　硬荚种，半蔓生，花白色，荚长约7厘米，宽约1.5厘米，每荚含种子4~6粒，种子圆形光滑，嫩粒绿色，味美，品质佳，以嫩豆粒供食为主。

🍅 推荐食谱

煮豌豆

原料：嫩豌豆250克。

做法：豌豆洗净入锅，加水适量，中火煮熟，淡食并饮汤。

养生功效：和中生津、止渴下气、通乳消胀，可用于烦热口渴及产后乳汁不下、乳房作胀。

🍅 适用范围

一般人群均可食用。

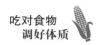
1. 尤其适宜脾胃虚弱、烦热口渴、脱肛、慢性腹泻、大便干结、子宫脱垂、乳汁不通者食用；哺乳期女性多吃点豌豆还可增加奶量。

2. 尿路结石、皮肤病、慢性胰腺炎、糖尿病、消化不良者不宜食用。

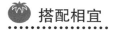 搭配相宜

豌豆+玉米	氨基酸种类互补，营养物质更能有效利用

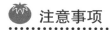 注意事项

《本草纲目》："多食发气病。"

选购事宜

1. 市场上的豌豆有粒用豌豆、荚用豌豆、粒荚兼用豌豆3种类型。粒用豌豆有白荚和青荚两种，白荚豌豆鲜味淡，糯性，早熟丰产，不仅荚色淡，豆粒颜色也淡；青荚豌豆颜色青绿，鲜味足，粳性；且粒用豌豆的豆荚纤维较多，不宜食用。荚用豌豆有宽荚和狭荚两种，宽荚豌豆荚色淡绿，味淡，鲜味差；狭荚豌豆荚色较深，味浓。荚粒兼用豌豆，荚肉肥厚，豆粒大，味甜质脆，口感好，但不可炒过头。

2. 一般来说，挑选豌豆以荚果扁圆形的为好，荚果为正圆形则过老，筋（背线）凹陷也表示过老。手握一把时咔嚓作响表示新鲜程度高。豌豆上市的早期宜买饱满的，后期宜买偏嫩的。

3. 挑选豌豆尖以色泽鲜嫩、无萎蔫者为佳。

食用建议

1. 老豌豆可作主食，磨成豌豆粉用于制作糕点、豆馅、粉丝、面条等

食品。

2.豌豆的嫩荚和嫩豆粒主要供菜用，烹炒、炖煮均可。

3.豌豆尖颜色嫩绿，具有豌豆的清香味，最宜做汤。

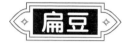

扁豆又名眉豆，我国主要分布在华东、中南、西南和河北等地，夏末、秋初采未成熟嫩荚作菜食用，也可采集成熟种子煮食。扁豆的营养成分相当丰富，含有蛋白质、脂肪、糖类、钙、磷、铁及纤维素、维生素A原、维生素B$_1$、维生素B$_2$、维生素C、酪氨酸酶等成分。此外，扁豆中还含有血细胞凝集素，是一种具有显著抗肿瘤作用的特殊物质。扁豆的种子有白色、黑色、红褐色几种，其性味甘平而不甜，气清香而不窜，性温和而色微黄，与脾性最合，入药以白色者为佳。

性味	味甘，性平
归经	入脾、胃经
功能主治	健脾和中，益气除湿，消暑

🍅 推荐食谱

扁豆山药粥

原料：扁豆50克、山药50克、粳米50克。

做法：①山药洗净去皮切块，备用。②扁豆、粳米洗净入锅，加入适量清水，中火煮至七成熟，加入山药，煮至豆烂粥成即可。

养生功效：健脾强胃、除湿止泻，适用于脾胃虚弱、食欲不振、大便稀溏者。

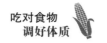
适用范围

一般人群均可食用。

1. 尤其适宜脾虚便溏、饮食减少、慢性久泄，以及妇女脾虚带下、小儿疳积（单纯性消化不良）、癌症患者食用。

2. 夏季感冒夹湿、急性胃肠炎、消化不良、暑热头痛头昏、恶心、烦躁、口渴欲饮、心腹疼痛、饮食不香之人宜服食。

搭配相宜

扁豆＋粳米	补中益气，解暑化湿
扁豆＋豆腐	益气生津，清热明目

注意事项

陶弘景："患寒热者不可食。"

孟诜："患冷气人勿食。"

《随息居饮食谱》："患疟者忌之。"

选购事宜

1. 市场上的嫩扁豆荚常见有白色、青色、紫色3种，紫色者可荚粒兼用，白色和青色者只适宜食用嫩荚。

2. 一般来说，宜挑选荚皮光亮、肉厚不显籽的嫩荚为宜；若荚皮薄、籽粒明显、光泽暗则已老熟。

3. 扁豆的干种子有白色、黑色、褐色等几种，如是要求有较高的食疗保健价值，宜选择白色扁豆，以籽粒干燥饱满，无破损、虫蛀、霉变者为佳。

🍅 **食用建议**

1. 扁豆嫩豆荚可烹炒、煮汤，荤素皆宜。

2. 扁豆干种子可直接煮食，也可制成馅料食用。

3. 白扁豆与粳米、红枣、桂圆肉、莲心等煮成羹食用，是民间传统滋补佳品。

4. 扁豆含有毒蛋白、凝集素以及能引发溶血症的皂素，一定要煮熟食用，否则会导致中毒，出现头痛、头昏、恶心、呕吐等反应。

◆ 豇豆 ◆

豇豆又名角豆、带豆，我国广泛种植，嫩荚是夏秋季节的常见蔬菜，也可采集成熟种子煮食，李时珍称"此豆可菜、可果、可谷，备用最多，乃豆中之上品"。鲜嫩豇豆含有丰富的维生素、矿物质等营养成分。干燥种子除含有大量淀粉外，蛋白质含量也很较丰富，并含有多种氨基酸，可与米共煮可作主食，还能入药，有健胃补气、滋养消食的功效。

性味	味甘，咸，性平
归经	入脾、肾经
功能主治	理中益气，健脾利湿，补肾生精，和五脏，调营卫

🍅 **常见品种**

豇豆品种很多，分类方法各异，以下介绍两种常见的品种类型。

长豇豆 茎蔓生长旺盛，长达3~5米，栽培时需设支架。豆荚长30~90厘米，荚壁纤维少，种子部位较膨胀而质柔嫩，专作蔬菜栽培，宜于煮食或加工用，优良品种很多。早熟种有红嘴燕、广州铁线青、贵州青线豇

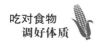
等，中熟种有四川白胖豆、广州大叶青等，晚熟种有贵州胖子豇、广州八月豇等。

矮性种 株高40~50厘米，荚长30~50厘米，鲜荚嫩，成熟坚硬，扁圆形。种子部位膨胀不明显，鲜荚做菜或种粒代粮。优良品种有南京盘香豇、厦门矮豇豆、安徽月月红等。

🍅 推荐食谱

豇豆蕹菜汤

原料：嫩豇豆200克、蕹菜（空心菜）200克、西红柿2枚，食用油、姜、盐各适量。

做法：①豇豆洗净，切成短节；空心菜洗净，切断成节；西红柿洗净，切片。②食用油入锅烧热，放入姜、西红柿翻炒出汁，加入适量开水和盐，先放入豇豆焖煮10~20分钟，豇豆熟后放入空心菜煮熟，加食盐调味即可。

养生功效：健脾利湿、通利小便、开胃，尤宜于脾虚湿盛带下量多色白，或湿热小便不利者食用。

🍅 适用范围

一般人群均可食用。

1. 尤其适宜脾胃虚弱、消化不良、口渴、妇女带下、尿频、遗精、脚气病、糖尿病人群及老年人食用。

2. 气滞便结者应慎食豇豆。

🍅 搭配相宜

豇豆+玉米	补脾益胃，安五脏
豇豆+冬瓜	补肾除湿，利水消肿

🍅 注意事项

《本草纲目》："与诸疾无禁，但水肿忌补肾，不宜多食耳。"

🍅 选购事宜

1. 新鲜嫩豇豆颜色深绿，以粗细匀称、色泽新鲜、籽粒不鼓、质地坚实有弹性，没有病虫害的为优；如豆荚发黄、籽粒饱满、有空洞感，即已变老。

2. 豇豆的品种不同，长短各异，常见的菜用豇豆多为长型品种，以选购45厘米左右的为宜，粗细中等，顶有绿色萼片者更为新鲜。

3. 购买干燥豇豆籽粒以选择籽粒均匀、干燥饱满、无破损、无虫蛀、无霉变者为宜。

🍅 食用建议

1. 嫩豇豆荤素皆宜，可炒或做汤；成熟的豇豆种子更适合炖煮，可与主粮一起煮粥，与猪骨等炖煮，或单独煮熟食用，也可制作馅料。

2. 嫩豇豆经过沸水漂烫、晾干制成的干豇豆，具有滋阴补血、养脾健胃的功效，而且风味独特。

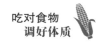
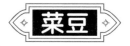

菜豆又名四季豆、芸豆，我国大部分地区有种植，是夏、秋季节的常见蔬菜，以嫩荚或豆粒供食用。菜豆嫩荚含蛋白质6%，且含有丰富的维生素C，还是难得的高钾、高镁、低钠蔬菜。干豆粒中59.6%是淀粉，蛋白质含量22.5%，高于鸡肉，钙含量更是鸡肉的7倍多，且含有抗肿瘤成分，对肿瘤患者有特殊意义。菜豆有硬荚和软荚两种类型，硬荚菜豆豆荚内皮皮革质发达，嫩荚纤维较多，适合剥去豆粒食用；软荚菜豆嫩荚肉质肥厚，纤维较少，更适合带荚食用。

性味	味甘、淡，性微温
归经	入脾、胃经
功能主治	调和脏腑，安养精神，益气健脾，消暑化湿，利水消肿

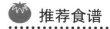 推荐食谱

芸豆饭

原料：芸豆籽50克、大米30克。

做法：①芸豆籽淘洗干净，浸泡1小时，入锅加入适量清水，焖煮至芸豆开花。②大米淘洗入锅，与芸豆同煮至大米七成熟，捞起豆饭，上屉蒸熟即可。

养生功效：健脾化湿、调和脏腑，适宜糖尿病患者食用。

适用范围

一般人群均可食用。

1. 尤其适宜脾虚湿盛引起的妇女带下过多、皮肤瘙痒、急性肠炎、消

化不良，及暑热所致的口渴欲饮、恶心烦躁、食欲不振者食用。

2.气滞腹胀者不宜食用。

搭配相宜

菜豆＋猪心	益气补血，清热利尿

注意事项

菜豆种子中含有血细胞凝集素，不能生吃，必须煮熟后食用，否则易导致中毒。

选购事宜

1.挑选嫩菜豆荚以豆荚翠绿、饱满，无斑点，肉嫩质脆，折断少纤维，豆粒呈青白色或红棕色，有光泽，鲜嫩清香者为佳。

2.挑选成熟豆籽粒以饱满均匀、无破损、无虫蛀、无霉变者为佳。

食用建议

1.菜豆的嫩豆荚、成熟籽粒均有多种做法，荤素皆宜，可炒、可汤，成熟豆粒宜煮熟后再烹炒。

2.嫩豆荚烹煮前应将豆筋摘除，否则既影响口感，又不易消化。

3.经霜的菜豆含有大量的皂苷和血细胞凝集素，必须煮熟食用。

胡萝卜

胡萝卜原产于西亚，12世纪传入我国，现在全国各地普遍种植，以山

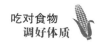

东、河南、浙江、云南等省产量最多，秋冬季节采收上市，总产量居根菜类第二位。胡萝卜肉质细密，质地脆嫩，有特殊的甜味，《本草纲目》记载其"安五脏，令人健食，有益无损"，有"小人参"之称。胡萝卜肉质根富含糖类、胡萝卜素及钾、钙、磷等营养成分，其中胡萝卜素的含量是番茄的5~7倍，胡萝卜素可转化为维生素A，能有效预防夜盲症及呼吸道疾病。胡萝卜有红、黄、白、紫等数种，我国以红、黄两种居多，且胡萝卜根的颜色越红，胡萝卜素含量越高。

性味	味甘，性平
归经	入肺、脾经
功能主治	健脾消食，润肠通便，行气化滞，补肝明目

推荐食谱

羊肉胡萝卜汤

原料：胡萝卜250克、羊肉250克、山药100克、蜜枣5枚，生姜、盐、食用油各适量。

做法：①胡萝卜、羊肉、山药洗净切块；②食用油倒入锅中烧热，放入生姜爆香，加入适量开水，放入胡萝卜、羊肉、山药、蜜枣同煮，文火煲煮约2小时，加食盐调味即可。

养生功效：补虚弱、益气血，尤其适宜气血不足、头晕眼花、视物昏花者食用。

适用范围

一般人群均可食用。

尤其适宜癌症、中风、高血压、夜盲症、干眼症患者及营养不良、食欲不振、皮肤粗糙人群食用。

🍅 搭配相宜

胡萝卜+蜜枣	健脾生津，解毒润肺
胡萝卜+羊肉	温补脾胃，益肾助阳

🍅 注意事项

喝酒时食用胡萝卜有损肝脏。

🍅 选购事宜

1. 市场上的胡萝卜常见有红、黄两种，红色者个头比黄色者细小，但胡萝卜素含量更高，味更甜，肉质也较脆，品质比黄色的好。紫色胡萝卜含有较多的番茄红素，营养丰富，品质也较好。

2. 一般来说，挑选外表光滑、没有伤痕、色泽鲜嫩、匀称直溜、水分多者为佳。同种胡萝卜以中等偏小、心细者为佳。

🍅 食用建议

1. 胡萝卜有炒、烧、拌等不同吃法，也可做配料。

2. 胡萝卜不宜生吃，凉拌时宜加入香油，使其中的维生素A等脂溶性营养成分充分析出，更利于人体吸收利用。

3. 胡萝卜中含有维生素C分解酶，因此不宜与富含维生素C的蔬菜（如白萝卜、花菜、番茄、辣椒等）或水果（如柑橘、柠檬、草莓等）一起食用。

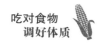
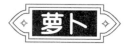

我国是萝卜的故乡，早在《诗经》中已有萝卜的记载，可谓历史悠久。萝卜品种极多，按外皮颜色有白、红、青等多种，以白萝卜最为常见，有代表性的优良品种如东北绿星大红萝卜、天津青萝卜等。按季节可分为春萝卜、秋萝卜和四季萝卜等，因此四季均有供应。还可按形状分为长形、球形、圆锥形等。萝卜营养丰富，富含维生素C和多种微量元素，即可生吃又可烹制，具有很好的食用、医疗价值，民间甚至有"冬吃萝卜夏吃姜，不要医生开药方"之说。

性味	味辛、甘，性凉
归经	入肺、胃、大肠经
功能主治	清热生津，下气宽中，消食化滞，开胃健脾，顺气化痰，凉血止血

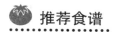 **推荐食谱**

糖渍萝卜

原料：萝卜250克、白糖100克。

做法：萝卜洗净，切成大小适合的条状，加入白糖混匀，浸渍一夜即成，食萝卜饮汁。

养生功效：化痰止咳、润肺利咽，适用于咳嗽痰稠、肺胃有热者。

 适用范围

一般人群均可食用。

1. 尤其适宜肺热咳嗽、吐痰黏稠、咽干口渴、头屑多、头皮痒者食用。

2. 脾胃虚寒、消化不良、胃及十二指肠溃疡、慢性胃炎、单纯性甲状腺肿、先兆流产、子宫脱垂、体质较弱者不宜食用。

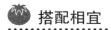 搭配相宜

萝卜+羊肉	消食顺气，助阳补精
萝卜+酸梅	消食化滞，顺气生津

注意事项

萝卜不宜与人参、西洋参同食。

选购事宜

1. 按用途挑选萝卜：生用萝卜味甜，肉质致密、脆嫩多汁；熟用萝卜含糖低，味淡薄，肉多为白色，肉质细，水分少，生食发硬，腌制不脆；腌制用萝卜肉质坚实、致密硬脆，含水分少，腌制后质脆嫩，具有香味。

2. 无论购买哪种萝卜，都以新鲜坚挺、表面光滑、色泽光亮、无黑色斑点、无裂口、无根毛和歧根、无糠心、无黑心、无抽苔、手感沉实为佳；同种萝卜以中等偏小为宜，大者更易糠心，品质稍差。

3. 初春、深秋和冬季上市的萝卜味较甜、肉质脆嫩、水分较多，品质好；夏季和初秋上市的萝卜味较辣、纤维素含量多、水分少，品质较差。

食用建议

1. 萝卜根据品质用途不同，可有生吃、凉拌、烹炒、做汤、炖煮等不同吃法，也可作配料和点缀；还可以制成泡菜、酱萝卜、萝卜干。

2. 长萝卜不同部位营养成分稍有差异，口味也不同，适宜分段食用：

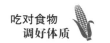
顶部含维生素C最多，味较甜，宜爆炒和煮汤；中间段含糖量较高，可切丝凉拌；尾部含淀粉酶和芥子油，味辛辣，更适宜腌拌。

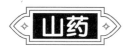

　　山药又叫怀山药，原名薯蓣，我国南北均有种植，主产于河南、山西、江西等省区，冬季茎叶枯萎后采挖，鲜者多作蔬菜食用，制干后多药用。山药营养丰富，含有18种氨基酸、10种微量元素、多种维生素、矿物质、淀粉酶、多酚氧化酶、黏蛋白等成分，其中淀粉酶、多酚氧化酶可帮助消化吸收，黏蛋白能有效阻止血脂沉积，对预防心血疾病有积极作用。我国所产山药主要有普通山药和田薯两大类，普通山药块茎较小，田薯块茎较为粗大；现在已有多个地方的山药申请了国家地理标志保护，其中以河南焦作的"铁棍山药"最为著名，具有久煮不烂、味道鲜美的品质，素有"怀参"之称。

性味	味甘，性平
归经	入肺、脾、肾经
功能主治	健脾补肺，补肾益精，聪耳明目，助五脏，强筋骨，安神志，延年益寿

推荐食谱

山药红枣粥

　　原料：山药60克、粳米60克、红枣（去核）5枚、白糖适量。

　　做法：山药洗净、去皮切丁，粳米淘洗干净，二者与红枣一同入锅，加入适量清水，中火煮至粥成，白糖调味即可。

　　养生功效：健脾益胃、养血益精，适宜脾胃虚弱、食欲不振、遗精泄泻、营血虚亏者食用。

适用范围

一般人群均可食用。

1. 适宜脾胃虚弱、倦怠无力、食欲不振、久泄久痢、肺气虚燥、痰喘咳嗽、肾气亏耗、腰膝酸软、下肢痿弱、消渴尿频、遗精早泄、带下白浊、肥胖等病症患者食用。

2. 山药有收涩的作用，故大便燥结者不宜食用。

搭配相宜

山药+莲子	健脾补肾，抗衰益寿
山药+羊肉	补血养颜，益肾强身

注意事项

有实邪者忌食山药。

选购事宜

1. 好的山药外皮无损伤，没有异常斑点，购买同一品种的山药时，相同大小的以选择偏重的为好，且须毛越多越好；观察其横切面，肉质呈雪白色、有黏液的较新鲜，若呈铁锈色不宜购买；冷冻过的山药用手紧握10分钟会有出汗现象，温度变化不大，断面黏液化成水状，肉色发红，有硬心，质量差。

2. 区别普通山药与怀山药：普通山药的特点是粗、表皮无"锈斑"、水分多、易折断、皮薄易掉、手感滑腻、质轻、切面易氧化、煮时易烂；

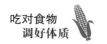

怀山药质重、滑腻、水分较少、味美、煮不烂、药效高，一般为上细下粗、略长且圆的柱状。

3. 区别普通怀山药与铁棍山药：铁棍山药是怀山药中的"极品"，与普通怀山药相比，铁棍山药粗细均匀，直径1厘米至2厘米，毛须略多，表皮颜色微深，可见特有的暗红色"锈斑"，粉性足，质腻，折断后横截面呈白色或略显牙黄色，久煮不烂，液汁较浓，味道鲜美，口感面而甜，有淡淡的药味。

4. 区别垆土铁棍山药与沙土铁棍山药：垆土铁棍山药因地质坚硬所以长得弯弯扭扭，长相难看但属铁棍山药中的极品，其口感好，营养价值高；沙土铁棍山药因种植在沙土地里，长得比较均匀直挺，但品质稍次。

🍅 食用建议

1. 山药质地细腻，味道香甜，是煮汤、煲粥的好材料。

2. 鲜山药与干山药效用稍有差别，鲜山药多用于虚劳咳嗽及消渴病，干山药多用于脾胃虚弱、肾精亏虚，炒熟后补脾胃的效果更好。

3. 山药中的黏蛋白不仅滑腻而且容易引起过敏，洗、切山药时在水中滴入几滴醋即可解决这个问题。切开的山药放入盐水中可有效防止变黑。

番薯

番薯又叫地瓜、苕，我国各地均有种植，秋、冬季节采挖，常见有白、黄、红心3种。番薯的主要成分是淀粉，还含有维生素、矿物质、粗纤维，及少量蛋白质和脂肪。番薯为偏碱性食物，可抑制皮下脂肪的增长与堆积，且其热量仅为馒头的一半，加之其较强的通便作用，非常有利于减肥。《随息居饮食谱》记载"煮食补脾胃，益气力，御风寒，益颜色"，可见也是健脾益胃、养生保健的佳品。

性味	味甘，性平
归经	入脾、肾经
功能主治	补脾胃，益气力，宽肠胃，通便秘，生津止渴（生）

推荐食谱

山药番薯糖水

原料：番薯250克、山药250克、红枣5枚（去核）、冰糖适量。

做法：①番薯、山药去皮洗净，切丁。②番薯、山药、红枣、冰糖一起入锅，加入适量清水，中火煮开之后再煲煮30分钟即可。

养生功效：健脾益胃、滋肾益精，尤其适宜大病初愈者及老年人食用。

适用范围

一般人群均可食用。

1.适宜脾胃虚弱、倦怠无力、食欲不振、大便干结、肥胖者食用。

2.一次不宜食用过多，以免发生烧心、吐酸水、肚胀排气等不适。

3.胃溃疡、胃酸过多、糖尿病患者不宜食用。

搭配相宜

红薯缺少蛋白质和脂质，因此要搭配蔬菜、水果及蛋白质食物一起吃，才不会营养失衡。

注意事项

《纲目拾遗》："中满者不宜多食，能壅气。"

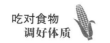
《随息居饮食谱》："凡时疫疟痢肿胀等证皆忌之。"

🍅 选购事宜

1. 挑选番薯以外表干净光滑、颜色均匀、坚硬发亮、形状好的为好，发芽、破损、有斑点或腐烂、有霉味、表面凹凸不平的不宜购买。

2. 红薯一般可见黄瓤红薯和白瓤红薯两种，黄瓤红薯较细长，皮呈淡粉色，煮熟后瓤呈红黄色，味甜可口；白瓤红薯较粗胖，表皮颜色呈深红色或紫红色，煮熟后瓤呈白色，味道甜而面；白皮白心的番薯味淡，质脆多汁，生食较好。

🍅 食用建议

1. 番薯可以炸、煎、烤、蒸、煮，也可以生吃。

2. 各种番薯中，白心者味稍淡，但质脆多汁，生食较好；黄心或红心者味较甜，但质紧实，汁略少，以熟食为好。

3. 番薯切块用盐水泡1小时再煮或烤，可减少食后反酸、腹部胀气和排气等不适感。

🍅 附篇

番薯叶

番薯叶即番薯秧蔓的茎尖，因食用口感较差，过去多弃置不用，近年来因其诱人的保健功能而日益受到世人的青睐，香港人誉称其为"蔬菜皇后"，因其是中国长寿之乡广西巴马县常食蔬菜之一，也被称作"长寿菜"。番薯叶含有丰富的胡萝卜素、维生素C、钙、磷、铁及多种必需氨基酸，而草酸含量又很少，是人体所需矿物质良好的供给源。番薯叶还含有丰富的黄酮类化合物，能清除体内自由基，具有抗氧化、延缓衰老、抗炎防癌等多种保健作用。中医认为番薯叶性平味甘，功效与番薯相似。

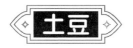

土豆即马铃薯，我国各地均有种植，夏、秋季采收，储存方便，全年均有供应，是我国五大主食之一，因其营养齐全，而且易为人体消化吸收，在欧美享有"第二面包"之称。土豆的皮色有红色、黄色、白色或紫色，肉有白色或黄色等，肉质淀粉含量较多，口感脆质或粉质，营养成分非常全面，结构也较合理，只是蛋白质、钙和维生素A的含量稍低，还含有禾谷类食物所没有的胡萝卜素和抗坏血酸，其中抗坏血酸、B族维生素及各种矿物质含量均超过苹果，是难得的"十全十美的食物"。

性味	味甘，性平
归经	入脾、胃、大肠经
功能主治	健脾和胃，，宽肠通便，解毒消炎，益气强身，活血消肿

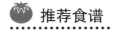 推荐食谱

土豆炖牛肉

原料：牛肉250克、土豆250克、胡萝卜100克，料酒、葱、姜、花椒、八角、盐、食用油各适量。

做法：①牛肉洗净切块，焯水；土豆、胡萝卜洗净切块。②食用油倒入锅中烧热，放入牛肉翻炒，去掉表面水分，加入姜、葱等调料稍炒，加入清汤适量，先用大火煮开，撇去浮沫，转用小火煮至牛肉八成熟。③放入土豆、胡萝卜继续煲煮，至土豆入味酥烂、胡萝卜熟透，加盐调味即可。

养生功效：补脾胃、强筋骨，适合春天食用，体弱乏力、筋骨酸软、气虚自汗者均宜食用。

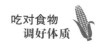

适用范围

一般人群均可食用。

1. 适宜脾胃气虚、营养不良、胃及十二指肠溃疡、坏血病、习惯性便秘及高血压、高血脂患者食用。

2. 糖尿病患者忌食。

搭配相宜

土豆+牛肉	健脾胃，强筋骨

注意事项

土豆芽处聚集有大量的龙葵素，可引起中毒，所以发芽的土豆不可食用。

选购事宜

1. 购买土豆应尽量挑选个大、形状均匀，表皮无斑点、无伤痕、无皱纹、芽眼较浅的；已经发芽或变绿的土豆不宜购买食用。

2. 黄皮土豆外皮黯黄，肉质呈淡黄色，淀粉含量高，品质较好；一些红皮或黄皮土豆肉质淡白，淀粉含量少，水分多，味较甜，品质稍差。

3. 起皮的土豆又面又甜，适合蒸着或炖着吃；表皮光滑的土豆比较紧实、脆，适合炒土豆丝。

食用建议

1. 土豆可作主食、蔬菜食用，适用于炒、炖、烧、炸、烤等烹调方法；也可以做辅助食品如薯条、薯片等，或用来制作淀粉、粉丝等。

2. 切开的土豆容易变黑，属正常现象，不会对人体造成危害，可将土豆块放入水中，再滴入几滴醋，即可使土豆保持白色。

3. 土豆不宜生吃，须高温烹调熟透后食用。芽眼部位含有较多龙葵素，食用时宜去掉芽眼。发芽或表皮变绿的土豆不宜食用。

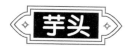

芋头又称芋芳，国内主产于南方及华北一带高温湿润地区，秋季采挖，常见有红芋、白芋、九头芋、槟榔芋等品种，形状大小不等，小者如鸡蛋，大者可达10余斤，如广东美食大型香芋芳。芋头富含蛋白质、胡萝卜素、烟酸、维生素C、B族维生素、多种矿物质和微量元素等成分，营养价值近似于土豆，不含龙葵素，口感细软，绵甜香糯，易于消化而不会引起中毒，是一种很好的碱性食物。芋头还含有较多的氟和黏蛋白，它们分别具有保护牙齿和提高机体免疫力的作用。

性味	味甘、辛，性平，有小毒
归经	入大肠、胃经
功能主治	益胃宽肠，调中补虚，消瘰散结，解毒止痛

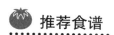

推荐食谱

鲜鱼芋芳羹

原料：芋头250克、鲫鱼500克，姜、葱、胡椒、猪油、盐各适量。

做法：①鲫鱼宰杀去鳞，剖洗干净；芋头去皮洗净，切块。②猪油放入锅中炼化烧热，放入姜、葱煸香，加入适量清水，放入芋头、鲫鱼，中火煲煮至熟，撒入胡椒粉、盐调味即可。

养生功效：调中补虚、益气力，适用于脾胃虚弱，虚劳乏力者。

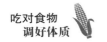

适用范围

一般人群均可食用。

1. 特别适合身体虚弱者食用，淋巴结肿大、瘰疬、良性肿瘤、乳腺增生、习惯性便秘者宜食。

2. 对于有痰、过敏性体质（荨麻疹、湿疹、哮喘、过敏性鼻炎）、小儿食滞、胃纳欠佳、糖尿病以及食滞胃痛、肠胃湿热者忌食。

搭配相宜

芋头+鲫鱼	调中补虚，增益气力
芋头+粳米	散结宽肠，健脾强肾

注意事项

陶弘景："生则有毒，蒾不可食。"

《本草衍义》："多食滞气困脾。"

选购事宜

1. 购买芋头时应挑选个头端正，表皮无破损、斑点、干枯、收缩、硬化及有霉变腐烂的。新鲜芋头根须少而粘有湿泥、带有点湿气，手感较硬。

2. 一般来说，芋头的个头越大品质越好，价格也越贵；同样大小的芋头较轻的淀粉含量更多，吃起来比较粉，口感好，较重的含水量多，品质较差；

3. 优质芋头切开根须部会流出乳白色浓稠黏液，且很快干结成白色粉粒；在芋头根部附近如果有很多沙眼，即凹下去带土的小洞，芋头就较粉，品质较好；如果外皮较光滑则不是很粉，品质稍差。

4. 切开销售的芋头，横切面上紫红色的纹络越多越密，说明芋头越粉，品质越好；反之，空白处越多，则肉质越差。

🍅 食用建议

1. 芋头食用方法很多，煮、蒸、烤、炒、烩、炸均可。最常见的做法是把芋头煮熟或蒸熟后蘸糖吃。也可与玉米、大米煮粥食用，宽肠胃，令人不饥。

2. 一次不宜食用过多，否则会导致腹胀。生芋头有小毒，食用时必须熟透。生芋汁易引起局部皮肤过敏，剥洗时最好戴上手套，若有沾染，可用姜汁擦拭以解之。

3. 巧去芋头皮：将带皮的芋头装进小口袋里，用手抓住袋口，将袋子在水泥地上摔几下，再把芋头倒出，便可以发现芋头皮全脱下了。

🍅 附篇

香芋

香芋又叫地栗子，块根呈球状，形似小马铃薯，表皮黄褐色，肉白色，味道既非山芋、芋艿，又非马铃薯，似板栗，甘而芳香，食后余味不尽，故名香芋。香芋属于薯蓣科植物，而普通芋头属于天南星科植物。香芋肉质有紫红斑纹，纤维少，淀粉含量高，口感面而香，味美可口，非普通芋头所能比，如与鸡肉、猪肉一起炖、烧，味香而不腻，酥而不烂。因香芋营养丰富，色、香、味俱佳，曾被认为是蔬菜之王。

◆ 莲藕 ◆

莲藕即藕，2000多年前的《诗经》中已有详细介绍，可谓历史悠久。

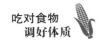
莲藕生于水泽、池塘、湖沼或水田内，我国主产于长江三角洲、珠江三角洲、洞庭湖、太湖地区，多在冬、春季节采挖。莲藕富含淀粉、蛋白质、维生素B、维生素C、脂肪、碳水化合物及钙、磷、铁等多种矿物质，肉质肥嫩，白净滚圆，口感甜脆，既可食用，又可药用，生食能凉血散瘀，熟食能补心益肾、滋阴养血，是一种适合冬令进补的保健食品。

性味	生：味甘，性寒；熟：味甘，性温
归经	入心、脾、胃经
功能主治	生：清热生津，凉血散瘀，开胃止泻；熟：健脾益胃，养血安神，生肌止泻

🍅 推荐食谱

煨藕汤

原料：莲藕300克。

做法：莲藕洗净切块，放入锅中，加入适量清水，小火煨炖至烂熟，饮汤食藕。

养生功效：补益脾胃、调养阴血，适用于脾胃虚弱，或阴虚血少及诸失血证。

莲藕排骨汤

原料：猪排骨250克、莲藕250克、枸杞子5克，生姜、葱、料酒、盐各适量。

做法：①猪排骨洗净，砍成段；莲藕洗净切块。②猪排骨、莲藕、姜片一同入锅，加入适量清水，先用大火煮沸，撇尽浮沫，再加入料酒、枸杞子、葱，改用小火煲煮至骨酥肉烂，加盐调味即可。

养生功效：补血养颜、滋阴润燥，贫血、心慌失眠者宜食。

适用范围

一般人群均可食用。

1. 老幼妇孺、体弱多病者尤宜。特别适宜高热、出血性疾病、高血压、肝病、食欲不振、缺铁性贫血、营养不良患者食用。

2. 脾胃虚弱及患肺结核的人，可常食煮熟的藕。妇女产后一般需忌食生冷，但藕可以不忌，因为它能消瘀。

搭配相宜

莲藕+草鱼	清热除烦，镇咳祛痰，降压补肾
莲藕+粳米	健脾开胃，和中止泻

注意事项

莲藕性偏凉，产妇不宜过早食用，产后1~2周后再吃为宜。

选购事宜

1. 红花藕外皮褐黄色，体形又短又粗，生藕味道苦涩，适宜炖熟食用；白花藕则外皮光滑，呈银白色，体形长而细，生藕吃起来清甜，适宜生吃或清炒。

2. 挑选红莲藕以藕身肥大饱满，外皮光滑呈黄褐色，孔大，肉质脆嫩，水分多而甜，带有清香的为佳；而且藕身应无伤、不烂、不变色、无锈斑、不干缩、不断节，藕身外附有一层薄泥保护；藕节粗短、间距长，表示成熟度高，口感佳；颜色较白的莲藕不建议购买。

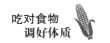

 食用建议

1. 莲藕可生食，烹食，捣汁饮，或晒干磨粉煮粥。

2. 《随息居饮食谱》："藕以肥白纯甘者良，生食宜鲜嫩，煮食宜壮老，用砂锅桑柴缓火爆极烂，入炼白蜜收干食之，最补心脾；若阴虚、肝旺、内热、血少及诸失血证，但日熬浓藕汤饮之，久久自愈，不服他药可也。"

3. 煮藕时忌用铁器，以免引起食物发黑。

 附篇

莲子

莲子又称莲米、莲肉，秋、冬季果实成熟时，割取莲蓬，取出果实，或取坠入水中，沉于泥内的果实，除去果壳，鲜用或晒干用。或剥去莲子的外皮和心，特称为莲肉，以湖南、江西赣州、福建建宁产者最佳。莲子含有多种药效成分，具有很高的药用及保健价值，关于其功用，古代医家多有论述，据《本草纲目》记载，莲子有补中养神、益气力、除百疾、交心肾、厚肠胃、固精气、强筋骨、补虚损、利耳目、除寒湿、止脾泄久痢，久服轻身延年等功效，并称"莲之味甘气温而性啬，禀清芳之气，得稼穑之味，乃脾之果也"。莲子是常见的滋补佳品，有很好的滋补作用，与银耳、冰糖煮成银耳莲子羹，或与粳米煮粥食用，均可起到健脾益气、清心安神的良效。

竹笋

竹笋又名玉兰片，是竹子初生、嫩肥的芽或鞭。我国有竹两百多种，大部分竹子的笋均可供食用，主要分布于长江流域及南方各地，一年四季均有上市，但以冬笋品质最佳，春笋次之。竹笋含有丰富的蛋白质、脂肪、糖类、胡萝卜素、多种维生素和矿物质，其中胡萝卜素和多种维生素的含量比大白菜高一倍还多，而且其蛋白质的氨基酸组成比较优越，利于人体吸收利用，自古被当作"菜中珍品"。

性味	诸竹笋：味甘，性微寒，无毒 苦竹笋：味苦、甘，性寒
归经	入胃、肺经
功能主治	清热化痰，解渴除烦，解毒透疹，利尿通便，宽肠利膈，益气力，解酒毒

🍅 推荐食谱

凉拌鲜笋

原料：鲜嫩竹笋100克，生姜、香油、醋、盐各适量。

做法：竹笋剥洗干净，煮熟切片，用生姜（切成细粒）、香油、醋、盐拌匀即可。

养生功效：清热化痰、下气止咳，宜于热痰咳嗽、胸膈不利者食用。

🍅 适用范围

一般人群均可食用。

1. 尤其适宜内有痰热者，及肥胖、冠心病、高血压、动脉粥样硬化和习惯性便秘患者食用。

2. 胃及十二指肠溃疡、胃出血、肾炎、肝硬化、肠炎、尿路结石、低钙、骨质疏松、佝偻病患者忌食；脾胃虚弱、老人、儿童、妇女产后不宜多吃。

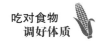

🍅 搭配相宜

竹笋+猪腰	补肾壮腰，清热利尿
竹笋+鸡肉	清热益气，养血益精

🍅 注意事项

《食疗本草》："诸竹笋多食皆动气发冷症，惟苦竹笋主逆气，不发疾。"

《日用本草》："笋同羊肝食，令人目盲。"

🍅 选购事宜

1. 生长于不同土壤中的笋，品质各不相同：黄泥笋味鲜肉细，质量最佳；黑泥笋优于沙泥笋，但比黄泥笋差些；沙泥笋纤维粗，味也比较淡。

2. 一般来说，挑选竹笋以笋壳完整饱满、色泽光洁、根部"痣"红、肉厚质嫩、呈乳白色或淡黄色、节间短、无霉烂、无病虫害者为佳。

3. 春笋挑选粗短、紫皮带茸、肉为白色、形如鞭子的为好；毛笋选个大粗壮、皮黄灰色、肉为黄白色、单个重量在1千克以上的为好；冬笋时要挑选两头小中间大，形如枣核的为好，不要过大，也不要过小，过大偏老，过小没有嚼头，口感不好。

🍅 食用建议

1. 竹笋一年四季皆有，以春笋、冬笋味道最佳，可用于凉拌、煎炒、熬汤等，烹调前应先用开水焯过，以去除笋中的草酸。

2. 竹笋既可以鲜食，也可以加工成笋干或罐头。鲜笋存放时不要剥壳，否则会失去清香味。

3. 切竹笋时近尖部宜顺切，下部宜横切，这样不仅易熟，而且更易入味。

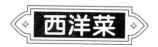

西洋菜即豆瓣菜，原产欧洲，19世纪引入中国，以广东、广西栽培较多，近年来北方地区从欧洲引进大叶优质品种，利用旱地种植或无土栽培，已较大面积开发利用。西洋菜食用部分为鲜嫩茎叶，营养组成比较全面，含有丰富的维生素和矿物质，而且含有相当多的超氧化物歧化酶（SOD），其气味辛香，秋天常吃，对呼吸系统十分有益，有"天然清燥救肺汤"的美誉。

性味	味甘、微苦，性寒
归经	入肺、膀胱经
功能主治	清燥润肺，化痰止咳，利尿

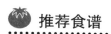 推荐食谱

西洋菜排骨汤

原料：猪排骨250克、西洋菜500克、胡萝卜200克、蜜枣3枚、盐适量。

做法：①猪排骨洗净，砍成块，焯水；胡萝卜洗净切块；西洋菜洗净；②排骨入锅，加入适量清水，大火煮沸，撇去浮沫，加入胡萝卜、蜜枣，转用小火煲煮30分钟，至排骨熟透，加入西洋菜，煲至菜色变至稍暗，加盐调味即可。

养生功效：清燥润肺、化痰清热，尤其适宜口干咽痛、烦躁胸闷者饮用。

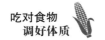

适用范围

一般人群均可食用。

1. 适宜痰热咳嗽、口干咽痛、燥邪干咳、小便不利、痛经者食用；可作为避孕、通经及流产的辅助食物。

2. 肺气虚寒、大便溏泄及孕妇不宜食用。

搭配相宜

西洋菜+牛肉	开胃暖胃，健脾化痰
西洋菜+红枣	清燥润肺，化痰止咳

注意事项

孕妇或计划怀孕者应忌食。

选购事宜

1. 购买西洋菜以挑选色泽青绿光泽，干净，无烂叶、黄叶、异物者为好。

2. 选购时先拗根部，易断的比较嫩，茎粗的较老。若来煲汤，宜购买茎粗的西洋菜，方便摘洗，而且煲汤后方便捞起；若是清炒或火锅，购买鲜嫩者为佳。

食用建议

1. 西洋菜的吃法很多，可用于沙拉、火锅、清炒、煲汤，北方美食店还拿来做饺子馅，而广东及海外华人最喜欢的是其特殊的鲜香味道。

2. 西洋菜十分鲜嫩，不宜烹得过烂，既影响口感，又造成营养损失。

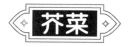

芥菜是我国的特产蔬菜之一，栽培历史悠久，多分布于长江以南各省，类型和品种很多，有芥子菜、叶用芥菜、茎用芥菜、薹用芥菜、芽用芥菜、根用芥菜等。平时所说的芥菜一般指叶用芥菜，而叶用芥菜又有大叶芥菜、小叶芥菜、包心芥菜等，广东地区以大叶芥菜、小叶芥菜最常见。芥菜含有丰富的维生素A、B族维生素、维生素C和维生素D，因含有硫代葡萄糖苷，水解后产生挥发性的异硫氰酸化合物、硫氰酸化合物及其衍生物，而具有特殊的风味和辛辣味，食用后有提神醒脑、解除疲劳、抗感染和预防疾病的作用。

性味	性温，味辛
归经	入肺、胃经
功能主治	宣肺豁痰，温中利气，解毒消肿，开胃消食，明目利膈

品种类型

叶用芥菜 叶用芥菜有很多亚种，有大叶芥菜、小叶芥菜之分，国内各地普遍栽培，因地区气候各异，上市时间稍有差异。叶用芥菜的食用部分主要为嫩叶，用盐腌晒干后制成的霉干菜，是浙江宁波、绍兴一带的特产，种子可榨油或制芥辣粉，为芥子酱的主要原料。

茎用芥菜 茎用芥菜又叫娃娃菜，其茎基部膨大，叶子着生的基部突起，形成瘤状的肉质茎。以四川栽培的茎用芥菜数量最多，品质最好，优良品种有草腰子、三层楼等，主要供腌制榨菜使用，鲜食较少。

薹用芥菜 薹用芥菜又叫芥蓝，有很多亚种，主产于长江以南地区，食用部分为花薹和嫩叶，品质脆嫩，不硬不韧，清甜味鲜，炒食最佳。广东人炒芥蓝习惯放少量豉油、糖，起锅前加入少量料酒调味。

127

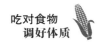
　　根用芥菜　根用芥菜又叫大头菜，其肉质根肥大，有圆锥形和圆筒形两种，主要用于腌制酱菜和盐菜，鲜食较少。

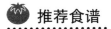 **推荐食谱**

　　芥菜豆腐羹

　　原料：芥菜150克、豆腐200克，淀粉、香油、高汤、胡椒粉、盐各适量。

　　做法：①芥菜切除老叶及粗梗，洗净，放入开水中余烫后捞出，冷水冲凉后切碎；豆腐切成丁。②高汤倒入锅中烧开，加入盐、淀粉勾芡成羹状，放入豆腐丁煮开，然后放入芥菜再度煮开，盛出，淋上香油、撒胡椒粉即可。

　　养生功效：宣肺利气、开胃消食，尤宜于风寒咳嗽、食欲不振者。

　　适用范围

　　一般人群均可食用。

　　1. 尤宜于寒痰内盛、咳嗽多白黏痰、胸膈满闷、食欲不振、消化不良、习惯性秘及老年人食用。

　　2. 高血压、血管硬化的病人忌食腌制芥菜；内热偏盛、痰热咳嗽、疮疡、痔疮、便血者不宜食用。

　　搭配相宜

芥菜+豆腐	宣肺利气，开胃消食
芥菜+排骨	开胃健脾，益气力，强筋骨

🍅 注意事项

孙思邈："同兔肉食，成恶邪病；同鲫鱼食，发水肿。"

《本草纲目》："久食则积温成热，辛散太甚，耗人真元，肝木受病，昏人眼目，发人痔疮。"

🍅 选购事宜

1. 叶用芥菜要选择叶片鲜绿光泽、完整，无枯黄、虫蚀、腐烂及开花现象者为佳；若是包心芥菜，需注意叶柄没有软化现象，叶柄越肥厚越好。

2. 挑选薹用芥菜应以长短、大小适中，近端鲜嫩、纤维无或少者为好；茎用芥菜以表皮无破损，根部纤维少者为好；根用芥菜即大头菜，以个头较大，肉质硬而无或少纤维，无黑心、糠心者为好。

🍅 食用建议

1. 芥菜主要用作配菜炒食，或煮汤。

2. 叶用芥菜连茎腌制成菜干，用于炖汤，风味独特；茎用芥菜可制成榨菜，而根用芥菜常连茎叶一起腌制存罐发酵，且经反复曝晒，制成盐菜，盐菜可荤可素，风味佳。

空心菜

空心菜又名蕹菜，原产我国热带地区，现长江以南地区普遍种植，产于春末至秋末，以绿叶和嫩茎供食用，是夏秋季节主要绿叶菜之一。空心菜茎中空，含有丰富的矿物质、维生素、胡萝卜素，其中钙含量是西红柿的12倍，丰富的矿物质成分使空心菜偏于碱性，属于碱性食物，食后可

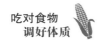
降低胃肠道的酸度，对预防肠道内的菌群失调有一定好处。空心菜中丰富的粗纤维成分由纤维素、半纤维素、木质素、胶浆及果胶等组成，具有促进肠蠕动、通便解毒的作用。空心菜因"节节生芽，一本可成一畦"的特性，被称作"南方之奇蔬"。

性味	味甘，性寒
归经	入大肠、小肠、膀胱经
功能主治	清热利湿，凉血止血，润肠通便，利尿解毒

常见品种

泰国空心菜 由泰国引进，叶片呈竹叶形，呈青绿色，梗为绿色，茎中空粗壮，向上倾斜生长，嫩枝质脆、味浓，品质优良。

白梗蕹菜 茎粗大，黄白色，节疏，叶片长卵形，绿色，分枝较少，嫩枝质脆，品质好。

吉安蕹菜 江西地方品种，植株半直立，茎叶茂盛，叶大，心脏形，深绿色，叶面平滑，全缘，茎绿色，中空有节，嫩枝品质佳。

青梗子蕹菜 湖南地方品种，植株半直立，茎浅绿色，叶戟形，绿色，叶面平滑，全缘，叶柄浅绿色，嫩枝品质好。

青叶白壳 广州农家品种，植株生长健旺，分枝较多，茎粗大，青白色，微有槽纹，节细且较密，叶片长卵形，上端尖长，基部盾形，深绿色，叶脉明显，叶柄长，青白色，嫩枝品质柔软而薄，品质好。

丝蕹 又名细叶蕹菜，植株矮小，叶片较细，呈短披针形，叶色深绿，茎细小，厚而硬，节密，紫红色，叶柄长，嫩枝质脆味浓，品质甚佳。

推荐食谱

蕹菜车前汤

原料：空心菜120克、鲜车前草60克。

做法：空心菜、车前草洗净，放入锅中，加入5碗清水，中火煮至2碗即可，食菜喝汤。

养生功效：清热除湿、解毒利尿，适用于热淋、小便黄赤不利或血淋者食用。

适用范围

一般人群均可食用。

1. 尤其适宜于血热所致的鼻衄、咳血、吐血、便血、痔疮出血、尿血者，以及热淋、小便不利、妇女湿热带下、疮肿、湿疹、毒蛇咬伤、糖尿病、高胆固醇、高脂血症患者食用；

2. 空心菜性寒滑利，故体质虚弱、脾胃虚寒、大便溏泄者不宜多食。

搭配相宜

空心菜+白萝卜	清热利湿、降气止咳
空心菜+鸡蛋	滋阴养心、润肠通便

注意事项

女子月经来潮期间及血压偏低之人忌食。

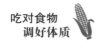
选购事宜

1. 选购空心菜时，以色绿鲜嫩、茎条均匀、长短适中、无枯黄叶、无病斑、无须根者为优；失水萎蔫、软烂、长出根不宜购买。

2. 购买时要闻一闻是否有异味，防止有农药残留。

食用建议

1. 空心菜生熟皆宜，荤素俱佳，宜旺火快炒，避免营养流失。

2. 空心菜遇热容易变黄，烹调时要充分热锅，旺火快炒，不等叶片变软即可熄火盛出。

3. 空心菜配鸡蛋、鸭蛋、鱼类，或豆腐、百叶之类豆制品，均可做出美味佳肴。

菠菜

菠菜原产波斯，唐朝时传入我国，现南北各地均有种植，有适宜春、夏、秋、冬四季播种的不同品种，因此四季均有上市。菠菜茎叶柔软滑嫩、味美色鲜，含有丰富的维生素C、胡萝卜素、蛋白质，以及铁、钙、磷等矿物质，也是维生素B_6、叶酸、铁和钾的极佳来源，但菠菜中含有较多草酸，食用过多会影响人体对钙的吸收。

性味	味甘，性凉
归经	入肝、大肠、胃经
功能主治	通血脉，利五脏，下气调中，止渴润燥，滋阴平肝

🍅 推荐食谱

菠菜猪血汤

原料：菠菜250克、熟猪血250克，姜、葱、猪油、料酒、高汤、胡椒、盐各适量。

做法：①菠菜洗净切段，猪血切块。②猪油放入锅中炼化烧热，加入姜、葱煸香，加入猪血稍炒，烹入料酒，煸炒至干，倒入高汤，撒入胡椒和盐，加入菠菜煮沸即可。

养生功效：养血止血、敛阴润燥，尤宜于血虚肠燥，贫血及出血者食用。

🍅 适用范围

一般人群均可食用。

1. 尤其适宜高血压、便秘、贫血、坏血病、皮肤粗糙、过敏、糖尿病，以及老人、儿童、体弱者食用。

2. 脾虚便溏、肾炎、肾结石患者不宜多食。

🍅 搭配相宜

菠菜+羊肝	补血养阴，滋肝明目
菠菜+猪血	养血止血，敛阴润燥

🍅 注意事项

《食性本草》："微毒，多食令人脚弱，发腰痛，动冷气；……不与鳝鱼同食，发霍乱。"

《医林纂要》："多食发疮。"

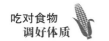

选购事宜

1. 挑选菠菜以菜梗红短、叶子浓绿有弹性、保留菜根且根红色者为佳；优质菠菜叶子较厚且伸张好，叶面要宽而无坏斑，叶柄短，茎叶不老，无抽苔开花，不带黄烂叶。

2. 如果外围菜叶有变色，要予以剔除；叶子出现局部黯黄、变色等现象的不宜购买。

食用建议

1. 菠菜可以炒、拌、做汤或配料，如"姜汁菠菜"、"芝麻菠菜"、"海米菠菜"等。

2. 生菠菜中含有较多草酸，不宜直接与含钙丰富的食物（如豆类、豆制品、木耳、虾米、海带、紫菜等）同时煮食，可用开水漂烫一下，即可除去80%的草酸，然后再混合食用，可避免草酸与钙离子结合形成不易吸收的固体物草酸钙。

3. 食用菠菜后可再吃一些碱性食品（如海带、蔬菜、水果等），以促进草酸钙溶解排出，防止在体内形成结石。

韭菜

韭菜又名起阳草，我国各种均有种植，以东北产者品质较佳。韭菜的食用部分主要为嫩叶和花茎，少部分地区也食用根、花和嫩籽。根据用途可将韭菜分为叶用、花用和花叶兼用3种，国内以花叶兼用者占多数。韭菜含有维生素C、维生素B_1、维生素B_2、尼克酸、胡萝卜素、碳水化合物及矿物质等营养成分，营养丰富，其纤维素含量高于大葱和芹菜，能有效促进肠道蠕动、并能减少胆固醇的吸收，可起到很好的防病保健作用。韭菜因含有苷类、硫化物等药用成分而具有辛辣味。中医认为韭菜性味辛温，具有补肾壮阳的功效，因此被现代人称为蔬菜中的"伟哥"。俗话说："一月葱，二月韭"，农历二月初春时节的韭菜品质最佳，晚秋的次之，夏季的最差，故有"春食则香，夏食则臭"之说。

性味	味辛，性温
归经	入肝、胃、肾经
功能主治	补肾助阳，温中行气，散瘀解毒，安五脏，暖腰膝

🍅 常见品种

细叶韭菜　农家品种，叶片细长呈淡绿色，较薄，上部弯垂，品质柔软，纤维较多，香味浓，产量较低。

大叶韭菜　大叶韭菜属杂交品种，有多个亚种，普遍具有高抗病、抗老化、生长快、产量高等特点；其中四季青翠韭菜叶片扁平宽肥厚，最宽处可达1厘米，叶长约40厘米，呈深绿色，叶质纤维细而少、鲜嫩翠绿、清香辛辣、味浓，品质一级；黄韭一号韭菜叶宽肥厚，味鲜脆嫩，纤维素极少，柔嫩质优，生长快，产量高，抗病、抗倒伏能力强，是当今韭黄生产的最理想品种。

阔叶韭菜　又称台湾韭菜花，叶片宽厚而柔，深绿色，茎青白色，花茎绿色、较粗，基部近方形，以采收花茎为主，质地柔软，纤维少、味较淡，广州地区以采收韭花为主。

🍅 推荐食谱

韭菜炒蛋

原料：韭菜150克、鸡蛋3枚，花生油、生粉、香油、清水、胡椒粉各适量。

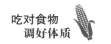
做法：①韭菜洗净切小段，生粉用水拌匀制成生粉水，将香油、胡椒粉、韭菜、生粉水一起拌匀；将鸡蛋敲打在大碗内，搅散均匀。②花生油倒入锅中烧热，倒入蛋液、韭菜，翻炒至凝固成块，锅铲切碎即可。

养生功效：补肾助阳、温中开胃、益精，尤其适宜阳痿早泄、精液淡薄、腰膝冷者食用。

🍅 适用范围

一般人群均能食用。

1. 尤其适宜阴虚盗汗、遗尿、尿频、阳痿早泄、阳强不倒、便秘，女子痛经、带下、产后乳汁不足及寒性体质等人群食用。

2. 阴虚火旺、胃虚有热、溃疡病、眼疾、疮毒肿痛者忌食。

🍅 搭配相宜

韭菜+虾仁	补肾壮阳，养血益精
韭菜+豆腐	补肾助阳，温中益气

🍅 注意事项

孟诜："热病后十日食之，即发困；……不可与蜜及牛肉同食。"

《本草经疏》："胃气虚而有热者勿服。"

《本草求真》："火盛阴虚，用之为最忌。"

《随息居饮食谱》："疟疾，疮家，痧、痘后均忌。"

🍅 选购事宜

1. 韭菜四季都有，但每个季节的口感却不相同，春香、夏辣、秋苦、冬甜，以农历二月的韭菜最嫩，此时的韭菜口感好、香气浓，最宜食用。

2. 韭菜有宽、细叶之分，宽叶韭菜叶色淡绿，纤维少，香味清淡；细叶韭菜叶片修长，叶色深绿，纤维多，香味浓；韭黄则叶淡黄，软嫩但不如韭菜清香。

3. 挑选韭菜以叶片挺直肥厚，叶色鲜嫩、翠绿有光泽，不带烂叶、折叶、黄叶、干尖，无斑点，割口整齐的为好；韭黄以叶片无枯萎、腐烂、无绿色的为好。如果是挑选韭薹，则以根部易折断，纤维含量少，无开花，品质鲜嫩者为好。

🍅 食用建议

1. 韭菜可以炒、拌，做配料、做馅等。

2. 隔夜的熟韭菜不宜食用。

3. 若误食金属、玻璃球等不能消化的物体，可一次煮食大量韭菜，韭菜中大量的不可消化的粗纤维能包裹物体使之从大便排出。

4. 鲜韭汁辛辣刺激呛口，难以下咽，需要时可用牛奶冲兑，加入白糖调味，即可轻松喝下。

◆ 苋菜 ◆

苋菜原本是一种野菜，近年来才被摆上餐桌，食用部分为嫩苗和嫩茎叶。古书记载：苋有白苋、赤苋、紫苋、五色苋、马苋、人苋 6 种，而现在常见的供食用的有红苋、绿苋、彩苋 3 种。苋菜富含多种维生素和矿物质，其铁、钙的含量均高于菠菜，而且不含草酸，易于被人体吸收利用，对增强体质、促进儿童生长发育、加快骨折愈合有很好的食疗价值。苋菜我国各地均有种植，无霜期分期播种，可陆续采收，自然生长条件下，以 5、6 月的苋菜品质最佳。

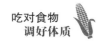

性味	味甘，性凉
归经	入肺、大肠经
功能主治	清热解毒，利尿除湿，凉血止血，止痢，利九窍

常见品种

绿苋 叶片和叶柄为绿色或黄绿色，耐热性强，质地较硬，如上海白米苋、广州柳叶苋等。

红苋 叶片和叶柄为紫红色，耐热性中等，质地较软，如重庆大红袍、广州红苋菜等。

彩苋 叶片边缘为绿色，叶脉周围呈紫红色，耐热性较差，质地软，如上海尖叶红米苋、广州尖叶花红等。

推荐食谱

苋菜汤

原料：苋菜250克。

做法：①苋菜洗净。②锅中加入适量清水，大火烧开，放入苋菜，煮至七、八成熟即可，食菜喝汤，蘸辣椒水吃风味更佳。

养生功效：清热凉血、利湿解暑，尤其适宜夏月小便不利及燥热便秘者食用。

适用范围

一般人群均可食用。

1. 尤其适宜急慢性肠炎、痢疾、大便秘结、小便赤涩、临产孕妇，以及老人、幼儿、妇女、减肥者食用。

2.脾虚虚弱、肠鸣泄泻、大便稀溏、消化不良者不宜食用。

🍅 搭配相宜

苋菜＋猪肝	清热凉血，养肝明目
苋菜＋鸡蛋	滋阴润燥，清热解毒

🍅 注意事项

朱震亨："红苋入血分善走，故与马齿苋同服，能下胎；或煮食之，令人易产。"故孕妇忌食苋菜。

🍅 选购事宜

1.购买苋菜宜按用途挑选，红苋和彩苋食用口感较绿苋软糯，适合做汤或凉拌；绿苋口感较脆硬，适合烹炒。

2.一般来说，嫩苋菜叶子小，叶片薄、平，根须少，根茎能轻轻掐断；老苋菜叶子大，叶片厚、皱，根须多，根茎较难掐断。

3.五六月为苋菜的最佳消费时期，购买时手握苋菜，软的比较嫩，硬的比较老。

🍅 食用建议

1.苋菜有多种食用方法，可炒、炝、拌、做汤、火锅，但烹煮时间不宜过长。

2.苋菜含水量较多，炒食可以不用加水；苋菜加清水煮成素汤，是夏季消暑佳品。

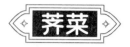

荠菜又叫鸡脚菜，生于林边、路旁、田间，因其口感粗糙，过去很少有栽培，多作野菜采食，而且历史悠久，在《诗经》中即有"谁谓荼苦，其甘如荠"的记载。如今荠菜已有广泛种植，主要有板叶荠菜和散叶荠菜两种，春夏秋冬四季均有上市。荠菜中含有丰富的维生素和矿物质，具有很高的营养价值，而且含有多种药效成分，其大量的粗纤维食用后可增强大肠蠕动，促进排泄，从而增进新陈代谢，因此还具有很高的药用价值。

性味	味甘，性平
归经	入肝、肺、脾经
功能主治	清热利尿，凉血止血，利肝和中，明目

栽培品种

板叶荠菜 又叫大叶荠菜，上海市地方品种，植株塌地生长，叶片浅绿色，宽而厚，叶长约10厘米，宽约2.5厘米，叶缘羽状浅裂，近于全缘，叶面平滑，稍具绒毛，遇低温后叶色转深。该品种抗寒和耐热力均较强，早熟，生长快，产量较高，外观商品性好，风味鲜美，缺点是香气不够浓郁，冬性弱，抽薹较早，不宜春播，一般用于秋季栽培。

散叶荠菜 又叫百脚荠菜、花叶荠菜、小叶荠菜等，植株塌地生长，叶片绿色、细长，叶缘羽状深裂，叶面平滑、绒毛多，遇低温后叶色转深，带紫色。该品种香气浓郁，味极鲜美，抗寒力中等，耐热力强，冬性强，适于春季栽培。

🍅 推荐食谱

荠菜鸡蛋汤

原料：荠菜150克、鸡蛋2枚，盐、食用油各适量。

做法：①荠菜拣去杂质，洗净；鸡蛋打入碗内，搅散混匀；②锅中倒入清水，大火烧开，倒入食用油，放入荠菜，煮沸，倒入鸡蛋稍煮片刻，加食盐调味即可。

养生功效：补血养心、清肝明目，尤其适宜肝虚有热、眩晕头痛或目昏眼干者食用。

🍅 适用范围

一般人群均可食用。

1. 尤其适宜痢疾、水肿、淋症、目赤肿痛、干眼病、夜盲症、胃溃疡、肠炎、高脂血症、高血压、冠心病、肥胖症、糖尿病、痔疮及诸血症患者食用。

2. 大便溏薄、腹痛泄泻者不宜食用。

🍅 搭配相宜

荠菜+豆腐	清热凉血，利肝降压
荠菜+鸡蛋	补血养心，清肝明目

🍅 注意事项

荠菜性味平和，诸无所忌；但荠菜子忌与面同食，"令人背闷"。

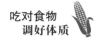
🍅 选购事宜

1. 11月、12月、1月、2月为荠菜的最佳消费期，选购注意区别板叶荠菜和散叶荠菜，板叶荠菜其叶色浓绿，叶片大而厚，味淡、口感较糯；散叶荠菜叶绿色、细长，香气浓郁，味极鲜美。选购时可根据自己的偏好挑选。

2. 最好选择单棵生长、不带花的荠菜，轧棵或带花的质量会较差；红叶的不要丢弃，因为红叶荠菜的香味更浓，风味更佳。

🍅 食用建议

1. 荠菜可炒食、凉拌、做馅、做汤，食用方法多样，风味特殊。

2. 荠菜不宜久烧久煮，不仅破坏营养，风味也会丧失；荠菜根部不应摘除，因其具有较高的食疗价值。

3. 荠菜不宜加蒜、姜、料酒等调料来调味，以免破坏荠菜本身的清香味。

莴笋

莴笋即莴苣，有叶用莴笋和茎用莴笋两种，通常说的莴笋为茎用莴笋，约七世纪初经西亚传入我国，现全国各地普遍种植，是春季及夏初季节的常用蔬菜。莴笋中碳水化合物的含量较低，而矿物质、维生素较丰富，其中钾含量是钠的27倍，对维持体内电解质平衡有重要作用，还含有较多的烟酸，糖尿病患者经常食用可改善糖代谢功能。莴笋色泽淡绿如同碧玉，肉质脆嫩爽口，味鲜美有香气，茎、叶均可食用，可荤可素，营养丰富。

性味	味甘、苦，性凉
归经	入肠、胃经
功能主治	利五脏，通经脉，开胸膈，明眼目，通乳汁，利小便

常见品种

尖叶莴笋　叶片披针形，先端尖，叶簇较小，节间较稀，叶面平滑或略有皱缩，色绿或紫，肉质茎棒状，下粗上细，品质一般，如柳叶莴笋、北京紫叶莴笋、陕西尖叶白笋等。

圆叶莴笋　叶片长倒卵形，顶部稍圆，叶面皱缩较多，叶簇较大，节间密，茎粗大，中下部较粗，两端渐细，品质好，如北京鲫瓜笋、成都挂丝红、济南白莴笋等。

推荐食谱

凉拌莴笋

原料：莴笋500克，葱头、花椒、醋、酱油、香油、花生油各适量。

做法：①莴笋洗净，切成细丝放在盘中。②花生油倒入锅中烧热，放花椒炸熟，出香即可，捞出；③将葱头切碎，与酱油、醋、香油调匀，淋在莴笋上即可。

养生功效：清利肠胃、利尿消肿，尤其适宜肥胖者食用。

适用范围

一般人群均可食用。

1. 尤其适宜心脏病、肾脏病、神经衰弱、高血压、小便不利、水肿、糖尿病、肥胖、失眠、妇女产后缺奶或乳汁不通，以及老人和儿童食用。

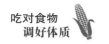

2. 脾胃虚寒、腹泻便溏、痛风、泌尿道结石、眼疾、女性经期或寒性痛经者不宜食用。

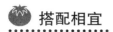 搭配相宜

莴笋+蒜苗	利五脏，通经脉，顺气降压
莴笋+香菇	利尿通便，辅助降脂降压

注意事项

《滇南本草》："常食目痛，素有目疾者切忌。"

《调鼎集》："莴苣，然必以淡为贵，咸则味恶矣。"

选购事宜

1. 莴笋有尖叶莴笋和圆叶莴笋两种常见类型，圆叶莴笋品质优于尖叶莴笋。尖叶莴笋肉质茎棒状，圆叶莴笋茎粗大，中下部较粗，两端渐细，可助鉴别。

2. 一般应以大小整齐、不弯曲、皮薄质脆、水分充足、笋条不蔫萎、不空心，表皮白绿色、无锈斑，不带黄叶、烂叶，不老、不抽苔，整修洁净，无泥土者品质最佳。

3. 食用莴笋的最佳时间是1月至4月，此时的莴笋最鲜嫩，太早或者太晚上市的莴笋普遍比较老，空心而且吃起来有渣滓感。

食用建议

1. 莴笋可用于烧、拌、炝、炒、做汤和配料等，菜式丰富，凉拌莴笋系粤菜，制作简单，口感良好。

2. 焯莴笋时要注意时间和温度，时间过长、温度过高会使莴笋绵软，失去清脆口感。

3. 莴笋怕咸，盐要少放才好吃；下锅前挤干水分，可以增加莴笋的脆嫩，但损失大量的水溶性维生素。

🍅 附篇

叶用莴笋　叶用莴笋有生菜和油麦菜两种类型。生菜因适宜生食而得名，质地脆嫩，口感鲜嫩清香，颇受都市人群喜爱。常见有两种：球形的包心生菜和叶片皱褶的奶油生菜（花叶生菜）。团叶生菜叶内卷成球状，又分为青叶、白叶、紫叶和红叶生菜，青叶生菜纤维素多，白叶生菜叶片薄，品质细，紫叶、红叶生菜色泽鲜艳，质地鲜嫩；花叶生菜叶长而薄，皱纹大，叶边有深刻锯齿，色绿，叶散不结球，粗纤维较多。油麦菜又叫莜麦菜，叶片较长呈长披针形，色泽淡绿、质地脆嫩，口感极为鲜嫩、清香、具有独特风味，含有大量维生素、矿物质、蛋白质、脂肪等营养成分，是生食蔬菜中的上品，有"凤尾"之称，其营养价值和生菜基本相同，略高于生菜。

🍅 推荐食谱

凉拌生菜

原料：生菜250克，辣椒粉、酱油、米醋、白糖、葱花、盐各适量。

做法：生菜洗净沥干，撕成小片，放在盘子里，加入辣椒粉、酱油、米醋、白糖、葱花、盐拌匀即可。

养生功效：清热爽神、清肝利胆，适宜夏季佐餐，肥胖者可多食。

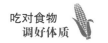

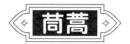

茼蒿又叫菊花菜，全国各地广泛种植，以嫩茎和叶供食用，有蒿之清气、菊之甘香，是古代宫廷佳肴之一，因此又叫做"皇帝菜"。茼蒿营养丰富，一般营养成分无所不备，尤其胡萝卜素的含量超过一般蔬菜，而且含有特殊香味的挥发油成分，有宽中理气、消食开胃、避秽化浊等作用。

性味	味辛、甘，性平
归经	入脾、胃经
功能主治	安心气，养脾胃，消痰饮，利肠胃

常见品种

大叶茼蒿 又称板叶茼蒿或圆叶茼蒿，叶宽大，缺刻少而浅，叶厚，嫩枝短而粗，纤维少，品质佳，成熟略迟，栽培比较普遍。

小叶茼蒿 又称花叶茼蒿或细叶茼蒿，叶狭小，缺刻多而深，叶薄，但香味浓，嫩枝细，品质较差，成熟稍早，栽培较少。此种类型，在北京已培育成嫩茎用品种——蒿子杆。

推荐食谱

凉拌茼蒿

原料：茼蒿250克，香油、盐、醋、蒜蓉各适量。

做法：茼蒿洗净，入沸水中焯过，装盘，加入香油、盐、醋、蒜蓉拌匀即成。

养生功效：辛香爽口、健脾胃、助消化，尤其适宜脾胃不和、食欲不振者食用。

🍅 适用范围

一般人群均可食用。

1.尤其适宜烦热头昏、肺热咳嗽、痰多黄稠、睡眠不安、高血压、大便干结、贫血、骨折以及脑力劳动者食用。

2.脾胃虚寒、大便溏薄之人不宜多食。

🍅 搭配相宜

茼蒿＋大蒜	开胃健脾，润肠通便
茼蒿＋冰糖	清热润肺，化痰止咳

🍅 注意事项

《嘉佑本草》："多食动风气，熏人心，令人气满。"

🍅 选购事宜

1.茼蒿的最佳消费时间是三四月和十一十二月，品种有小叶茼蒿和大叶茼蒿，小叶茼蒿叶片小，缺刻多，吃口粳性，但香味浓；而大叶茼蒿叶宽大，缺刻浅，纤维少，吃口软糯。

2.挑选茼蒿以色泽深绿色水嫩、茎短且粗细适中、无抽薹者为佳；叶子枯萎发黄、茎粗而中空、抽薹者不宜购买。

🍅 食用建议

1.茼蒿可拌、炝、炒、做汤等，有多种吃法，做汤或凉拌辛香爽口，利于胃肠功能不好的人食用。

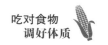
2. 茼蒿中的芳香精油遇热易挥发，烹调时应以旺火快炒；与肉类、蛋类同食可提高其维生素A的利用率。

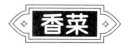

香菜又名芫荽、胡荽，是香气最浓郁的绿叶蔬菜。西汉时张骞出使西域时引入我国，现在全国各地均有种植，四季均有上市。自然生长的香菜以冬春季节最佳，因香味浓郁而特殊。在日常烹调中香菜常用作调味菜，以增加菜肴的香度。香菜营养丰富，含有蛋白质、维生素、矿物质、脂肪、胡萝卜素等多种营养物质，其中维生素C较一般蔬菜都高，一般人每天食用7~10克香菜就能满足人体对维生素C的需求。香菜所含胡萝卜素比西红柿、菜豆、黄瓜等高出10多倍。香菜因含有芫荽油而气味辛香，《本草纲目》说"胡荽辛温香窜，内通心脾，外达四肢"，有很好的开胃消食及促进人体血液循环作用。

性味	味辛，性温
归经	入肺、脾经
功能主治	发汗透疹，消食下气，醒脾和中

🍅 **推荐食谱**

香菜拌萝卜

原料：胭脂萝卜250克、香菜50克，生抽、陈醋、盐、香油、油辣椒、花椒粉各适量。

做法：①胭脂萝卜洗净切丝，放在盘子里，用少量盐腌制10分钟，倒出多余水分；香菜洗净切成短节。②香菜倒入萝卜丝盘中，加生抽、陈醋、盐、香油、油辣椒、花椒粉拌匀即可。

养生功效：消食化积、下气宽中，尤其适宜食积胀满、食欲不振者食用。

适用范围

一般人群均可食用。

1.尤其适宜外感风寒、脱肛、食欲不振者，小儿出麻疹者食用。

2.口臭、狐臭、脚气、严重龋齿、胃溃疡、生疮及麻疹已透或虽未透出而热毒壅滞者不宜食用。

3.香菜可促进精子活力，提高生育能力，与狗肉同服可激发性欲，提高性能力，对性冷淡、阳痿、精冷不育者有一定的食疗作用。

搭配相宜

香菜＋黄豆	辛温解表，健脾益胃
香菜＋羊肉	补肾壮阳，开胃益精

注意事项

香菜忌与安体舒通、氨苯蝶啶、氨氯吡咪、维生素K等药物同时服用。

《本草拾遗》："多食令人善忘，更发痼疾……"

《本草纲目》："凡服一切补药及药中有白术、牡丹者，不可食此。"

选购事宜

1.香菜有大叶品种和小叶品种，小叶品种香味更浓，适合作配菜食用，大叶品种味稍淡，可根据需要挑选。

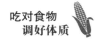
2. 一般来说，以挑选株型偏小、叶嫩整洁、叶色深绿色或浅绿色、无黄叶、烂叶者、质地脆嫩、香气浓郁者为佳。香菜一般会有4~7个小分叉，属正常现象；偏大、黄叶、烂叶、跟老者不宜购买。

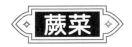 食用建议

1. 香菜辛香爽口、开胃，多作凉菜、面、汤的配菜，不仅美观还可增加香味，少数人用于火锅涮着吃。

2. 香菜的根清脆香甜，可以一起食用，不应丢弃。

3. 香菜可以去除鸡、鸭、鱼、羊肉等食物的腥味，与羊肉、狗肉一起食用还有很好的壮阳补虚作用。

蕨菜

蕨菜又名龙头菜、如意菜，是生长于林间山野的无任何污染的绿色野菜，被称为"山菜之王"，广泛分布于全国各地，但人工栽培较少，上市时间约在3月下旬至5月上旬之间，南方低纬度和低海拔地区稍早，而北方高纬度和高海拔地区会稍晚一些。蕨菜富含18种氨基酸、多种维生素、矿物质、微量元素和纤维素，烹制的菜肴色泽红润、质地软嫩、清香味浓，还具有下气通便、清肠排毒的作用。

性味	味甘，性寒
归经	入肝、胃、脾、大肠经
功能主治	清热利湿，健胃滑肠，降气化痰，驱风，通经络

推荐食谱

凉拌蕨菜

原料：蕨菜250克，蒜蓉、剁椒、葱花、生抽、醋、盐、香油各适量。

做法：①蕨菜洗净切段，入沸水中煮约1分钟，捞出后在冷开水中过一下，沥干装盘。②加入蒜蓉、剁椒、葱花、生抽、醋、盐、香油，与蕨菜拌匀即可食用。

养生功效：清热化痰、健胃利肠，尤其适宜内有痰热及大便干结者食用。

适用范围

一般人群均可食用。

1. 尤其适宜高热、筋骨疼痛、肠风热毒、小便不利、妇女湿热带下、大便秘结或习惯性便秘者食用。

2. 脾胃虚寒者忌食，常人也不宜多食。

搭配相宜

蕨菜+木耳	清热凉血，利肠道
蕨菜+猪肉	清热健胃，滋阴润肠

注意事项

《食疗本草》："多食令人发落、鼻塞、目暗；小儿不可食之，立行不得也；又，冷气人食之，多腹胀。"

孙思邈："久食成瘕。"

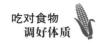
🍅 选购事宜

1. 食用鲜蕨菜的最佳时间是3月下旬至5月上旬，太早上市的蕨菜虽然嫩，但茎部较短，菜头小，而太晚上市的蕨菜虽然较长，但纤维多，品质差。蕨菜有甜蕨和苦蕨之分，苦蕨色泽偏黯，菜头卷曲向下，味较苦涩，食用时需浸漂去除苦涩味；甜蕨色泽较明，菜头卷曲向上，味淡清香，食用品质优于苦蕨。

2. 一般来说，购买新鲜蕨菜以挑选色泽新鲜，茎部鲜嫩、少纤维，无烂头、烂茎，无萎蔫者为佳。

3. 购买蕨菜干时需要注意是否有霉变、异味、虫蛀、受潮，以外形完好、风味保持完整者为佳。

4. 购买包装的速冻或腌制蕨菜时需要注意色泽、形态、滋味及微生物指标。以色泽鲜绿或略深，形态整齐、饱满，口感脆嫩，无异味，菌群符合卫生标准、无致病菌者为佳，真空包装者如有漏气，不宜购买。

🍅 食用建议

1. 蕨菜可鲜食，也可制成泡菜、酱菜或蕨菜干，有煮、烧、煨、炖、炒、拌等多种烹制方法，菜肴品种不胜枚举，明朝时人们习惯制成菜干食用，清朝则习惯选鲜嫩者用鸡汤煨熟而食。

2. 炒食蕨菜适合配以肉类、鸡蛋，与腊肉炒食风味更佳。

3. 鲜蕨菜食用前应经沸水烫后，浸入凉水中以除去表面的黏液质和异味，以免影响口感，苦蕨用凉水浸漂的时间宜适当延长。

◈ 芹菜

芹菜有水芹、旱芹之分，按来源地还可分为本芹（中国类型）和西芹（欧美类型），无论水芹、旱芹、西芹在国内都有广泛种植，四季均有上市，河北宣化、山东潍县、河南商丘都是芹菜的名产地。芹菜含有丰富的营养物质，其中钙、磷、铁的含量均高于其他叶类蔬菜，而且芹菜叶中的胡萝卜素和维生素C含量高于其茎部；芹菜中还含有芫荽苷、甘露醇、挥发油等香料物质，有类似于香菜的浓烈香味，既可生食又可熟食，还可作为调味香菜使用，与香菜并称"香料姐妹"。

性味	味甘、苦，性凉
归经	入肺、胃、肝经
功能主治	清热平肝，祛风利湿，除烦消肿，凉血止血，解毒宣肺，健胃清肠

品种类型

本芹　即中国芹菜的简称，根大，叶柄细长，纤维较粗，香味浓，可食部分较少。有津南实芹、津南冬芹、铁杆芹菜等多个品种，津南实芹生长势强，抽薹晚，分枝少，叶柄实心，品质好；津南冬芹株型高大，分枝极少，叶柄较粗，淡绿色，香味适口；铁杆芹菜株型高大，叶色深绿，有光泽，叶柄绿色，实心或半实心，香味浓，但纤维较多。

西芹　又称洋芹、美芹，是从欧洲引进的芹菜品种，根小，棵高，叶柄宽厚，实心，纤维少，质地脆嫩，香味较淡，可食部分多，可以分黄色种、绿色种和杂色种群3种.西芹与本芹的性味功效相同，都有降血压的作用，但本芹效力更佳。

水芹　水芹多生长在河沟、水田旁，与旱芹有相似的性味和功效，但药用仍以旱芹为佳，水芹具有与旱芹相似的辛香味，是广受欢迎的香味蔬菜之一，《吕氏春秋》说"菜之美者，有云梦之芹"，指的就是水芹。

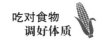

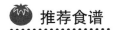 **推荐食谱**

芹菜拌干丝

原料：芹菜150克、豆腐干250克，葱白、生姜、花生油、盐各适量。

做法：①芹菜洗净切去根头，切段；豆腐干切细丝，葱切段，生姜拍松切碎。②花生油倒入锅中烧热，加入姜、葱煸香，撒入适量盐，炒翻，加入豆腐干再炒约3分钟，加入芹菜翻炒至熟即可。

养生功效：平肝益胃、除烦清肠，尤其适宜高血压、烦热便结者食用。

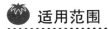 **适用范围**

一般人群均可食用。

1. 尤其适宜高血压、高脂血症、动脉粥样硬化、高血糖、缺铁性贫血、小便不利、尿痛、妇女经期或更年期人群食用；平素肝火偏旺，经常头痛头晕、面红耳赤之人可以多食。

2. 脾胃虚寒、大便溏薄、血压偏低、计划生育的男性不宜食用。

搭配相宜

芹菜+西红柿	清热除烦，益胃生津
芹菜+豆腐	平肝益胃，除烦清肠

注意事项

《食疗本草》："久食，除心烦热，令人身重懈惰，又令人多睡，只可一两顿而已。"

🍅 **选购事宜**

1. 购买芹菜需要分清品种，本芹叶较小呈淡绿色，矮小柔弱且香味淡，易软化，而西芹叶片较大，绿色且叶柄粗，高大而强健，不易软化，但香味较浓；市场上常见有青芹、黄心芹、白芹和美芹4种，青芹味浓偏老，黄心芹味浓较嫩，白芹味淡而不脆，美芹味淡却口感脆嫩，可以根据需要进行选择。

2. 一般来说，购买芹菜以梗长适中、短而粗壮、内侧微凹、肉质脆嫩，菜叶平直鲜绿、不枯黄、无锈斑者为佳；叶色浓绿的芹菜粗纤维较多，不宜购买。

3. 挑选水芹以叶色鲜绿、茎嫩少纤维、无黄叶烂叶者为佳。

🍅 **食用建议**

1. 芹菜可炒、拌、炝或做配料，做法多，营养丰富，滋味爽口。

2. 芹菜叶含有的胡萝卜素和维生素C比茎部多，食用时不宜去掉菜叶。

3. 炒西芹时先将西芹放入沸水焯烫后过凉，不仅可使菜色变得翠绿，还可缩短炒菜的时间。

4. 鲜芹菜捣汁，开水冲服，对高血压及肝火上攻引起的头胀痛有一定疗效。

生姜

生姜主产于我国中部、东南部和西南各省区，品种较多，其中莱芜生姜具有个大皮薄、色泽鲜艳、丝少肉细、色泽鲜艳、辣浓味美和耐贮藏等优良特性，品质最优。生姜可在八至十一月陆续采挖，有老、嫩之分，老姜辛辣味浓，主要用做调味。姜的营养成分和葱、蒜相似，含有蛋白质、

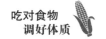
糖类、维生素等物质，并含有植物抗生素，杀菌作用不亚于葱和蒜，其中的挥发油成分"姜油酮"芳香辛辣，有温暖、兴奋、发汗、止呕等作用。因此生姜也被称为"呕家之圣药"，芳香可辟秽、解毒，"和之美者，有杨朴之姜"，辛温可助阳，自古医家素有"男子不可百日无姜"之说。

性味	味辛，性微温
归经	入脾、胃、肺经
功能主治	解表散寒，温中止呕，温肺止咳，解毒

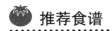 推荐食谱

生姜饴糖汤

原料：生姜60g、饴糖30g。

做法：生姜洗净切块，与饴糖一同放入锅中，加入适量清水，煎成浓汤，温服。

养生功效：温肺化痰、润肺补虚，适用于虚寒性咳嗽咳痰。

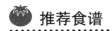 适用范围

一般人群均可食用。

1. 适宜胃寒疼痛、寒性呕吐、肠鸣腹痛、风寒感冒、妇女产后、寒性痛经、晕车晕船者食用。误食半夏、生野芋、魔芋、生南星等中毒、口舌发麻者可食用生姜解毒。

2. 凡阴虚内热、邪热亢盛，以及痈肿疮疖、肺炎、肺脓肿、肺结核、胃溃疡、胆囊炎、咽干口燥、肾盂肾炎、糖尿病、痔疮、暑热或风热感冒者不宜食用。

🍅 搭配相宜

生姜+蜂蜜	温中润燥，解毒养颜
生姜+豆豉	温中散寒，祛痰止咳

🍅 注意事项

《千金食治》："八九月多食姜，至春多患眼，损寿减筋力。"

《本草纲目》："久食姜，积热患目……凡病痔人多食兼酒，立发甚速；痈疮人多食，则生恶肉。"

🍅 选购事宜

1. 姜有老、嫩之分：嫩姜一般指新鲜带有嫩芽的姜，姜块柔嫩，水分多、纤维少，颜色偏白、表皮光滑，辛辣味淡薄，可以炒食；老姜外表呈土黄色，表皮比嫩姜粗糙，且有纹路，味道辛辣，多作调味菜使用。用于治疗风寒感冒以老姜为好，这就是为什么说"姜是老的辣"。

2. 挑选生姜以表面干净、暗黄干燥，肉质坚挺、不酥软，姜芽鲜嫩，不烂，无蔫萎，无受热、受冻现象，姜味浓、无异味者为佳。姜受热后会生白毛，皮变红，易烂；受冻则皮软，外皮脱落，手捏流姜汁。"硫磺姜"外观较水嫩，呈浅黄色，皮容易剥落。有异味或硫磺味的姜都不宜购买。

🍅 食用建议

1. 嫩姜可炒、拌、爆，而老姜多作调料或配料使用。生姜不仅可以去腥膻，还能增加菜肴的鲜味。

2. 鲜姜洗净即可切丝切片使用，不宜去皮。腐烂的生姜不宜食用，因

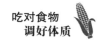

腐败物质易诱发肝癌、食管癌，"烂姜不烂味"的说法不正确，一次不宜食姜过多，以免上火；

3. 生姜是很好的食疗食材，生姜红糖水、白酒煮生姜都有很好的驱散风寒的作用，生姜还可以解半夏、南星毒，生姜切片做隔姜灸能散寒解表、温阳益气。

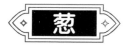

葱有大葱和小葱两个基本类型，是东方烹调中的重要调料之一，栽培遍及全国，四季均有供应。葱中不仅含有维生素、矿物质等营养成分，还含有特殊的具有刺激性气味的挥发油和辣素，既可祛除腥膻油腻厚味菜肴中的异味，还有较强的杀菌作用，可以刺激消化液的分泌，促进食欲，其中辣素能轻微刺激腺体，起到发汗、祛痰、利尿的作用。

性味	味辛，性平（茎、根）、温（叶）
归经	入肺、胃经
功能主治	发汗解表，通阳活血，驱虫解毒

🍅 常见品种

大葱 大葱植株高大，茎、叶较粗，品种多，品质佳，北方种植较多。有长葱白和短葱白之分，长葱白大葱葱白直挺而长，辣味浓厚，著名品种有辽宁盖平大葱、北京高脚白、陕西华县谷葱等；短葱白大葱葱白短粗而肥厚，著名品种有山东章邱鸡腿葱、河北对叶葱等。大葱辛香而稍带甜味，不仅可作调味品，也可单独做菜食用。

香葱 属小葱，植株小，叶细，葱白外层多为白色或淡黄色，质地柔嫩，味清香微辣，主要用于调味，南方各省广泛种植。

火葱 属小葱，株型与香葱相似，嫩葱易与香葱混淆，叶和茎均可食用，但味更呛；老葱叶枯萎，根茎部膨大，外层棕色，可供食用，南方种植较多。

🍅 推荐食谱

红枣葱白饮

原料：大葱葱白（连根须）3根、红枣10枚、白糖适量。

做法：①红枣洗净，放入锅中，加入适量清水，中火煎煮20分钟。②葱白洗净切段，放入锅中，改用小火继续煎煮10分钟即可，温服，可加入白糖调味。

养生功效：和胃安神、补益心气，适宜神经衰弱、病后体虚、食欲不振、失眠多梦者食用。

🍅 适用范围

一般人群均可食用。

1. 适宜伤风感冒、发热无汗、头痛鼻塞、咳嗽痰多者，腹部受寒而腹痛腹泻者，胃寒之食欲不振、胃口不开者，脑力劳动者，以及孕妇和头皮多屑而痒者食用。

2. 表虚多汗、自汗者，胃肠道疾病和狐臭人群不宜食用。

🍅 搭配相宜

葱＋海参	滋肺补肾，益精壮阳
葱＋猪蹄	补血通乳，利水消肿

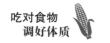

🍅 注意事项

《食疗本草》："葱宜冬月食；不可过多，损须发，发人虚气上冲，五脏闭绝，为其开骨节出汗之故也。"

《千金食治》："正月食生葱，令人面上起游风；生葱同蜜食，作下痢；烧葱同蜜食，壅气杀人。"

《本草纲目》："服地黄、常山人，忌食葱。"

🍅 选购事宜

1. 挑选大葱以新鲜青绿，无枯、焦、烂叶，茎叶粗壮匀称、硬实、无折断，葱白长，干净，无泥无水，无冻害、不腐烂者为佳。葱白较短，假茎上端松软、不充实者次之；葱株细小，有枯、焦、烂叶，根茎或假茎有腐烂，茎叶有折断或损伤者不宜购买。

2. 挑选小葱以叶色青绿，无枯尖和干枯萎霉烂的叶鞘，不湿水，葱株均匀，完整而不折断，扎成捆，干净无泥，不夹杂异物者为佳；葱叶萎蔫，叶鞘干枯，有枯黄叶、斑点叶及霉烂叶者不宜购买；老火葱则以葱茎完整饱满、不霉不烂者为佳。

🍅 食用建议

1. 大葱可作调料，放在炒菜、汤里调味，也可切丝拌食，如切丝与水豆豉、剁椒一起凉拌，风味更佳；北方人还有拿着整支大葱直接生吃的习惯；小葱一般只作调料使用，汤和拌菜用得最多。

2. 葱白性味辛温，用做葱豉汤、葱白饮、葱白粥，有发散风寒、理气和中的功效，对风寒感冒、食欲不振者有一定治疗作用。

蒜

蒜有大蒜、小蒜两种类型，小蒜蒜瓣少而小，原产我国，大蒜蒜瓣多而大，西汉时由张骞从西域引入中原，如今无论大蒜、小蒜均已遍及全国，而且衍生品种繁多。蒜以其鳞茎、蒜薹、蒜苗供食用，均含有维生素、矿物质、纤维素等营养成分，研究证实，蒜中含有100多种药用和保健成分，其中有含硫挥发物43种、硫化亚磺酸酯类13种、氨基酸9种、肽类8种、苷类12种、酶类11种，而且其中的独有成分蒜氨酸进入血液即变成大蒜素，具有很强的杀菌能力，能在瞬间杀死伤寒杆菌、痢疾杆菌、流感病毒等。蒜辛辣味浓，"一身殆无不可食，而与有腥气之肉类，共煮之，可以除腥气"，除蒜薹外，常用作配料和调味品使用。

性味	味辛、性温，有小毒
归经	入脾、胃、肺、大肠经
功能主治	温中下气，解毒杀虫，行滞消谷

小小区别

大蒜 通常是指植物大蒜的鳞茎，即蒜头，呈扁球形或短圆锥形，外面有灰白色或淡棕色膜质鳞皮，内有6~10个蒜瓣，轮生于花茎周围。茎基部盘状，生有多数须根，每一蒜瓣外包薄膜，剥去薄膜，即见白色、肥厚多汁的鳞片，有浓烈的蒜臭，味辛辣。大蒜的品种很多，大致可分为紫皮蒜和白皮蒜，紫皮蒜的蒜瓣少而大，辛辣味浓，白皮蒜有大瓣和小瓣两种，辛辣味较淡。

小蒜 通常是指植物小蒜的鳞茎，外形与大蒜相似而较小，与大蒜显著不同之处在于小蒜鳞茎细小如薤，仅有1个鳞球，不如大蒜由多数鳞瓣合成；其辛辣味较大蒜更强烈，性味功用与大蒜相同。

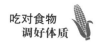
青蒜　即大蒜或小蒜的青绿色幼苗，以其柔嫩的蒜叶和叶鞘供食用，辛辣味较蒜轻，其性味功用与蒜相似，禁忌相同。

蒜薹　即蒜的花茎，又以大蒜薹最为常见，色绿叶美，耐贮藏，秋、冬、春三季都有供应，辛辣味轻，性味功用与蒜相似，禁忌相同。

推荐食谱

青蒜炒肉丝

原料：青蒜、猪肉各250克，酱油、料酒、淀粉、盐、白糖、食用油各适量。

做法：①猪肉洗净切片，加入酱油、料酒、淀粉拌匀；青蒜择洗干净，切成小段。②食用油倒入锅中烧热，放入猪肉煸炒，加适量盐、白糖和水炒至肉熟透，再加入青蒜煸炒至入味即可。

养生功效：温暖脾胃、滋阴润燥，尤其适宜体虚乏力、食欲不振、大便干结者食用。

大蒜红糖煮黑豆

原料：黑豆150克、大蒜50克、红糖30克。

做法：黑豆、大蒜洗净入锅，加入适量清水和红糖，文火煲煮至黑豆烂熟即可。

养生功效：健脾益胃、利水消肿，适宜肾虚型妊娠水肿患者食用。

适用范围

一般人群均可食用。

1. 尤其适宜肺结核、癌症、胃酸减少、高血压、动脉粥样硬化、铅中毒、痢疾、肠炎、伤寒、钩虫病、蛲虫病及抽烟喝酒的人食用。

2. 阴虚火旺出现面红咽干、午后低热、便秘、烦热等症状者忌食；有胃及十二指肠溃疡、慢性胃炎、目疾、口齿喉舌疾病者不宜食用。过食大蒜易引起动火、耗血，有碍视力。

🍅 搭配相宜

蒜+豆腐干	解毒益气，利脾胃
蒜+木耳	益气养胃，润肺凉血

🍅 注意事项

《本草经疏》："凡肺胃有热，肝肾有火，气虚血弱之人切勿沾唇。"

《本经逢原》："脚气、风病及时行病后忌食。"

《随息居饮食谱》："阴虚内热，胎产，痧痘，时病，疮疟血证，目疾，口齿喉舌诸患，咸忌之。"

🍅 选购事宜

1.市场上的蒜头以大蒜最常见，挑选大蒜以个大、包衣紧、蒜瓣大且均匀、味道浓厚、辛香可口、汁液黏稠、无腐坏、无霉变及发芽者为佳。

2.挑选青蒜以株棵粗壮、整齐、洁净不折断，叶色鲜绿柔嫩、叶尖不干枯，不黄不烂、毛根白色不枯，而且辣味较浓者为佳；但需区分大蒜苗和小蒜苗，大蒜苗较小蒜苗更粗壮，而小蒜苗味更浓烈。

3.挑选蒜薹以条长且新鲜、脆嫩，无粗老纤维，上部浓绿、基部嫩白，无发黄、虫蚀，不烂、不蔫，苔顶帽不开花者为佳。

🍅 食用建议

1.蒜头辛辣味浓烈，常用作配料和调味品使用，也可用盐、糖腌制食用，大蒜素遇热会分解，因此如想要起到杀菌的功效，宜生吃，不宜熟透

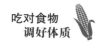
食用；生大蒜可捣汁外敷、切片灸穴位。

2. 大蒜可解腥、去除异味，做菜、烧鱼时加一些蒜能增加菜肴美味，生用蒜泥可使菜肴香辣味更浓。将芝麻油、酱油等与蒜泥拌匀做成蘸酱，可供吃凉粉、饺子时蘸用。

3. 青蒜烹煮时间过长会变得软烂，宜以大火略炒至香并均匀受热即出锅，这样才能保留住青蒜清爽的口感与风味。

4. 蒜薹主要用于炒食，也可用作配料，不宜烹制过烂，否则有损风味及食用价值。

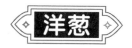

洋葱又名玉葱、球葱等，已有5000多年食用历史。根据《岭南杂记》记载，18世纪洋葱才经由澳门传至中国，现在我国各地均有种植，四季均有供应。洋葱中含有相当丰富的营养成分，在西方有"菜中皇后"的美誉，不仅富含18种氨基酸、钾、维生素C、叶酸、锌、硒及纤维质等营养素，更有两种特殊的营养物质——槲皮素和前列腺素A——具有扩张血管、降低血液黏度、减少外周血管阻力、预防血栓形成的作用。研究发现洋葱还含有天然抗癌物质"栎皮黄素9"，可以阻止体内生物化学机制出现变异，抑制癌细胞形成。

性味	味甘、微辛，性温
归经	入肝、脾、胃、肺经
功能主治	理气和胃，健脾润肠，温中散寒，消食化肉，提神健体，散瘀解毒

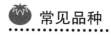 常见品种

红皮洋葱 葱头外表紫红色，鳞片肉质稍带红色，扁球形或圆球形，

直径8~10厘米，味浓，品质好，代表品种有上海红皮洋葱等。

黄皮洋葱　葱头黄铜色至淡黄色，鳞片肉质微黄而柔软，组织细密，辣味较浓，扁圆球形、圆球形或高圆形，直径6~8厘米，产量比红皮洋葱种低，但品质更优，可作脱水加工用，代表品种有连云港84-1、DK黄、莱选13等。

白皮洋葱　葱头白色，鳞片肉质白色，扁圆球形、高圆形或纺锤形，直径5~6厘米。品质优良，适于作脱水加工的原料或罐头食品的配料，代表品种有哈密白皮等。

推荐食谱

洋葱炒肉

原料：猪瘦肉250克、洋葱250克，剁椒、生抽、料酒、淀粉、食用油、盐各适量。

做法：①洋葱剥皮，用冷水泡一会，切成小块；猪瘦肉洗净，切成薄片，用剁椒、生抽、淀粉、料酒腌渍10分钟左右。②食用油倒入锅中烧热，倒入肉片，快速翻炒至完全变色，加入洋葱翻炒片刻，至洋葱炒出香味，加盐调味炒匀即可。

养生功效：健脾益胃、提神消食，尤其适宜食欲不振、营养不良及前列腺疾病患者食用。

适用范围

一般人群均可食用。

1. 尤其适宜高血压、高脂血症、动脉粥样硬化、糖尿病、癌症、急慢性肠炎、痢疾、消化不良、饮食减少及胃酸不足者食用。

2. 患有眼疾、胃病、肺炎及热病患者不宜食用。

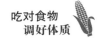

搭配相宜

洋葱+玉米	生津止渴，辅助降糖降脂
洋葱+鸡蛋	益胃生精，辅助降脂降压

注意事项

　　洋葱性味功用与葱相似，禁忌与葱相同，一次不宜食用过多，否则容易引起视觉模糊和发热。

选购事宜

　　1. 购买洋葱需分清品种，红皮洋葱含有更多蒜素和槲皮素，味道更辛辣，适宜炒食；白皮洋葱肉质柔嫩，汁多而辣味淡，适于生食；黄皮洋葱介于两者之间。

　　2. 一般来说，挑选洋葱以葱头肥大，外皮光泽、不烂，无机械伤和泥土，鲜葱头不带叶，经贮藏后不松软、不抽苔，鳞片紧密，含水量少，辛辣和甜味浓者为佳。

食用建议

　　1. 洋葱生、熟食均可，可做汤、配料、调料或拌菜，与肉类、蛋类或蔬菜搭配，不仅味道鲜美，而且营养价值也很高；还可用做干酪涂层、炸、炒、酿馅或和奶油一起烹饪。

　　2. 洋葱是西方的主要蔬菜之一，许多西式菜肴均用作调味品，如洋葱乳蛋饼、比萨饼、洋葱汤等。

　　3. 洋葱不宜加热过久，以有些微辣味为佳。

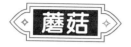

蘑菇一名比较通用，广义上是所有食用菌的通称。一般所说蘑菇指双孢蘑菇，又叫白蘑菇、洋蘑菇、蒙古蘑菇、肉菌、蘑菇菌，与平菇、草菇、和香菇一起并称为对人体有益的常用"四大食用菌"。蘑菇在我国大部分地区均有分布，有野生和人工种植品种，春、夏、秋季采收，可鲜用也可制干食用。蘑菇营养丰富，是典型的高蛋白、低脂肪食物，富含人体必需的氨基酸、矿物质、维生素和多糖等营养成分，而且肉质肥嫩，香味浓郁，味道鲜美，在过去是难得的山味。

性味	味甘，性平
归经	入大肠、胃、肺经
功能主治	补脾开胃，化痰理气，益气提神

简易鉴别

每逢雨季，山上的野生菌类就会繁荣起来，许多人，尤其是农村地区的人们都有上山采食野生菌的习惯，都市白领为了追求休闲，以及对山珍野味的向往也会蠢蠢欲动。但是野生菌有毒的很多，采食需要慎重，如果没有百分之百的把握，不建议食用，鉴别有毒菌种可参考以下几点：

第一，有毒蘑菇往往生长在阴暗、潮湿的肮脏地带，而可食用的无毒蘑菇多生长在清洁的草地、松树或栎树上。

第二，有毒蘑菇颜色鲜艳，有红、绿、墨黑、青紫等颜色，尤其是紫色的往往有剧毒，采摘后易变色。

第三，有毒蘑菇菌盖中央凸起，厚实板硬，形状怪异，菌杆上有菌轮，菌托杆细长或粗长、易折断，无毒的菌盖平滑，无菌轮，无菌托。

第四，有毒蘑菇的分泌物稠浓、呈赤褐色，且易变色，无毒的分泌物

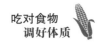
清亮如水、不变色。

第五，有毒蘑菇有辛辣、酸涩或恶腥等异味，无毒蘑菇有特殊香味。

第六，煮食野蘑菇时，在锅中放入几根灯心草、大蒜或大米，煮熟后灯心草变成青绿色或紫绿色表示有毒，变黄者无毒，大蒜或大米变色表示有毒，没变色则无毒。

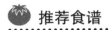 **推荐食谱**

鲜蘑益脾汤

原料：鲜蘑菇150克、猪瘦肉200克，食用油、盐各适量。

做法：①鲜蘑菇洗净，切成小块；猪瘦肉洗净，切片。②食用油倒入锅中烧热，放入猪瘦肉翻炒至变白断生，放入蘑菇翻炒3分钟，撒入适量盐，倒入开水焖煮至熟即可。

养生功效：补脾开胃、提神益气，适宜食欲不振、身体倦怠或产妇缺乳者食用。

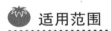 **适用范围**

一般人群均可食用。

1. 尤其适宜免疫力低下、高血压、高脂血症、糖尿病、癌症以及中老年人食用。

2. 便溏泄泻和对蘑菇敏感的人慎食。

搭配相宜

蘑菇+香菇	滋补提神，消食化痰
蘑菇+猪肉	补脾开胃，提神益气

168

注意事项

《随息居饮食谱》："多食发风，动气，诸病人皆忌之。"

《品汇精要》："初采得与米饭同炒，如饭黑者有毒。中蘑菇毒，以生绿豆和水研浓汁饮之遂解。"

选购事宜

1. 市场上的鲜蘑菇多为人工培养，一般品种较好，购买时挑选干净完整、无斑、无腐烂的即可，但需注意是否含有增白剂，使用增白剂的蘑菇菌盖湿滑而白，未使用增白剂的蘑菇菌盖较粗而干燥。失去清香味有异味的蘑菇不宜购买。

2. 购买干蘑菇时以挑选菌根小，菌伞完整，无荧光（不含增白剂），无杂质，无霉变，无异味，干爽无杂的为宜。

食用建议

1. 蘑菇可炒、熘、烩、炸、拌、做汤，也可酿、蒸、烧，还可作各种荤素菜肴的配料，是筵席上的高级食用菌菜。

2. 吃不完的蘑菇可炖煮成沙司酱，封存在玻璃瓶中慢慢食用。

3. 野生菌慎重食用，如食用蘑菇后发现身体不适，应及时就医，不可大意。

香菇

香菇又名香蕈、香信、香菌、冬菇，是世界第二大食用菌，也是我国特产之一，生长在立冬后至来年清明前，主产于浙江、福建、江西、安徽、贵州等省的山林地带。香菇营养丰富，富含B族维生素、铁、钾、维

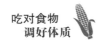
生素D原，每100克干香菇含蛋白质达13克，具有高蛋白、低脂肪、多糖、多种氨基酸和多种维生素的营养特点。香菇含有特殊的香味物质香菇精，香气沁脾，味道鲜美，素有"菇中之王"、"植物皇后"之誉，被民间称为"山珍"之一。

性味	味甘，性平
归经	入肝，胃经
功能主治	补肝肾，健脾胃，益气血，化痰理气，益智安神

品质等级

一般来说，香菇品质要求：体圆齐正，菌伞厚实，盖面平滑，质干不碎，手捏菌柄有坚硬感，放开后菌伞随即膨松如故，色泽黄褐。菌伞下面的褶裥要紧密细白，边缘内卷、肥厚，菌柄要短而粗壮，远闻有香气，无焦片、雨淋片、霉蛀和碎屑等。

香信 在20℃以上较高温度环境下生长而成，生长快，菌盖易开，菌柄较长，菌肉较薄，香味和口感均不如冬菇和花菇，以开伞少、破损少的为好。

冬菇 在较低温度环境下生长而成，生长较慢，但肉厚，菌柄较短，品质好；又有菇丁和厚菇之分，厚菇菌盖展开、紧绷无花纹，栗色并略有光泽，菌肉致密，口感筋滑，香味较浓，以大小4~6厘米，边缘内卷扁馒头状或铜锣状，皱褶小而少的为佳；菇丁菌盖难开，经济实惠，原则上以菌褶不外露的嫩菇为佳。

花菇 香菇中的上品，子实体长到2厘米以上时，遇干燥或霜冻天气等环境条件，菌盖表面会龟裂，形成花纹。花菇组织紧密，风味浓郁，口感滑嫩，是香菇中的极品，按菌伞大小又可分为特级、一级、二级、三级4个等级。

推荐食谱

香菇鸡肉粥

原料：鸡脯肉100克、鲜香菇50克、粳米100克，姜、葱、胡椒粉、盐各适量。

做法：①鸡脯肉、鲜香菇洗净切丝，姜、葱切末，粳米淘洗干净。②粳米入锅，加入适量清水，先大火烧开，后转小火煲煮30分钟，粥将成时加入鸡脯肉、鲜香菇，继续煮至肉熟粥成，撒入姜、葱、胡椒粉、盐调匀即可。

养生功效：健脾益胃、补血安神，适宜食欲不振、病后体虚及失眠者食用。

适用范围

一般人群均可食用。

1. 尤其适宜气虚头晕、贫血、白细胞减少、抵抗力低下、高脂血症、高血压、动脉粥样硬化、糖尿病、肥胖、癌症及癌症放化疗者、急慢性肝炎、脂肪肝、胆结石、肾炎以及年老体弱者食用。

2. 脾胃寒湿气滞或皮肤瘙痒者不宜食用。

搭配相宜

香菇＋豆腐	健脾养胃，益气和中
香菇＋薏米	健脾利水，化痰理气

注意事项

香菇忌与鹌鹑肉、鹌鹑蛋、河蟹同食。

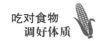
《随息居饮食谱》："痘瘀后，产后，病后忌之，性能动风故也。"

《本草求真》："香蕈，中寒与滞，食之不无滋害。"

🍅 选购事宜

1. 购买干香菇建议到规模较大的商场或超市，选择具有生产日期、保质期、质量等级、产品标准号等完整"身份信息"的产品，根据需要选择花菇、冬菇或香信，有霉蛀、受潮及异常气味的产品不宜购买。

2. 购买鲜香菇也要以菇形圆整，菌盖下卷，菌肉肥厚一致，菌褶白色整齐，干净干爽，菌柄短粗鲜嫩而稍硬，大小均匀，潮湿而不粘手，无霉变，颜色黄褐，气味清香者为佳。菌盖色深黏滑，菌褶有褐斑，过干，易碎，以及有异味的香菇不宜购买。菇形特别大的鲜香菇可能是经激素催肥长成，慎重选购。

🍅 食用建议

1. 无论干香菇还是鲜香菇，均可用于炒、炸、煮、做馅等，尤其是煲汤的好食材。

2. 泡发干香菇时，可在水中加入少量白糖，能缩短泡发时间。发好的香菇宜放冰箱冷藏，才不会造成营养流失。泡发香菇的水不要轻易倒掉，可用于煮汤，一样有香菇的营养和美味。

◆ 平菇 ◆

平菇菌盖展开呈贝壳状或扇状，形似耳朵，故又名侧耳，是日常食用菌中最普通的一种，人工栽培十分普遍。平菇含有丰富的营养物质，每百克干平菇含蛋白质超过20克，而且氨基酸种类齐全，具有人体必需的8种氨基酸，还含有丰富的矿物质和微量元素。平菇不仅嫩滑可口、味道鲜美，还具有追风散寒、舒筋活络的作用，可用于风寒痹阻、筋络不通所引起的病症。平菇品种多，其中深色品种肉厚鲜嫩、滑润味浓、组织紧密，品质佳。

性味	味甘，性温
归经	入肝、肾经
功能主治	追风散寒，舒筋活络，补肾壮阳

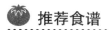 **推荐食谱**

平菇瘦肉汤

原料：平菇150克、猪瘦肉200克，姜、葱、食用油、盐、胡椒粉各适量。

做法：①平菇洗净切块，猪瘦肉洗净切片，姜切片，葱切段。②食用油倒入锅中烧热，放入姜片、葱段爆香，加入适量清水，烧开后放入瘦肉和平菇，煮熟后撒入胡椒粉、盐调味即可。

养生功效：开胃消食、祛风散寒，尤其适宜胃口不开、关节疼痛者食用。

适用范围

一般人群均可食用。

尤其适宜素体虚弱、更年期妇女、肝炎、消化系统疾病、软骨病、心血管疾病、尿道结石、腰腿疼痛、手足麻木及癌症患者食用。

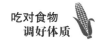
🍅 **搭配相宜**
....

平菇+韭黄	祛风散寒，补肾壮阳
平菇+鸡蛋	开胃益气，活血祛风

🍅 **注意事项**
....

对平菇过敏者忌食。

🍅 **选购事宜**
....

购买平菇宜挑选菇形整齐不坏，颜色正常，质地脆嫩而肥厚，气味纯正清香，无杂味、无病虫害，菌伞边缘向内卷曲的八成熟鲜平菇。表面湿滑或有枯坏，过熟、生霉的菇不宜购买。

🍅 **食用建议**
....

平菇有炒、烩、烧等做法，用于做汤，汤味鲜美。平菇口感好、营养高，不抢味，鲜品出水较多，易被炒老，须掌握好火候。

◈ 草菇 ◈

草菇起源于广东韶关的南华寺，300年前我国已开始人工栽培，目前已是世界上第三大栽培食用菌，我国草菇产量居世界之首，主要分布于华南地区。草菇营养丰富，每100克鲜草菇含207.7毫克维生素C、2.68毫克粗蛋白、2.24克脂肪，其蛋白质含18种氨基酸，且人体必需的氨基酸占40.47%~44.47%，还含有磷、钾、钙等多种矿质元素。草菇有肉质脆嫩、味道鲜美、香味浓郁等特点，素有"放一片，香一锅"之美誉。传说草菇问世不久，就被送进皇宫，用作御膳，慈禧太后对它是"十二分的喜欢"。

性味	味甘，性寒
归经	入脾、胃经
功能主治	补脾益气，滋阴补血，消食祛热

🍅 食谱推荐

草菇汤

原料：鲜草菇250克，食用油、盐、葱各适量。

做法：①草菇洗净切片，葱切细。②食用油倒入锅中烧热，放入草菇稍炒，撒入盐，加适量开水煮熟，撒入葱末即可。

养生功效：补脾胃、益气血，适宜气虚体弱、易患感冒，或创伤、疮疡患处久不愈合的人群食用。

🍅 适用范围

一般人群均可食用。

1. 尤其适宜脾胃虚弱、慢性胃炎、胃及十二指肠溃疡、体质虚弱、营养不良，神经衰弱、癌症、糖尿病、高血压、高脂血症、冠心病患者食用。

2. 夏季暑热、心烦者宜食。

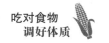

搭配相宜

草菇+竹笋	健脾开胃，清热益气
草菇+丝瓜	润燥利水，凉血解毒

注意事项

脾胃虚寒者不宜多食。

选购事宜

1. 草菇有鼠灰色和白色两种类型，又分甲、乙、丙、丁4级，等级越高，菇的菌蕾越大，肉质越紧实。优质草菇味浓香，表面光滑，鼠灰色品质较白色者好。

2. 一般来说，以挑选新鲜幼嫩、菇体完整、螺旋形、质硬、不开伞、不松身、无霉烂、无破裂、无机械伤、无异味、不带泥沙者为佳；病虫、死菇、发黏、萎缩、变质、异味者不宜购买。

食用建议

1. 草菇可炒、熘、烩、烧、酿、蒸等，也可做汤，或用作各种荤菜的配料；做汤或素炒味道鲜美、口感滑嫩。

2. 无论鲜品还是干品都不宜浸泡时间过长。

金针菇

金针菇学名毛柄金钱菌，又有毛柄小火菇、构菌、朴菇等别称，是秋冬与早春栽培的食用菌，我国人工栽培十分广泛，北起黑龙江，南至云南，东起江苏，西至新疆均适合金针菇的生长。金针菇富含B族维生素、维生素C、碳水化合物、矿物质、胡萝卜素、植物血凝素、氨基酸、多糖、牛磺酸、香菇嘌呤等成分，所含人体必需氨基酸种类齐全，其中赖氨酸和精氨酸含量尤其丰富，且含锌量比较高，对儿童的身高和智力发育有良好的促进作用，故又有"增智菇"之称。金针菇有白色和深色两种类型，深色种金针菇呈黄褐色或淡黄色，菌盖软滑，菌柄脆嫩，香味浓郁，适于生产鲜菇内销；而白色金针菇菇体洁白，香味较淡，适合于加工出口，内销不及深色种。

性味	味甘、咸，性寒
归经	入肝、胃经
功能主治	补肝胆，益肠胃，抗癌

推荐食谱

金针菇猪肝汤

原料：猪肝250克、金针菇150克、西红柿50克，淀粉、葱、盐、食用油各适量。

做法：①猪肝洗净，挤去血水，切片，用淀粉拌匀；金针菇洗净撕散；西红柿洗净，切片；葱切段。②食用油倒入锅中烧热，放入葱段爆香，加入适量开水，放入猪肝、金针菇、西红柿，煮至猪肝熟透，加盐调味即可。

养生功效：补肝利胆、益气明目，尤其适宜视力减退、视觉模糊者食用。

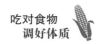

适用范围

一般人群均可食用。

1. 尤其适宜气血不足、营养不良、体质虚弱、老年人、儿童，以及癌症、肝胆疾病、胃肠道疾病、心脑血管疾病、肥胖症、糖尿病患者食用。

2. 关节炎、红斑狼疮、腹泻便溏患者慎食。

搭配宜忌

金针菇+鸡肉	补肝养血，益气养精
金针菇+豆腐	清热解毒，生津益气

注意事项

金针菇性寒，平素脾胃虚寒者不宜多吃。

选购事宜

1. 南方市场上的金针菇一般为深色种，呈淡黄色至黄褐色，而北方一般为白色金针菇，呈乌白色或乳白色。无论哪种，都应以颜色均匀、无杂色、无异味者为质佳。

2. 长约15厘米，菌顶呈半球形的，菌盖未开的金针菇比较鲜嫩，菌盖长开说明较老。另外，颜色特别均匀、鲜亮，没有原来的清香而有异味的，可能是经过熏、漂、染或用添加剂处理过的菇，不宜购买。

食用建议

1. 鲜金针菇放入沸水锅内氽一下捞起，凉拌、炒、炝、熘、烧、炖、煮、蒸、做汤均可，还可作为荤素菜的配料使用，做成鸡脯拌金针、金针炒鸡丝、金针菇豆苗竹笋汤等菜肴。

2.金针菇宜熟食，不宜生吃；变质的金针菇不要食用。

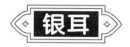

银耳又名白木耳，是我国特产之一，广泛分布于南方各省及内蒙古、甘肃等省区，其中四川通江县生产的银耳肉质厚而滑嫩、易炖化，清朝时期即被选为朝廷贡品，20世纪90年代通江县还被评为"中国银耳之乡"。银耳的营养成分相当丰富，含有蛋白质、脂肪、矿物质等成分，蛋白质组成中包括17种氨基酸，能为人体提供3/4的必需氨基酸。此外，银耳中还含有海藻糖、多缩戊糖、甘露糖醇等肝糖，既是名贵的营养滋补佳品，又是扶正强壮之良药，被历代皇家贵族看作是"延年益寿之品"、"长生不老良药"。

性味	味甘，性平
归经	入肺、胃、肾经
功能主治	生津润肺，滋阴养胃，益气安神，强心健脑，提神美容

推荐食谱

银耳莲子汤

原料：银耳100克、莲子50克、红枣6枚（去核）、枸杞子10克、冰糖适量。

做法：①银耳用开水泡开，去除根部硬结，撕碎。②银耳、红枣、枸杞子放入锅中，加入足够清水，大火烧开，转小火煲煮，煮的过程中不断搅锅，防止粘锅。③待银耳变得黏稠，加入莲子、冰糖，继续煲煮，煮至

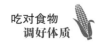
银耳胶化、汤黏稠即可。

养生功效：滋阴润肺、补脾安神，适宜心烦失眠、干咳痰少、口干咽干、食少乏力者食用。

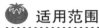 适用范围

一般人群均可食用。

1. 尤其适宜阴虚火旺、老年慢性支气管炎、肺源性心脏病、免疫力低下、体质虚弱、内火旺盛、虚劳、癌症、肺热咳嗽、肺燥干咳、妇女月经不调、胃炎、大便秘结者食用。

2. 外感风寒、出血症、糖尿病患者不宜食用。

搭配相宜

银耳＋莲子	滋阴润肺，健脾安神
银耳＋冰糖	生津润肺，滋阴养血

注意事项

《饮片新参》："风寒咳嗽者忌用。"

选购事宜

1. 一般来说，银耳以色泽黄白、鲜洁发亮、瓣大形似梅花、气味清香、带韧性、涨性好、无斑点杂色、无碎渣者为佳。优质银耳呈乳白色或米黄色，略有光泽，朵行盈大、圆整，体积轻松，肉肥厚，无杂质，无脚耳，水发涨性大，有清香味；次质银耳色泽不纯或带灰，耳薄质硬，嚼之有声，耳基未除尽，涨发性差，味较淡。

2.有酸味、臭味、刺鼻气味，以及颜色过白、口尝有辣味或刺激味的银耳品质差，不宜购买。

🍅 食用建议

1.银耳宜用开水泡发，要多换几次水，以去除残留的二氧化硫等有害物质，泡发后应去掉跟基部的硬结及淡黄色部分。

2.银耳主要用来做粥和甜汤饮品，而且与冰糖是绝配，但睡前不宜食用，以免引起血液黏度增高。

3.银耳是富含粗纤维的减肥食品，配合丰胸效果显著的木瓜同炖，可谓是"美容美体佳品"。

◆ 木耳 ◆

通常所说的木耳即是黑木耳，又叫云耳、桑耳，是我国重要的食用菌，有广泛的自然分布和人工栽培。木耳质地柔软，口感细嫩，味道鲜美，风味特殊，而且富含蛋白质、脂肪、糖类及多种维生素和矿物质，有很高的营养价值，现代营养学家盛赞其为"素中之荤"。木耳的营养价值可与动物性食物相媲美，其极其丰富的铁、维生素K含量，还有养血驻颜、祛病延年之效。

性味	味甘，性平
归经	入胃、大肠经
功能主治	益气润肺，凉血止血，轻身强志，补脑，涩肠，养容

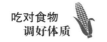
推荐食谱

木耳羹

原料：黑木耳50克、红枣5枚（去核）、白砂糖适量。

做法：黑木耳用清水浸泡洗净，放入锅中，加入白糖和适量清水，先用大火烧开，然后转小火煲煮至木耳烂熟即可。

养生功效：滋阴润肺、凉血止血，适宜吐血、便血、痔疮出血、妇女崩漏失血及咽干口燥者食用。

适用范围

一般人群均可食用。

1. 尤其适宜心脑血管疾病、结石症、癌症，以及各种出血症（如痔疮出血、血痢便血、小便带血、妇女崩漏、月经过多、肺结核咳嗽咯血等）食用；

2. 适宜缺铁性贫血患者、矿工、冶金工人、纺织工、理发师等食用。

搭配相宜

黑木耳+春笋	滋阴清热，益气补血
黑木耳+豆腐	益气生津，滋阴润肺

注意事项

《药性论》："蕈耳，古槐、桑树上者良，柘木者次之，其余树上多动风气，发瘤疾，令人肋下急，损经络背膊，闷人。"

选购事宜

1. 购买黑木耳最好选择有一定知名度的企业的产品，购买时要看清包装上的厂名、厂址、净含量、生产日期、保质期、产品标准等内容。

2. 经常食用的黑木耳有毛木耳、光木耳两种：毛木耳朵大，腹面平滑、色黑，背面灰色或灰褐色，质地粗韧，不易嚼碎，口感较差；光木耳两面光滑、半透明，呈黑褐色，质软味鲜，滑润清爽，品质较好。

3. 一般来说，品质好的木耳耳片乌黑光润，背面呈灰白色，片大均匀，耳瓣舒展，体轻干燥，半透明，涨性好，无杂质，有清香气味；假木耳较厚，分量重，手摸时有潮湿或颗粒感，口尝有甜或咸味；染色木耳放入清水中，水会很快变黑。

食用建议

1. 鲜木耳含有一种叫"卟啉"的光感物质，食用后经太阳照射可引起皮肤瘙痒、水肿，严重的可致皮肤坏死，因此不宜食用。干木耳经过曝晒和浸泡，卟啉已分解或溶出，可放心食用。

2. 木耳以做辅料为主，食用方法很多，可炒、烩、做汤，荤素皆宜，汤中放入木耳，可使汤味更加鲜美。

3. 在浸泡木耳的水中加入少许盐，可让木耳快速变软，加入少量淀粉搅拌，有助于清洗沾在木耳上的杂质和泥沙。

竹荪

竹荪又名竹笙、竹参，名列"四珍"之首，是著名的珍贵食用菌之一，自然繁殖的竹荪主要分布于四川、云南、贵州等地。竹荪营养丰富，每100克干竹荪含粗蛋白19.4克、脂肪2.6克、菌糖4.2克、粗纤维8.4克，其对高血压、神经衰弱、肠胃疾病等疾病有良好的食疗作用，还具有特异的

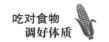

防腐功能，夏日用竹荪烹调菜肴多日不馊。竹荪食味鲜美、野生产量低，有"真菌之花"、"菌中皇后"、"植物鸡"等美誉。

性味	味甘、微苦，性凉
归经	入肺、胃经
功能主治	补气养阴，润肺止咳，清热利湿

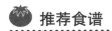

推荐食谱

竹荪银耳汤

原料：竹荪50克、银耳50克、红枣5枚（去核）、蜂蜜适量。

做法：①竹荪去掉菌盖头，与银耳泡发洗净。②锅中加入适量水，放入竹荪、银耳、红枣，先用大火煮开，转小火煲煮1小时，关火，待变温热后加入蜂蜜调匀即可。

养生功效：补气养阴、润肺止咳，适宜肺热咳嗽、干咳少痰、咽干口燥、大便秘结者食用。

适用范围

一般人群均可食用。

1.尤其适宜肺热咳咳嗽及气阴不足之干咳少痰、痰稠而黏者食用；

2.适宜肥胖、脑力工作者、失眠、高血压、高脂血症、免疫力低下、肿瘤患者食用。

3.消化不良、腹泻便溏者不宜食用。

搭配相宜

竹荪＋百合	润肺止咳，养阴安神
竹荪＋鸡肉	益气养阴，生精填髓

注意事项

竹荪性凉，脾胃虚寒之人不宜食用。

选购事宜

1. 购买竹荪最好选择有一定知名度的企业的产品，购买时要看清包装上的厂名、厂址、净含量、生产日期、保质期、产品标准等内容。

2. 优质的竹笙色泽浅黄，味香、肉厚、柔软，菌朵完整，体大而无虫蛀；色泽过于洁白，有刺激性气味，破碎的竹荪不宜购买。

3. 在竹荪品种中，有一种黄裙竹荪，也叫杂色荪，菌裙的颜色为橘黄色或柠檬黄色，有毒，不可食用。

食用建议

1. 干竹荪泡发之后，可蒸、炒、烩、做汤等，与肉类煲汤汤味鲜美、口感爽滑。

2. 清·《素食说略》记载："竹荪，出四川；滚水淬过，酌加盐、料酒，以高汤煨之，清脆腴美，得未曾有，或与嫩豆腐、玉兰片色白之菜同煨尚可，不宜夹杂别物并搭馈也。"

3. 干竹荪泡发前宜去掉菌盖头，用淡盐水泡发，可去除怪味。

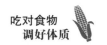

 第三章 飞鸟禽肉篇

猪肉

　　猪是主要家畜之一，我国大部分地区均有饲养，而且种类繁多，优良品种有金华猪、东北民猪、太湖猪、内江猪等。其中金华猪具有成熟早、肉质好、繁殖率高等优良性能，腌制成的"金华火腿"质佳味香，外型美观，蜚声中外。另外香猪以体小早熟、肉味鲜而闻名全国，其中以"中国香猪之乡"贵州黔东南地区的从江香猪、剑白香猪和广西的巴马香猪最为著名。

性味	味甘、咸，性平
归经	入脾、胃、肾经
功能主治	补肾养血，滋阴润燥

🍅 不同部位的猪肉

　　1. **里脊肉**　脊骨下面一条与大排骨相连的瘦肉，肉中无筋，是猪肉中最嫩的肉，可切片、切丝、切丁，作炸、熘、炒、爆之用最佳。

　　2. **臀尖肉**　位于臀部的上面，都是瘦肉，肉质鲜嫩，可代替里脊肉，多用于炸、熘、炒。

　　3. **坐臀肉**　位于后腿上方，臀尖肉的下方臀部，全为瘦肉，但肉质较老，纤维较长，多作白切肉或回锅肉用。

　　4. **五花肉**　为肋条部位的肉，是一层肥肉一层瘦肉相间，适于红烧、白炖和粉蒸肉用。

5. **夹心肉**　位于前腿上部，质老有筋，吸收水分能力较强，适于制馅及作肉丸，该部位有一排肋骨，叫小排骨，适宜作糖醋排骨，或煮汤。

6. **前排肉**　又叫上脑肉，是背部靠近脖子的一块肉，瘦内夹肥，肉质较嫩，适于作米粉肉、炖肉用。

7. **奶脯肉**　在肋骨下面的腹部，结缔组织多，均为泡泡状，肉质差，多熬油用。

8. **弹子肉**　位于后腿上，均为瘦肉，肉质较嫩，可切片、切丁，能代替里脊肉。

9. **蹄膀**　位于前后腿下部，后蹄膀比前蹄膀好，红烧和清炖均可。

10. **脖子肉**　又称血脖，这块肉肥瘦不分，肉质差，一般多用来作馅。

11. **猪头肉**　宜于酱、烧、煮、腌，多用来制作冷盘，猪耳、猪舌都是下酒好菜。

12. **凤头肉**　这个部位肉质细嫩，微带脆，瘦中夹肥，适宜做丁、片、碎肉末，可用于炒、溜、做汤。

13. **眉毛肉**　猪肩胛骨上面一块重约一斤重的瘦肉，肉质与里脊肉相似，只是颜色深一些，其用途与里脊肉相同。

14. **门板肉**　肥瘦相连，肉质细嫩，颜色白，肌纤维长，其用途与里脊肉相同。

15. **盖板肉**　连结弹子肉的一块瘦肉，肉质、用途基本与弹子肉相同。

16. **黄瓜条**　与盖板肉紧密相连，肉质、用途基本与弹子肉相同。

17. **腰柳肉**　与弹子肉连结的呈条状的肉条，肉质细嫩，水分较重，有明显的肌纤维，适于制馅，切丁、切条，作肉末、肉丸，可用于炒、炸、煮汤等。

18. **颈背肌肉**　（简称1号肉）指从第5、第6肋骨中斩下的颈背部位肌肉。

19. **前腿肌肉**　（简称2号肉）指从第5、第6肋骨中间斩下的前腿部位

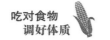

肌肉。

20.**大排肌肉** （简称3号肉） 指在脊椎骨下约4~6厘米肋骨处平行斩下的脊背部位肌肉。

21.**后腿肌肉** （简称4号肉） 指从腰椎与后腿连接处（允许带腰椎一节半）斩下的后腿部位肌肉。

肉质： 1~4号分割肉肌肉保持完整，表层脂肪修净，肌膜不破，色泽鲜红或深红，有光泽，脂肪呈乳白色或粉白色，有猪肉固有的气味，无异味，肉质紧密，煮汤透明澄清，脂肪团聚于表面，具特有香味者质佳。

22.**猪尾** 皮多、脂肪少、胶质重，适宜作烧、卤、凉拌等。

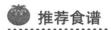 **推荐食谱**

莲子百合煲猪肉

原料：猪肉250克、莲子30克、百合30克、盐适量。

做法：猪肉洗净切块，莲子、百合洗净，一同放入锅中，加入适量清水，先用大火煮沸，后转小火煲至肉熟，加盐调味即可。

养生功效：交通心肾、固涩精气，适宜梦遗、心悸失眠者食用。

党参当归瘦肉汤

原料：瘦猪肉250克、党参10克、当归5克、黄精5克、红枣10枚（去核）、盐适量。

做法：瘦猪肉洗净切块，与党参、当归、黄精、红枣一并放入锅中，加入适量清水，先用中火煮60分钟，转小火炖60分钟，加盐调味即可。

养生功效：补益气血、培元固本，适宜久病体虚、术后患者食用。

适用范围

一般人群都可食用。

1.适宜阴虚不足，头晕，贫血，老人燥咳无痰，大便干结，以及营养

188

不良者食用。

2.湿热偏重、痰湿偏盛，舌苔厚腻之人，忌食猪肉；小儿、老人不宜多食。

3.服降压药、降血脂药、磺胺类药物时不宜多食。

注意事项

《金匮要略》："驴马肉合猪肉食之成霍乱""猪肉共羊肝和食之，令人心闷"。

《饮膳正要》："虾不可与猪肉同食，损精""猪肉不可与牛肉同食"。

《本草纲目》："反乌梅、桔梗、黄连、胡黄连，犯之令人泻利；及苍耳，令人动风；合百花菜、吴茱萸食，发痔疾。"

选购事宜

1.鲜猪肉皮肤呈乳白色，脂肪洁白且有光泽，肌肉呈均匀红色，表面微干或稍湿，但不粘手，弹性好，指压凹陷立即复原，具有猪肉固有的鲜、香气味；正常冻肉呈坚实感，解冻后肌肉色泽、气味、含水量等均正常无异味。

2.加添加剂饲料喂养的猪肉有废水或药水等气味；种用公、母猪肌肉较红，结缔组织多，韧性大，不易煮烂或炒熟，口感差；注水肉呈灰白色或淡灰色、淡绿色，肉表面有水渗出，手指触摸肉表面不粘手；死猪肉胴体皮肤淤血呈紫红色，脂肪灰红，血管有黑色凝块，毛根发红，有臭味。

认识猪肉上盖的章

章形为"X"型对角形，内有"销毁"二字，是"销毁"章，盖这种章的肉禁止出售和食用。

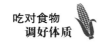
章形为椭圆形，中间有"工业油"三字，是"工业油"章，这类肉不能出售和食用，只能作为工业用油。

章形为等边三角形，内有"高温"二字，是"高温"章，这类肉含有某种细菌或病毒，或者某种寄生虫，必须在规定时间内进行高温处理。

章形为长方形，中间有"食用油"三字，是"食用油"章，盖有这种章的生肉不能直接出售和食用，必须熬炼成油后才能出售。

章形为圆形，中间有横排"兽医检讫"四字，并标有年、月、日，是合格印章，章内标有定点屠宰厂厂名、序号和年、月、日，这是经过兽医部门生猪屠宰前检疫和宰后检疫及屠宰厂检验合格后盖上的印章，盖有这种印章的肉就是我们平常所说的"放心肉"。这种肉从外观看，脂肪洁白，肌肉有光泽，皮色微红，外表微干，弹性好，气味好。

猪肉上的章的颜色：红章为母猪肉，蓝章为公猪肉。

🍅 食用建议

1. 猪肉适宜烹、煮、煎、炸等多种烹饪方法，若经长时间炖煮，脂肪会减少30%~50%，胆固醇含量大大降低，而不饱和脂肪酸有所增加，更有利于健康。

2. 猪肉应煮熟食用，因为猪肉中可能会有寄生虫或虫卵，误食会导致寄生虫感染。

🍅 附

1. **猪心** 味甘咸、性平，入心经，功能养血安神、补血，用于惊悸、怔忡、自汗、失眠等症。一些医家常在调神补心方中加入猪心1枚用于治疗惊悸恍惚、失眠多梦的病症。

2. **猪肾** 又叫猪腰子，味咸、性平，入肾经，功能补肾疗虚、生津止渴，用于肾虚腰痛，身面水肿，遗精，盗汗，老人耳聋等。肾虚腰痛，可用猪肾1枚剖开洗净，在里面塞满30克盐杜仲细末，蒸熟食用。

3. **猪肚**　即猪胃，味甘、性微温，入脾、胃经，功能补虚损，健脾胃，用于虚劳羸弱、泄泻、下痢、消渴、小便频数、小儿疳积等症。清代名医王孟英的经验，怀孕妇女若胎气不足，或屡患半产以及娩后虚羸者，用猪肚煨煮烂熟如糜，频频服食，最为适宜。男子虚弱遗精，将带心连衣红莲子放入猪肚，煮为糜，做成药丸，淡盐汤送服。

4. **猪肝**　味甘、苦，性温，入肝经，有补肝、明目、养血的功效，用于血虚萎黄、夜盲、目赤、浮肿、脚气等症。猪肝中含有丰富的维生素A，能保护眼睛，维持正常视力，防止眼睛干涩、疲劳，维持健康的肤色。猪肝尤宜于贫血患者、夜盲症患者、内外翳障等眼病患者、癌症患者，以及常在电脑前工作、爱喝酒的人食用。

5. **猪肺**　味甘，微寒，有止咳、补虚、补肺之功效，用于肺痿、咳血、上消诸症。治咳嗽，可与白萝卜煮粥食；治咳血，可将猪肺煮熟，蘸白及、薏苡仁粉末食，亦可配适当的药物炖食。《随息居饮食谱》："猪之脏腑，不过为各病引经之用，平人不必食之。不但肠胃垢秽可憎，而肺多涎沫，心有死血，治净匪易，烹煮亦难。"

6. **猪血**　味咸、性平，有理血祛瘀、止血、利大肠之功效，适宜血虚头风眩晕患者、肠道寄生虫病见腹胀嘈杂患者、贫血患者、老人、妇女，以及从事粉尘、纺织、环卫、采掘等工作的人食用。

7. **猪皮**　味甘，性寒，入足少阴经，治少阴病下利、咽痛、胸满、心烦，《伤寒论》中的猪肤汤即以猪皮为主药。传说民间一些铁匠用猪皮煮汤代水喝有很好的止渴作用。猪皮里蛋白质含量是猪肉的2.5倍，碳水化合物的含量比猪肉高4倍，而脂肪含量却只有猪肉的1/2，对人的皮肤、筋腱、骨骼、毛发都有重要的生理保健作用。

8. **猪蹄**　即猪的脚部（蹄）和小腿，猪蹄含有丰富的胶原蛋白，脂肪含量也比肥肉低，可防治皮肤干瘪起皱，增强皮肤弹性和韧性，对延缓衰老和促进儿童生长发育都具有特殊意义。猪蹄对于经常性的四肢疲乏、腿部抽筋、麻木，消化道出血，失血性休克及缺血性脑病患者有一定辅助疗效，也适用于大手术后及重病恢复期间的老人食用；有助于青少年生长发

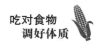
育和减缓中老年妇女骨质疏松的速度。传统医学认为，猪蹄有壮腰补膝和通乳之功，可用于肾虚所致的腰膝酸软和产妇产后缺少乳汁之症，多吃猪蹄对于女性还具有丰胸作用。用于治疗产后气血不足，乳汁缺乏，可单用猪蹄或加黄芪、当归炖熟服食。

推荐食谱

玉竹猪心

原料：猪心500克、玉竹50克，卤汁、生姜、葱、花椒、食盐、白糖、香油各适量。

做法：①玉竹洗净，切成节，用水收取药液约1升。②猪心破开洗净，与药液、生姜、葱、花椒同置锅内在火上煮至猪心六成熟，捞出放凉。③猪心放在卤汁锅内，用文火煮熟捞起，揩净浮沫；在锅内加卤汁适量，放入食盐、白糖、香油，加热成浓汁，将其均匀地涂在猪心里外即成。

养生功效：宁心安神、养阴生津，适宜冠心病、心律不齐及心悸失眠患者食用。

熘炒黄花猪腰

原料：猪腰500克、黄花菜50克，姜、葱、蒜、植物油、食盐、白糖、芡粉各适量。

做法：①猪腰切开，剔去筋膜臊腺，洗净，切成腰花块；黄花菜水泡发切段。②炒锅中放入植物油烧热，先放入葱、姜、蒜等作料煸炒，再爆炒猪腰，至其变色熟透时，加黄花菜、食盐、白糖煸炒，再入芡粉，汤汁明透起锅。

养生功效：补益脾肾、固摄肾精，适宜肾虚腰痛、阳痿早泄者食用。

山药炖猪肚

原料：猪肚1个、山药250克、大枣10枚（去核）。

做法：①猪肚洗净切块，放入锅中，加入适量清水煮熟。②山药洗净切块与大枣一并加入锅中，炖至熟烂，加食盐调味即可。

养生功效：滋养肺脾肾，适宜消渴多尿者食用。

归芪猪蹄汤

原料：猪蹄2只、党参30克、黄芪30克、当归15克、通草9克。

做法：猪蹄洗净砍成小块，与其余原料一并放入锅中，加入适量清水，小火炖至肉烂，加食盐调味即可。

养生功效：补益气血、通经下乳，适宜孕妇产后气血亏虚、乳汁不足者食用。

牛肉

牛肉是我国第二大肉类食品，消费量仅次于猪肉。牛身多瘦少肥，含有很高的蛋白质，脂肪含量相对较少，因此肉味鲜美，有"肉中娇子"的美誉。牛大致可分为黄牛、水牛、牦牛和乳牛，除乳牛外，其他3种牛常被当作耕牛饲养，黄牛和水牛全国各地均有，而牦牛仅生长在青藏高原。常见的食用牛肉为黄牛肉和水牛肉，水牛肉色泽较黯、纤维粗而松弛、不易煮烂，品质较黄牛肉差。

性味	味甘，性温（平）
归经	入脾、胃经
功能主治	益气安中，养脾胃，强筋骨，除湿气，消水肿，止消渴

不同部位的牛肉

1. **颈肉** 肥瘦兼有，肉质干实，肉纹不规则，韧性强，适于制馅或

193

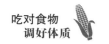
煨汤。

2. **肩肉**　由互相交叉的两块肉组成，纤维较细，口感滑嫩，适于炖、烤、焖等。

3. **上脑**　脂肪交杂均匀，有明显花纹，肉质细嫩，适于涮、煎、烤等。

4. **胸肉**　即胸大肌部分，纤维稍粗，面纹多，夹杂脂肪，口感较嫩，肥而不腻，适于炖或煮汤。

5. **眼肉**　位于上脑和外脊之间，形似眼睛，脂肪交杂呈大理石花纹状，肉质细嫩，香甜多汁，适于涮、烤、煎等。

6. **外脊**　牛背部最长的一块肌肉，肉质红色夹杂脂肪，呈大理石花纹状，适于煎或烤。

7. **里脊**　牛肉中肉质最细嫩的部位，大部分都是脂肪含量低的精肉，适于煎或烤。

8. **臀肉**　纤维较粗大，脂肪含量低，适于垂直肉质纤维切丝或切片后爆炒。

9. **牛腩**　肥瘦相间，肉质稍韧，但口感肥厚而醇香，适于清炖。

10. **腱子肉**　分前腱和后腱，熟后有胶质感，适于红烧、卤或制作酱牛肉。

🍅 牛排分类

菲力牛排：取自牛里脊，肉质细嫩精瘦，脂肪少，煎至三到七分熟为佳。

西冷牛排：也叫沙朗牛排，取自牛外脊，肉质较硬，韧度较强，煎至四到六分熟为好。

T骨牛排：取自脊骨肉，中间夹着T字形的大骨，一边是肋眼一边是菲力，肉质一边粗犷一边细嫩，煎至五到八分熟为好。

肋眼牛排：取自牛肋脊部位，位于牛骨边上，肉质较韧，有嚼劲，煎至四到六分熟为好。

牛小排：取自牛胸腔两侧，带骨带筋，肉质肥腴鲜美，多汁且耐嚼，煎至全熟为佳。

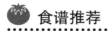 食谱推荐

牛肉返本汤

原料：牛肉250克、山药片15克、莲子15克、茯苓15克、大枣5枚（去核）、小茴香15克、盐适量。

做法：①牛肉洗净切小块，小茴香用布包封装。②将牛肉及小茴香等原料一起放入锅中，加入适量开水，小火炖煮1个半小时，至肉烂熟，加盐调味即可。

养生功效：养脾胃、益气血，适宜脾胃虚弱、气血不足、虚损羸瘦者食用。

适用范围

一般人群均可食用。

1. 适宜脾胃虚弱、中气不足、四肢乏力、筋骨酸软者及术后病人食用。

2. 感染性疾病、肝病、肾病、疮疥湿疹、痘痧、瘙痒患者慎食。

3. 高胆固醇、高脂血症、老年人、儿童及消化能力弱的人不宜多吃。

注意事项

《饮食须知》："患冷人勿食；蹄中巨筋，多食令生肉刺；牛乳味甘性微寒，生饮令人利，热饮令人口干气壅，温饮可也。"

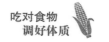

选购事宜

1. 牛肉宜根据不同的烹饪需要购买，新鲜牛肉质地坚实有弹性，肉色鲜红有光泽，脂肪为洁白色或淡黄色，外表微干或有风干膜，不粘手，弹性好，有鲜肉味；老牛肉色深红，纤维粗，嫩牛肉色浅红，纤维细，富有弹性。

2. 注水牛肉纤维粗糙、暴露明显，看着鲜嫩，但湿感重，甚至有水渗出。

食用建议

牛肉的烹饪宜根据其部位而定，或炖、或煎、或烧，烹饪时加入少许山楂、橘皮或茶叶，使牛肉更易酥烂，煮老牛肉适当加点酒、醋，可使牛肉易烂，肉质变嫩，色佳味美。

附

牛奶 牛奶味甘性寒，入心、肺、胃经，具有补虚损、益肺胃、生津润肠之效，适宜久病体虚、气血不足、营养不良、噎膈反胃、胃及十二指肠溃疡、消渴、便秘者饮用。牛奶可分为全脂、低脂、脱脂或添加牛奶，低脂奶和脱脂奶适合中老年人、心血管疾病患者及肥胖者饮用；高钙奶和全脂奶适合生长期的儿童及青少年饮用，而中老年缺钙者也可选择高钙奶。牛奶富含蛋白质、钙、磷、维生素D等成分，营养丰富，但其性偏寒，脾胃虚寒、痰湿积饮者不宜饮用，一次也不宜饮用过多。另外，乳糖酶缺乏的人不能喝牛奶。

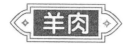

羊肉原是我国北方草原民族的主要食物，其肉质细嫩，脂肪和胆固醇含量比猪肉、牛肉低，而且性大热，既可抵御严寒又能温补气血，非常适合冬季食用。我国常见的羊分绵羊和山羊两类，绵羊主产于华北及西北地区，肉质肥腴鲜美，腥膻较少；而山羊主产于华南、西南地区，体型瘦小，膻味较重，肉质不如绵羊肉。

性味	味甘，性热
归经	入心、脾、肾经
功能主治	助元阳，补精血，益劳损，暖脾胃

🍅 不同部位的羊肉

1. **颈肉**　肉质较老，夹有细筋，适于酱、烧、炖、制馅等。

2. **脊背**　又称扁担肉，包括里脊和外脊，里脊位于脊骨两边，纤维较长；外脊在脊骨外侧，纤维斜行，肉质均细嫩，适于涮、烤、爆、炒、煎等。

3. **肋条**　又称方肉，位于肋骨旁，肥瘦相间，无筋，越肥越嫩，质地松软，适于涮、焖、扒、烧等。羊排取自该部位，通常说的新西兰羊排指第5肋骨至第12肋骨部分。

4. **胸脯**　位于前胸，形似海带，肥多瘦少，无筋而脆，适于爆、炒、烧、焖等。

5. **腰窝**　又称五花，位于肚腹肋骨后近腰处，肥瘦相间，纤维长短、纵横不一，肉内夹有三层筋膜，肉质较老，适于酱、烧、炖等。

6. **前腿**　包括前胸和前腱子的上部，前胸部肉嫩，适于烧、扒，其他适于烧、炖、煮等。

7. **后腿**　比前腿肉多而嫩，又有大三叉、磨裆肉、黄瓜肉、元宝肉之

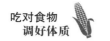
分，用途与脊背肉相似，或可替代脊背肉。

8. 腱子肉　分前腱和后腱，肉质老而脆，纤维很短，肉中夹筋，适于酱、烧、炖、卤等。

🍅 推荐食谱

当归生姜羊肉汤

原料：当归15克、生姜30克、羊肉250克，黄酒、盐各适量。

做法：①羊肉剔去筋膜，放入开水中略烫，洗净切块；生姜洗净切片，当归切段。②羊肉、生姜、当归放入锅中，加入适量清水和黄酒，大火烧开，撇去浮沫，转小火炖1小时，至羊肉烂熟，加盐调味即可。

养生功效：温中祛寒、益气补血，适宜阳虚畏寒、四肢不温、寒疝腹痛、产后虚寒、男子阳事不举者食用。

🍅 适用范围

一般人群均可食用。

1. 尤其适宜阳虚畏寒、四肢不温、腰膝酸软冷痛、阳痿早泄、寒疝腹痛、产后虚寒、虚劳羸瘦、中寒反胃者食用。

2. 素体阳盛、口舌生疮、热病、外感、肝脏疾病、高血压、急性肠炎者忌食。

🍅 注意事项

《备急千金要方·食治》："暴下后不可食羊肉、髓及骨汁，成烦热难解，还动利。"

《饮食须知》："反半夏、菖蒲；同荞麦面、豆酱食，发痼疾；同醋食，伤人心；同乳酪食，害人；热病、疫证、疟疾病后食之，复发致危；妊妇食之，令子多热病。"

🍅 选购事宜

1. 鉴别绵羊肉与山羊肉：绵羊肋骨窄而短，肌肉呈黯红色，纤维细短，间夹白色脂肪，肉质粘手，膻味较轻；山羊肋骨宽而长，肌肉黯红稍淡，纤维粗长，脂肪少，不粘手，膻味较重。

2. 注水羊肉颜色变淡，脂肪苍白无光，湿感重，或有血水渗出。

🍅 食用建议

羊肉适用于各种烹饪方法，煮、炖、烧、炒均可，山羊肉更适合清炖和烤肉串，而绵羊肉更适合涮着吃，与萝卜、核桃、甘蔗、绿豆等同煮有助于去除膻味。

羊肉炖汤汤美味鲜，在不少地方已成名肴，陕西郭氏羊肉汤堪称中华老字号，而江苏苏州藏书羊肉、山东单县羊肉汤、四川简阳羊肉汤、内蒙古海拉尔羊肉更是并称中国四大羊肉汤。

◈ 狗肉 ◈

狗又名黄耳，古代称地羊，六畜之一。狗肉味道醇厚，芳香四溢，有的地方也叫香肉，与羊肉同为冬令进补的佳品。狗肉含有较多的蛋白质，而且蛋白质质量极佳，尤以球蛋白比例大，对增强机体抗病力和细胞活力及器官功能有明显作用。食用狗肉可增强人的体魄，提高消化能力，促进血液循环，改善性功能，冬天食用可增强抗寒能力。

性味	味咸，性温
归经	入脾、胃、肾经
功能主治	安五脏，益气力，壮阳道，暖腰膝

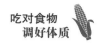
推荐食谱

狗肉粥

原料：狗肉100克、粳米100克，生姜、盐各适量。

做法：①狗肉洗净切小块，生姜洗净切碎粒，一同放入锅中，加水适量，大火烧开。②狗肉煮至半熟时将粳米淘洗干净倒入锅中，转中火煮至粥成，加盐调味即可。

养生功效：温肾补脾、祛寒壮阳，适宜病后体虚、怕冷畏寒、手脚冰凉、肾虚阳痿者食用。

适用范围

一般人群均可食用。

1. 尤其适宜畏寒怕冷、腰膝冷痛、小便清长、阳痿遗精、性欲减退、腹部冷痛、肾虚耳聋、浮肿患者食用。

2. 脑血管病、心脏病、高血压、中风后遗症、大病初愈及发热、咳嗽、阴虚火旺等非虚寒性疾病患者均忌食。

注意事项

《本草经疏》："发热动火，生痰发渴，凡病人阴虚内热，多痰多火者慎勿食之，天行病后尤为大忌，治痢亦非所宜。"

《饮食须知》："同生葱蒜食，损人……勿同鲤鱼、鱼、牛肠食，令人多病。"

选购事宜

由于许多地区不忍杀狗食肉，狗肉在市场上较难买到。在食狗肉较多的地区，常有狗贩子挑着狗肉叫卖，这时需要鉴别是否为毒死的狗肉。毒狗肉肉色苍白或偏黯、皮无光泽，项脖上无血洞或绳扣痕迹，而且一般价格偏低，需慎重购买。

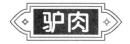 食用建议

1. 狗肉的食用方法很多，可红烧、清炖、油爆、卤制等，鲜狗肉先用盐腌渍，或用白酒、姜片反复揉搓，再用稀释白酒浸泡，可有效去除腥味。

2. 狗肉味香而美，自古有"狗肉滚三滚，神仙站不稳"的说法，在许多地方都有用狗肉烹制的美味菜肴，如花江狗肉、盘江狗肉、五香狗肉煲、灵川狗肉等。

驴肉

驴即毛驴，我国北方较多，体型比马小。驴肉是宴席上的珍肴，其肉质细嫩味美，远非牛羊肉可比，素有"天上龙肉，地上驴肉"之说，其蛋白质含量比牛肉、猪肉都高，属典型的高蛋白、低脂肪食物，能为体弱、病后调养的人提供良好的营养，素有补血、补气、补虚、滋阴壮阳之功。驴皮还是制造名贵中药阿胶的主要原料。

性味	味甘，性平
归经	入心、肝经
功能主治	补血益气，滋肾养肝，息风安神，止血

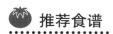 推荐食谱

驴肉汤

原料：驴肉250克，料酒、盐、葱、姜、花椒粒、猪油各适量。

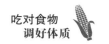

做法：①驴肉洗净，放入沸水锅中汆透，捞出切片。②锅中加入猪油烧热，放入姜、葱、驴肉，煸炒至水干，加入料酒、花椒粒、盐及适量清水，烧煮至驴肉熟烂即可。

养生功效：补血益气、安心除烦，适宜更年期综合征、气血不足、失眠心烦者食用。

🍅 适用范围

一般人群均可食用。

1. 尤其适宜积年劳损、久病气虚亏虚、短气乏力、倦怠羸瘦、失眠心悸、食欲不振、功能性子宫出血等患者食用。

2. 平素脾胃虚寒、慢性肠炎、腹泻者及孕妇忌食。

🍅 注意事项

《饮食须知》："多食动风，脂肥尤甚；……妊妇食之，令子难产；勿同猪肉食，伤气。"

🍅 选购事宜

1. 驴肉与牛肉色泽相似，但牛肉的肌肉之间有脂肪层隔开，驴肉则没有，且牛的膝盖骨是等腰三角形，而驴的是等边三角形。

2. 挑选熟驴肉应注意包装是否完好，以及肉的色泽是否正常，色泽太艳可能是加入了合成色素或亚硝酸盐，不宜购买。

🍅 食用建议

1. 驴肉多作卤菜凉拌食用，也可烧、炖或煮汤，烹制驴肉前先用沸水汆透，或用少量小苏打水调和可去除腥味，配蒜汁、姜末也可起到除味的作用。

2. "天上龙肉，地上驴肉"是对驴肉的最高褒扬，在我国北方有许多驴肉名吃，如青州府夹河驴肉、肥东石塘训字驴肉、河间驴肉烧饼、广饶肴驴肉、曹记驴肉、上党腊驴肉等。

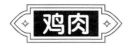

鸡是人类饲养最普遍的家禽，鸡肉肉质细嫩，滋味鲜美，食用非常广泛。鸡的品种很多，饮食调养以乌鸡为最佳。鸡肉蛋白质含量很高，是蛋白质含量最高的肉类之一，属于高蛋白、低脂肪的食品，易被人体吸收利用，有强身健体、增强体力的作用，是随手可得的进补佳品，民间有"济世良药"的美誉。

性味	味甘，性温
归经	入脾、胃、肾（乌鸡）经
功能主治	温中益气，补精填髓，养血乌发

推荐食谱

百合粳米鸡

原料：仔母鸡1只、百合60克、粳米200克，姜、胡椒、盐各适量。

做法：①仔母鸡宰杀剖腹清洗干净。②将粳米、百合淘洗干净，塞入鸡腹，缝合后放入锅中，加入姜、胡椒、盐和适量清水，中火煮开，转小火炖煮至熟透，开腹取百合、粳米饭食用，并饮汤食肉。

养生功效：补脾益胃、益气养心，适宜产后虚羸、心悸头晕、中虚食少者食用。

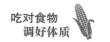
适用范围

一般人群均可食用。

1. 尤其适宜老年人、少年儿童、脾胃不足、虚劳羸瘦、肝肾不足、月经不调、产后乳少、中虚食少者食用。

2. 感冒发热、内火偏旺、痰湿体质、肥胖、热毒疖肿、口腔溃疡、高血压、高脂血症、动脉粥样硬化、冠心病、胆囊炎、胆石症患者忌食。

注意事项

《医林纂要》："肥腻壅滞，有外邪者皆忌食之。"

《随息居饮食谱》："多食生热动风。"

选购事宜

1. 超市和商场出售的鸡肉基本都是养殖场批量养殖和加工的，购买这类鸡肉需要注意其外观、色泽、质感。新鲜卫生的鸡肉白里透红，有光泽，手感光滑；注水鸡肉表面高低不平，特别有弹性，翅膀下一般有红色针点或乌黑点。

2. 散养鸡又叫柴鸡、草鸡、土鸡、走地鸡，是农家在田园放养的鸡。这种鸡生长较慢，肉质紧实，味道鲜美，非养殖场养殖的鸡所能比拟，当然价格也贵许多。鉴别散养鸡和圈养鸡主要在于脚爪，散养鸡脚爪细而尖长、粗糙有力，圈养鸡脚短、爪粗、圆且肉厚。

食用建议

1. 鸡肉的烹饪方法很多，可蒸、炒、炸、炖、卤等，鸡肉本身含有谷氨酸钠，可以说是"自带味精"，烹调时不用再加入味精或鸡精，只需加入葱、姜、盐等，味道就很鲜美。

2.鸡屁股淋巴较多，是储存细菌、病毒、致癌物的仓库，应该丢弃。

 附

鸡蛋　鸡蛋又名鸡子，性平、味甘，归脾、胃经，具有补肺养血、滋阴润燥的作用，能补阴益血、除烦安神、补脾和胃，是扶助正气的常用食品。鸡蛋可用于血虚所致的乳汁减少、眩晕、夜盲、病后体虚、营养不良、阴血不足、失眠烦躁、心悸、肺胃阴伤、失音咽痛、呕逆、热病烦渴、胎动不安等病症的辅助食疗。鸡蛋吃法很多，煎、炒、蒸、煮、冲均可，还可与药物配伍应用，如与艾叶煮汤具有温肾散寒、止血安胎的作用，可用于习惯性流产的辅助治疗。鸡蛋蛋白质的氨基酸配比与人体相近，因此非常容易被人体吸收利用，利用率可高达98%以上，曾被美国某杂志评为"世界上最有营养的早餐"。

鸭肉

鸭为"鸡鸭鱼肉四大荤"之一，是餐桌上的上乘肴馔，也是食疗进补的优良食品。鸭肉蛋白质含量比畜肉高得多，脂肪含量适中且分布均匀，营养价值与鸡肉相当。鸭肉中含有丰富的B族维生素和维生素E，能有效抵抗脚气病、神经炎和多种炎症，还能抗衰老。鸭常年栖于水中，且以水生物为食，故其肉性寒。

性味	味甘、咸，性寒
归经	入脾、胃、肺、肾经
功能主治	大补虚劳，滋阴清热，健脾补血，养胃生津，行水消肿

205

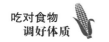

推荐食谱

薏仁绿豆老鸭汤

原料：老鸭500克、绿豆50克、薏仁50克、陈皮10克、盐适量。

做法：①老鸭洗净切块，放入沸水中氽烫除去血水，捞起沥干。②绿豆、薏仁、陈皮淘洗干净，与鸭肉一同放入锅中，加入适量清水，大火煮沸20分钟，转小火炖煮1小时，加盐调味即可。

养生功效：健脾益气、清热消暑，适宜夏季暑热时节食用。

适用范围

一般人群均可食用。

1. 尤其适宜阴虚内热、病后体虚、食欲不振、遗精盗汗、咽干口渴、癌症、糖尿病、肝硬化腹水、肺结核、慢性肾炎浮肿患者食用。

2. 脾胃虚寒、胃部冷痛、腹泻、腰痛、肥胖、感冒及寒性痛经者不宜食用。

注意事项

《饮食须知》："小儿多食，令脚软；患疮毒人食之，令恶肉突出；不可合鳖肉、李子食，害人；合桑椹食，令妇生子不顺。"

选购事宜

1. 购买散养鸭宜在超市、商场等正规市场，可参考鸡肉的选购方法。

2. 鸭分老、嫩两类，嫩鸭嘴筒较软，羽毛毛管普遍充血，脚掌皮薄，无僵硬现象，脚腕上的突出物较短，嫩鸭还宜挑选翅羽长齐到屁股处的；老鸭嘴筒硬，毛管不充血，脚掌皮厚僵硬，脚腕凸出物较长。

食用建议

1. 鸭肉滋补，适宜炖、炒、烤、炸等烹调方法，可制成烤鸭、酱鸭、香酥鸭、扒鸭掌等美味名菜。

2. 鸭血味咸性寒，有补血解毒的作用，可用于制作鸭血粉丝汤、毛血旺、酸菜鸭血、海带鸭血汤等菜肴。

3. 炖汤宜选老鸭，滋补作用更强，汤中加入少许盐，汤味更加鲜美。

附

鸭蛋　即鸭卵，一般都产在比较脏的地方，因此容易沾染病菌，需熟透方能食用。鸭蛋味甘咸、性凉，入肺、脾经，具有补虚劳、滋阴血、润肺美肤的作用，可用于膈热、咳嗽、喉痛等病症的辅助治疗。鸭蛋蛋白质含量与鸡蛋相当，而矿物质含量超过鸡蛋，铁、钙含量尤其丰富，可预防贫血，促进骨骼发育。

鹅肉

鹅是鸭科动物的一种，以草为食。鹅肉含有丰富的蛋白质、钙、磷、钾、钠等营养素，是理想的高蛋白、低脂肪、低胆固醇的营养保健食品。鹅肉含有人体生长发育所需的各种氨基酸，而且组成接近人体所需氨基酸的比例，是优质蛋白质。鹅肉脂肪含量低，其中不饱和脂肪酸的比例较高，利于人体健康。因为营养价值高，鹅肉于2002年被联合国粮农组织列为21世纪重点发展的绿色食品之一。

性味	味甘，性平
归经	入脾、肺经
功能主治	益气补虚，和胃止渴，止咳化痰，解铅毒

207

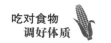
推荐食谱

沙参玉竹鹅肉汤

原料：鹅肉250克，北沙参、玉竹各15克，山药30克，盐适量。

做法：①鹅肉洗净切块，放入沸水中汆烫去除血水，捞起沥干。②北沙参、玉竹、山药洗净，与鹅肉一同放入锅中，加入适量清水，先用大火煮开，转小火煲煮40分钟，加盐调味即可。

养生功效：补脾益胃、润燥止渴，适宜脾阴不足、口干欲饮、少食不饥、便溏腹泻者食用。

适用范围

一般人群均可食用。

1. 尤其适宜身体虚弱、气血不足、营养不良、食欲不振、乏力气短、糖尿病、急慢性气管炎、慢性肾炎、肺气肿、浮肿者食用。

2. 湿热内蕴、皮肤疮毒、瘙痒、痼疾、高血压、高血脂、动脉粥样硬化者忌食。

注意事项

《饮食须知》："多食令人霍乱，发痼疾，生疮疥。患肿毒者勿食，火熏者尤毒，虚火咳嗽者勿食。"

《本草求真》："鹅肉发风发疮发毒，因其病多湿热，得此湿胜气塞外发热出者意也。"

选购事宜

购买鹅肉以白鹅为佳。新鲜鹅肉表面光泽、微干不黏手，味道正常。刚买回的鹅肉应及时放进冰箱，一次吃不完的最好煮熟保存，因为生鹅肉存放时间长可能变味。

🍅 食用建议

1. 鹅肉鲜嫩松软，清香不腻，以煨汤居多，也可蒸、烤、烧、酱等。

2. 鹅肉是冬季进补的佳品，鹅肉炖萝卜、鹅肉炖冬瓜等都是"秋冬养阴"的佳肴。

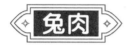

兔分家兔和野兔，家兔又称菜兔。兔肉肉质细嫩，味道鲜美，营养丰富，有"美容肉"、"保健肉"、"荤中之素"、"百味肉"等美誉。兔肉属高蛋白质、低脂肪、少胆固醇的肉类，其脂肪又多为不饱和脂肪酸，是肥胖人群和心血管患者的理想肉食。兔肉全国各地均有出产和销售，深秋至冬末味道最佳。

性味	味甘，性凉
归经	入肝、脾、大肠经
功能主治	补中益气，凉血解毒，清热止渴

🍅 推荐食谱

兔肉汤

原料：兔肉250克、干怀山30克、枸杞子15克、党参15克、黄芪15克、大枣30克、盐适量。

做法：兔肉洗净切块，与除盐之外的其他配料一同放入锅中，加入适量清水，先用大火烧开，转小火煲煮1小时，加盐调味即可。

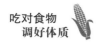

养生功效：健脾益气，适宜气血虚弱、短气懒言、失眠多梦、阴虚发热者食用。

🍅 适用范围

一般人群均可食用。

1. 尤其适宜心血管疾病、糖尿病、肥胖及老人和妇女食用。

2. 孕妇、经期女性及脾胃虚寒者慎食。

🍅 注意事项

《饮食须知》："与姜橘同食，令人心痛霍乱。忌同鹿肉、鳖肉、芥菜及子末食。……久食绝人血脉，损元气阳事，令人痿黄。"

🍅 选购事宜

在超市或商场购买宰杀好的兔肉，应注意其颜色、光泽和弹性。新鲜兔肉光泽，颜色鲜红均匀，脂肪为淡淡的黄色，触摸有一定弹性，指压后很快就能恢复原状，肉味正常，没有异味。

🍅 食用建议

1. 兔肉肉质细嫩，肉中几乎没有筋膜，切时应顺着纤维纹路切，烹调后才能保持肉片形态整齐美观，肉味更加鲜嫩，若切法不当，加热后会变成粒屑状，而且不易嚼烂。

2. 兔肉适用于红烧、粉蒸、炖汤等，与其他食物一起烹调会附和其他食物的滋味，因此有"百味肉"之说。

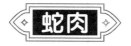

蛇肉是广东、香港等地人最喜欢吃的肉类之一。蛇的种类很多，食肉以乌蛇为佳。蛇肉富含人体必需的多种氨基酸、钙、镁等营养物质，营养丰富，肉质细嫩鲜美，古有"作脍食之"的记载。今人烹蛇已成佳肴，经常被做成蛇羹或煮、烤食用。

性味	味甘，性平
归经	入肝经
功能主治	祛风除湿，活血祛瘀，消肿止痛

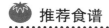 推荐食谱

归芪苡仁蛇肉汤

原料：蛇肉200克、当归15克、黄芪25克、薏苡仁50克、红枣6枚（去核）。

做法：①蛇肉洗净切小块；②各配料洗净，与蛇肉一同放入锅中，加入适量清水，先用大火煮开，转小火煲煮1小时即可。食时可加盐调味。

养生功效：补气益血、祛湿除痹，适宜风湿性关节炎、类风湿关节炎等关节疼痛、活动不利者食用。

 适用范围

一般人群均可食用。

1. 尤其适宜风湿痹症、肢体麻木、过敏性皮肤病、脊柱炎、骨结核、关节结核、淋巴结核及末梢神经麻痹者食用。

2. 热病、疮疡、高血压、阴虚内热、脾胃湿热者及孕妇、小儿、青春期男子忌食。

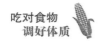

🍅 注意事项

《饮食须知》："四月勿食，其脍着醋，能卷人筋，唯以芒草作著乃可。"

🍅 选购事宜

蛇属生猛野生动物，人工养殖者虽较温顺，但也有一定攻击性，一般不建议自行宰杀，宜在市场选择鲜活者，请技术熟练的商贩宰杀即可。

🍅 食用建议

1. 蛇肉烹调方法很多，如用炒法，需用热锅冷油，否则易致散碎。蛇肉调味宜清鲜，加工过程中不可浸水，否则得不到细嫩的效果。

2. 蛇肉一定要熟透才可以安全食用，生饮蛇穴或生吞蛇胆非常不卫生，可能导致肠胃炎、寄生虫感染等疾病。

鸽肉

鸽是一种善于飞行的鸟，品种很多，羽毛颜色不一，主要以谷类为食。鸽肉含有丰富的蛋白质和少量的脂肪，以及钙、铁、铜等矿物质和维生素A、B族维生素、维生素E等，营养价值极高，在兽禽类肉食中最适合人类食用。乳鸽的骨内还含有丰富的软骨素，具有美容和促进创伤愈合的作用，其价值可与鹿茸媲美。鸽肉既是名贵的美味佳肴，又是高级的滋补佳品，自古就有"一鸽盛九鸡"的赞誉。

性味	味甘、咸，性平
归经	入肝、肾经
功能主治	滋肾益气，祛风解毒，补气虚，益精血，暖腰膝，利小便

推荐食谱

莲藕乳鸽汤

原料：净乳鸽1只、莲藕50克、红枣6枚（去核）、陈皮5克、盐适量。

做法：①乳鸽清洗干净，莲藕洗净切片，红枣、陈皮洗净。②上料放入锅中，加入适量清水，先用大火煮开，转小火煲煮2小时，加盐调味即可。

养生功效：养血健脾、开胃行气，适宜病后体虚、食欲不振者食用。

适用范围

一般人群均可食用。

1.尤其适宜老年人、儿童、体质虚弱、病后体虚者食用。

2.鸽肉能促进创伤愈合，但术后病人不宜多食，以免伤口肉芽生长过快形成瘢痕，影响美观。

注意事项

《随息居饮食谱》："孕妇忌食。"

食用建议

1.鸽肉鲜嫩味美，清蒸或煲汤能最大限度地保存其营养成分和鲜香

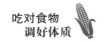
味，也可作粥、烤、炸等。

2. 鸽肉四季均可食用，但以春天、夏初时节最为肥美，适当配伍枸杞、黄芪、党参、山药等中药材，滋补能力更强。

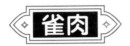

雀又名宾雀、瓦雀、家雀、麻雀等，是以谷粒和昆虫为食的小雀鸟。雀肉含有丰富的蛋白质、矿物质等营养素，具有很高的营养价值。中医学认为，雀肉能补阴精，是壮阳益精的佳品，可用于治疗肾阳虚所致的阳痿早泄、小便频数、腰痛及补五脏不足。每年十月之后、正月以前是食雀的最佳季节，春夏气候炎热时不宜食用。

性味	味甘，性温
归经	入肺、肾、膀胱经
功能主治	温肾益精，益气壮阳，暖腰膝，缩小便，止崩带

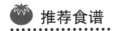 推荐食谱

麻雀粥

原料：麻雀5只、粳米100克、生地15克、覆盆子15克、枸杞子30克，葱白、油、白酒、盐各适量。

做法：①生地、覆盆子、枸杞子用布包好。麻雀宰杀剖洗干净，锅中加油适量，烧热，放入雀肉翻炒，酌加少量白酒，稍煮。②粳米淘洗干净，放入锅中，加入适量清水及药包，与雀肉同煮，先用大火煮开，转小火煲煮30分钟，至粥将成时，放入葱白（切段）稍煮，加盐调味即可。

养生功效：助阳益气、温肾养精，适宜肾阳虚所致阳痿早泄、腰膝酸

软、畏寒肢冷者食用。

适用范围

一般人群均可食用。

1. 尤其适宜肾虚阳痿、性功能减退、小便频数、妇女白带清稀量多、畏寒肢冷、腰膝酸软、精神萎靡、食欲不振者食用。

2. 阴虚火旺、阳强易举、性功能亢进者忌食。

注意事项

《本草经疏》："阴虚火盛者忌之。"

《饮食须知》："勿同猪肝及李食。……服术人忌之。"

食用建议

麻雀个小肉少，而且较难获得，用于蒸、炖，既能保证味道鲜美，又不会造成浪费，可适当配伍党参、龙眼肉、枸杞子、黄芪、当归等中药材，增加其滋补养生的作用。雀肉冬季食之最好，春夏补养效果较差。

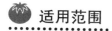

野鸡，又名山鸡、雉，是我国消费最多的野味肉食之一。餐桌上常见的野鸡包括沙鸡、竹鸡、鹧鸪、斑鸠等诸多种类，每年秋冬季节是食野鸡的最佳时节，这时的野鸡肉最为肥嫩。野鸡的营养成分与家养鸡相似，但蛋白质含量更丰富，并且富含钙、磷、铁及其他微量元素，对贫血患者、体质虚弱的人是很好的食疗补品。

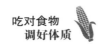
性味	味甘、酸，性温
归经	入心、胃经
功能主治	补中益气，健脾止泄

推荐食谱

野鸡汤

原料：野鸡1只、制首乌12克，料酒、盐、胡椒粉、葱、姜各适量。

做法：①野鸡宰杀剖洗干净，放入沸水中焯出血水。②制首乌洗净，与野鸡、料酒、姜、葱等配料一同放入炖盅，加入适量清水，放入蒸笼蒸约2小时，至鸡肉烂熟即可。

养生功效：滋补肝肾、涩精止遗，适宜精血不足、神经衰弱、须发早白、腰膝酸痛者食用。

适用范围

一般人群均可食用。

1. 尤其适宜病后体虚、食欲不振、小便频数、脾胃气虚、糖尿病患者食用。

2. 疮疥、痔疮患者、肝功能不全者、肝病家族史者忌食。

注意事项

《饮膳正要》："久食令人瘦。九月至十一月食之，稍有益，他月即发五痔及诸疮，亦不可与胡桃及菌子、木耳同食。"

《饮食须知》："不可与鹿肉、猪肝、鲫鱼、鱼同食。"

食用建议

野鸡适合烧、炒、焖、蒸、炖等烹调方法。雄野鸡适宜红烧，雌野鸡清炖味道更佳。蒸野鸡时配以香菇、豆豉，风味更佳。

鹌鹑

鹌鹑又称鹑，是一种头小、尾巴短、不善飞的赤褐色小鸟。俗话说："要吃飞禽，鸽子鹌鹑。"鹌鹑肉味道鲜美、营养丰富，是典型的高蛋白、低脂肪、低胆固醇食物，其滋补作用可与人参相媲美，有"动物人参"之美誉。

性味	味甘，性平
归经	入大肠、心、肝、脾、肺、肾经
功能主治	补中益气，清利湿热

推荐食谱

鹌鹑粥

原料：粳米100克、鹌鹑肉300克，葱、姜、料酒、盐各适量。

做法：①鹌鹑宰杀剖洗干净，用冷水浸泡去除血水，姜、葱切末，与鹌鹑、盐、料酒一起放入碗中，拌匀。②将碗放进蒸笼，大火蒸30分钟，至鹌鹑熟烂。③取出鹌鹑，剔骨备用。④粳米淘洗干净，放入锅中，加入适量清水，先用大火煮沸，转小火煮至米粒开花，放入鹌鹑肉，煮至粥成即可。

养生功效：补中气、益五脏，适宜营养不良、身体消瘦、贫血、小儿疳积、咳嗽、哮喘者食用。

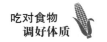

适用范围

一般人群均可食用。

尤其适宜营养不良、体虚乏力、贫血头晕、肾炎浮肿、高血压、肥胖、动脉粥样硬化及老幼病弱者食用。

注意事项

《食疗本草》："四月以后及八月以前，鹌肉不可食之。"

《饮食须知》："不可同猪肝食，令人生黑子。同木耳、菌子食，令人发痔。"

食用建议

鹌鹑适合炒、烤、焖、炖等烹调方法，做补益药膳主料可与枸杞子、益智仁、远志、龙眼肉、黄芪、山药等药材进行配伍食用。

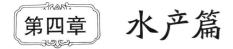

第四章　水产篇

鲫鱼

鲫鱼又名鲋鱼、鲫壳鱼，栖于江河、湖泊、池沼中，我国分布广泛，四季均可捕捞，以每年2~4月和8~12月捕捞者最为肥美。鲫鱼肉质细嫩、肉味鲜美，含有丰富的蛋白质、钙、磷等营养成分，脂肪含量少，食之鲜而不腻，"诸鱼中惟此可常食"（《本草经疏》），常食益人补虚。

性味	味甘，性温
归经	入脾、胃、大肠经
功能主治	健脾和胃，利水消肿，通乳除湿

🍅 推荐食谱

鲫鱼温中羹

原料：鲫鱼1条、草豆蔻10克、生姜10克、陈皮10克，胡椒、盐各适量。

做法：①鲫鱼去鳞，掏空内脏，去掉鱼鳃，洗净。②草豆蔻研末，均匀撒在鱼肚内，外用棉线缝合鱼肚。③鲫鱼放入锅中，加入生姜、陈皮及适量清水，中火煮至鲫鱼烂熟，加入胡椒、盐调味即可。

养生功效：补脾健胃、温中进食，适宜脾胃虚寒、食欲不振、虚弱无力者食用。

🍅 适用范围

一般人群均可食用。

1. 尤其适宜脾胃虚弱、食欲不振、肾炎水肿、肝硬化腹水、营养不良性浮肿、产妇缺乳、小儿麻疹初期透发不快、痔疮、久痢患者食用。

2. 外感实邪者慎食。

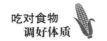
🍅 搭配相宜

鲫鱼+豆腐	健脾利胃，清心润肺
鲫鱼+赤小豆	健脾除湿，利水消肿

🍅 注意事项

《随息居饮食谱》："外感邪盛时勿食，嫌其补也，余无所忌。"

《饮食须知》："同蒜食，助热；同沙糖食，生疳虫；同芥菜食，发浮肿；同鸡、雉、鹿、猴肉及猪肝食，生痈疽；服麦门冬者，食之害人；鲫鱼子忌同猪肝食。"

🍅 选购事宜

1. 野生鲫鱼生长于河流、湖泊中，一般体型偏小，略带金黄，品质最佳，但市场上很少见，可遇不可求；养殖鲫鱼体型偏大，背黑肚白，肉嫩而鲜味不足，在江河、湖泊拦养者品质又优于在池塘养殖者。

2. 购买鲫鱼时选择鲜活、鱼鳞光洁完好、眼凸有神者为佳，大小按烹饪需要而定，150~900克为宜。

🍅 食用建议

1. 鲫鱼红烧、清蒸、煮汤均可，煮汤最为普遍，与豆腐、豆芽搭配营养丰富，汤味鲜美。

2. 鲫鱼剖开去鳞洗净后，可用黄酒或牛奶稍浸泡，既能去除鱼腥味，又能增加鱼肉的鲜味。

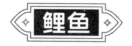

鲤鱼又名龙门鱼，因鱼鳞上有十字纹理而得名，我国分布广泛，四季均可捕捞，以2—3月捞者味道最佳。鲤鱼可分为河鲤鱼、江鲤鱼、池鲤鱼，河鲤鱼体金黄光泽、鳍带红色、肉嫩味鲜、质量最好，江鲤体肥尾秃、鳞内皆为白色、肉质发面，池鲤鳞青黑、刺硬、肉嫩带泥土味。鲤鱼体态肥壮、肉质细嫩，富含蛋白质、维生素A、B族维生素及钾、镁、硒、锌等矿物质或微量元素，具有很高的营养保健价值，被列为"诸鱼之长，食品上味"。

性味	味甘，性平
归经	入脾、肺、膀胱经
功能主治	健脾和胃，利水消肿，通乳安胎，止嗽下气

推荐食谱

归芪鲤鱼汤

原料：鲤鱼1条、当归10克、黄芪30克、红枣5枚（去核）、生姜5克、盐适量。

做法：鲤鱼去鳞，掏空内脏，去掉鱼鳃，洗净，可砍成块也可整条放入锅中，加入当归、黄芪、红枣、生姜，加适量清水，炖至鲤鱼烂熟，加入少量盐调味即可。

养生功效：益气补血、健脾通乳，适宜产后气血亏虚、乳汁不足者食用。

适用范围

一般人群均可食用。

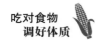
1. 尤其适宜肾炎水肿、肝炎黄疸、肝硬化腹水、营养不良性水肿、气虚咳喘、妊娠浮肿、胎动不安、产后缺乳者食用。

2. 恶性肿瘤、淋巴结结核、红斑狼疮、支气管哮喘、小儿腮腺炎、血栓闭塞性脉管炎、疔疮痈疽、荨麻疹、皮肤湿疹等疾病患者忌食。

🍅 搭配相宜

鲤鱼+米醋	健脾下气，利水解毒
鲤鱼+白菜	和胃清热，利尿安胎

🍅 注意事项

朱丹溪："诸鱼在水，无一息之停，皆能动风动火，不独鲤也。"

《饮食须知》："同犬肉、豆藿食，令消渴；同葵菜食，害人；天行病后及下痢者、有宿者，俱不可食；风病患食之，贻祸无穷；服天门冬、紫苏、龙骨、朱砂人忌食；……炙鲤勿使烟入目，大损目光，三日内必验；鲤鱼子合猪肝食，能害人；勿同鸡肉、鸡子食。"

🍅 选购事宜

1. 鲤鱼也分野生和养殖两类，市场上销售的鲤鱼绝大多数为人工养殖，其中禾花鱼不同于其他鲤鱼，其为春种时放养在稻田中的鲤鱼，秋收时捕捞，生长周期短，一般重50~250克，鱼身亮黑，肉质细嫩，刺少肉多，有稻香味，无泥腥味，品质较一般鲤鱼佳。

2. 购买鲤鱼时选择鲜活、鱼鳞光洁完好、眼凸有神、鱼身黏滑者为佳，大小按烹饪需要而定。

🍅 食用建议

1. 鲤鱼的烹调方法很多，以红烧、油炸、糖醋为主，油炸时手提鱼尾，用热油淋浇鱼身，定形后再全部放入，可防变形。

2. 禾花鱼用酸汤、盐煮过，烘干贮存，食用时配上豆豉、蒜、姜、辣椒粉再炒，咸辣味鲜，堪称一绝。

3. 鲤鱼鱼肚两侧各有一条白筋，烹制前从靠鳃部抽掉，可减轻腥味。

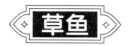

草鱼又名鲩鱼、草鲩，与青鱼、鳙鱼、鲢鱼并称我国四大淡水鱼，广泛分布于我国中部至东部地区，以广东所产脆肉鲩品质最佳。草鱼生长快、体形大，最重可达40千克，肉质肥嫩、刺少味鲜，富含蛋白质等各种营养成分，具有很高的营养价值。

性味	味甘，性温
归经	入肝、胃经
功能主治	暖胃和中，平降肝阳，祛风除湿，截疟，明目

🍅 推荐食谱

草鱼头川芎汤

原料：草鱼头1个、川芎6克、白芷10克、天麻10克、生姜5克，食用油、盐各适量。

做法：①草鱼头去鳃，洗净。②食用油倒入锅中烧热，放入鱼头煎至表面微黄，取出沥干。③将鱼头及全部配料放入炖盅，加入适量清水，合盖，放入锅中，文火隔水炖1小时，加入少量食盐调味即可。

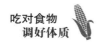

养生功效：祛风止痛、健脑提神，适宜失眠健忘、产后生理性头痛、小儿惊风者食用。

适用范围

一般人群均可食用。

1. 尤其适宜脾胃虚弱、食欲不振、虚劳羸瘦、风虚头痛、高血压、久疟、心血管疾病患者食用。

2. 脾胃蕴热、外感实邪及诸疮疡病者忌食。

搭配相宜

草鱼+豆腐	补中益胃，利水消肿
草鱼+木耳	益胃和中，活血祛风

注意事项

《饮食须知》："多食发诸疮及湿毒流气痰核病。"

选购事宜

购买草鱼以活鱼为佳，鱼鳃鲜红、鱼鳞完整、鱼眼透亮、刚死不久者次之，体形较大的肉质紧密，偏小的肉质软、口感欠佳；鱼鳃色黯、鱼鳞不全、肉质松散或有异味的死鱼不宜购买。

食用建议

草鱼可烧、炒、蒸、炖等，烹调方法很多，炖时火候不宜太大，以免

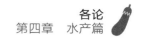

把鱼肉煮散。鱼头用于炖汤，营养及风味更佳。

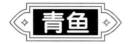

青鱼又名鲭鱼、乌鳆，分布较广，主产于长江流域地区，四季均可捕捞，以秋、冬季捞者品质最好。青鱼生长快、体形大，与草鱼相似，肉质肥嫩、刺大而少、味鲜腴美，富含蛋白质等营养成分，具有很高的营养价值，是淡水鱼中的上品。

性味	味甘，性平
归经	入脾、胃经
功能主治	益气补虚，健脾养胃，化湿祛风，利水除烦

🍅 适用范围

一般人群均可食用。

1. 尤其适宜脾胃虚弱、气血不足、营养不良、肾炎水肿、脚气湿痹、目赤肿痛、高脂血症、妊娠浮肿者食用。

2. 脾胃蕴热、瘙痒性皮肤病、荨麻疹、癣病、痈疮疔疖者忌食。

🍅 注意事项

《日化本草》："服术人忌之。"

《名医别录》："不可合生胡荽、生葵菜、豆藿、麦酱同食。"

🍅 选购事宜

青鱼形似草鱼，但价格更贵。青鱼背部及两侧上半部呈青灰色，鳍为

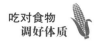

灰黑色，嘴形稍尖；而草鱼多呈茶黄色，嘴圆形，鳍灰黄较淡。其他可参考草鱼购买。

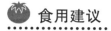 食用建议

青鱼用于烧、炒、炖、熏制均可。

鲢鱼

鲢鱼又名白鲢，属于鲤形目，主产于长江、黑龙江、珠江流域，以湖南、湖北产者最好，四季均可捕捞，又以冬季捞者最为肥美，但泥腥味稍重。鲢鱼春、夏、秋三季生活在中上水层，性急躁，善跳跃，鳞片银白细小，肉质软嫩细腻，刺细小而多，含有丰富的胶质蛋白，有健身美容之效。

性味	味甘，性温
归经	入脾、肺经
功能主治	温中益气，泽肤养颜

推荐食谱

清蒸鲢鱼

原料：鲢鱼1条、生姜15克，胡椒、盐各适量。

做法：①鲢鱼去鳞、去鳃，剖开洗净，沥干装盘。②生姜洗净，切成细丝，铺在鱼身上，撒上胡椒粉和食盐，放入蒸笼蒸熟即可。

养生功效：健脾暖胃、温中益气，适宜脾胃虚寒、食少纳呆、营养不良、胃脘冷者食用。

适用范围

一般人群均可食用。

1.尤其适宜脾胃气虚、营养不良、小便不利者食用。

2.脾胃蕴热、疮疡疥癣、红斑狼疮者忌食。

注意事项

《本草纲目》："食多，令人热中发渴，又发疥疮。"

选购事宜

以购买活鱼为佳，可参考草鱼选购。

食用建议

鲢鱼可烧、炖、蒸、油浸等，尤以清蒸、油浸最能体现鲢鱼清淡鲜香的特点。

鳙鱼

鳙鱼又名胖头鱼、黑鲢，产地、产期与鲢鱼相同，外形和习性与鲢鱼相似，但鱼身颜色更深，头更大，而且以浮游动物为主食，性温顺、易捕捞。鳙鱼肉质雪白细嫩，蛋白质含量高于鲢鱼而味稍次，头大而富含多种不饱和脂肪酸及DHA（脑黄金），营养丰富，味道鲜美，为鱼头火锅的首选。

性味	味甘，性温
归经	入胃、肺经
功能主治	暖胃益人，健脾利肺，补虚弱，益筋骨

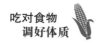

🍅 推荐食谱

鳙鱼头银耳汤

原料：鳙鱼头1个、银耳15克、生姜5克，胡椒粉、盐各适量。

做法：①银耳泡发、撕碎，生姜切片。②鳙鱼头破开，去鳃洗净，与银耳、生姜一同放入锅中，加入适量清水，小火炖煮40分钟，加入胡椒粉、盐调味即可。

养生功效：补脑益精、安神益智，适宜神经衰弱、失眠健忘、肺虚久咳者食用。

🍅 适用范围

一般人群均能食用。

1.尤其适宜脾胃虚寒、体质虚弱、营养不良、老人咳喘、水肿、头晕目眩、耳鸣者食用。

2.脾胃蕴热、疮疡疥癣者忌食。

🍅 注意事项

《本草纲目》："多食，动风热，发疥。"

🍅 选购事宜

1.鳙鱼鱼身颜色较深，形态与鲢鱼相似，但头更大，约为体长的1/3，鱼嘴宽大、稍上翘，胸鳍较长，其后缘超过腹鳍基部，而鲢鱼胸鳍不超过腹鳍基部，购买以活鱼为佳。

2.鲢之美在腹，鳙之美在头，若是用鱼头烹制菜肴，选择鳙鱼为佳。

🍅 食用建议

鳙鱼可烧、炖、蒸、油浸等，以清蒸、油浸最佳，鳙鱼头大且脂肪丰富，胶质较多，适宜单独烹制，如砂锅鱼头等。

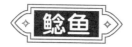

鲶鱼即鲇鱼，又名胡子鱼、塘鲺，显著特征是周身无鳞、体表多黏液、头扁口阔、上下颌各有4根条胡须，分布广发，主产于长江和珠江流域，仲春至仲夏（4—7月）为最佳食用季节。鲶鱼是肉食性鱼类，其肉质细嫩少刺、美味浓郁，富含蛋白质和脂肪，不仅开胃、易消化，而且营养丰富，尤其适宜体质虚弱、营养不良之人食用。

性味	味甘，性温（寒）
归经	入胃、膀胱经
功能主治	补气开胃，滋阴催乳，利小便

🍅 推荐食谱

淮杞鲶鱼汤

原料：鲶鱼1条、怀山50克、枸杞15克、桂圆肉30克、生姜5克，食用油、盐各适量。

做法：①鲶鱼宰杀，去鳃及内脏，洗去表面黏液。②食用油倒入锅中烧热，放入鲶鱼小火慢煎，至两面微黄，捞起沥干。③鲶鱼、怀山、枸杞、桂圆、生姜一同放入汤锅，加入适量清水，小火煲煮2小时，加盐调味即可。

养生功效：补脾健胃、益气补血，适宜体质虚弱、病后体虚者食用。

适用范围

一般人群均可食用。

1.适宜素体虚弱、营养不良、产后缺乳、小便不利、水气浮肿者食用。

2.脾胃蕴热、疮疡、痼疾者忌食，儿童少食为宜。

注意事项

《饮食须知》："味甘性寒，有小毒。同牛肝食，患风噎涎；同野猪肉食，令吐泻；同雉肉食，生痈疖；同鹿肉食，令筋甲缩；赤目赤须无腮者，并有毒，误食杀人；反荆芥。"

选购事宜

鲶鱼头大而变，最宽，有胡须，以购买活鱼为佳。

食用建议

1.鲶鱼可蒸、炖、煮、烧或做肉丸等，以炖煮最宜。

2.鲶鱼卵有毒，一定要清洗干净，宰杀后用沸水稍烫，即可轻松洗去表面黏液。

鲈鱼

鲈鱼又名四鳃鱼、花鲈，有黄鲈、湖鲈、白鲈等品种，一般栖于近海，冬季回游河口淡水中，我国主产于长江河口、舟山群岛以北的沿海地区，以天津北塘产者品质最佳，渔期分春、秋两季，立秋前后产者肉质肥美，品质上乘。鲈鱼生性凶猛，以小鱼虾为食，肉质呈蒜瓣形、白且细嫩、刺少清香、鲜味突出、无腥味，富含蛋白质、维生素、矿物质等营养成分，曾被奉为"东南佳味"。

性味	味甘，性平，有小毒
归经	入肝、脾、肾经
功能主治	补五脏，益筋骨，和肠胃，治水气

推荐食谱

清蒸砂仁鲈鱼

原料：鲈鱼1条、砂仁10克、生姜10克、盐适量。

做法：鲈鱼去鳞及鳃，剖开洗净，砂仁捣碎、生姜切细丝装入鱼腹内，装碗，加少量水，撒少许盐，放入蒸笼内大火蒸40分钟即可。

养生功效：健脾和胃、止呕安胎，适宜脾虚气滞、脘闷呕逆、胎动不安者食用。

适用范围

一般人群均可食用。

1. 尤其适宜肝肾亏虚、脾胃不和、关节疼痛、妊娠水肿、胎动不安者食用。

2. 皮肤病及诸疮疡者忌食。

注意事项

《本草衍义》："虽有小毒，不甚发病。"

《嘉佑本草》："多食，发痃癖疮肿，不可同乳酪食。"

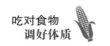
🍅 **选购事宜**

购买鲈鱼以鱼身偏青色、鱼鳞光泽无伤、活动敏捷的活鱼为佳，大小以750克左右为宜。鱼身损伤、肚腹胀大、鱼尾红色者易死，色泽黯淡、肉质软而无弹性的死鱼不宜购买。

🍅 **食用建议**

鲈鱼肉质白嫩、清香，没有腥味，最宜清蒸、红烧或炖汤，暴晒成鱼干一样香美，别有风味。

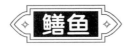

鳝鱼即黄鳝，形体似蛇，故又有蛇鱼之名，生长在稻田、池塘、湖泊等水底淤泥层，全国各地均有出产，主产于长江流域、辽宁、天津等地，四季均可捕捞，以小暑前后捕者最为肥美。鳝鱼全身只有一根三棱刺，肉嫩味美，富含蛋白质、卵磷脂、DHA等，能促进人体大脑发育、提高记忆力，有补脑健身之效，古代常用作药膳。

性味	味甘，性温
归经	入肝、脾、肾经
功能主治	补中益气，温阳益脾，补肝益肾，养血固脱，祛风通络

🍅 **推荐食谱**

归参鳝鱼汤

原料：鳝鱼500克、党参15克、当归15克、生姜10克、盐适量。

做法：鳝鱼剖杀、清洗干净，切段，党参、当归切段，生姜切片，一同放入锅中，加入适量清水，先用大火煮开，撇去浮沫，改小火继续煲煮1小时，加盐调味即可。

养生功效：温阳益气、活血通络，适宜气血不足、体倦乏力及中风后遗症患者食用。

适用范围

一般人群都可食用。

1. 尤其适宜气血虚弱、肾虚腰痛、风湿痹痛、四肢无力、营养不良、脱肛、子宫脱垂、妇女劳伤、内痔出血、口眼歪斜者食用。

2. 适宜实热或虚热、疮疡、皮肤病、痼疾宿病、哮喘、淋巴结结核、红斑狼疮、痢疾患者忌食。

注意事项

《饮食须知》："多食令人霍乱，发疮疾，动风气，损人寿；时行病后食之，复发；勿与犬肉、犬血同食；妊妇食之，令子声哑。"

《随息居饮食谱》："时病前后，疟、痢、胀满诸病均大忌。"

选购事宜

鳝鱼头粗尾细、圆而细长、色泽黄褐、体滑无鳞，购买以遍身黏液丰富、色泽黄褐发亮、游动敏捷、无外伤及病害者为佳，忌买死鳝鱼。

食用建议

1. 黄鳝肉味鲜美，骨少肉多，适宜炒、爆、烧等多种烹调方法，如与鸡、鸭、猪等肉类清炖，味道更加鲜美，也可作为火锅原料。

2. 鳝鱼血加麝香少许可用于治疗口眼歪斜，左歪涂右，右歪涂左。

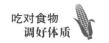
3. 鳝鱼宜先杀现做，死掉的鳝鱼，体内组氨酸转变为有毒物质，不可食用。

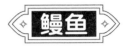

鳗鱼又名鳗鲡、青鳝、白鳝，形似鳝鱼，属洄游鱼类，雄鳗久居河口，雌鳗则在内陆淡水水域生长，繁殖期游入近海产卵，孵化的幼鱼于一年后游回淡水中。鳗鱼仅在我国、朝鲜、日本及越南北部有分布，我国北起鸭绿江，南至海南省，西至岷江，几乎遍布所有江河湖泊，以长江出海口产者最佳，四季均可捕。冬季时鳗鱼肉脂肪含量相对较少，更易于品尝到鳗鱼的滋味，鳗肝富含维生素A，对夜盲症患者非常有利。

性味	味甘，性平，有小毒
归经	入肺、脾、肾经
功能主治	补虚扶正，祛湿杀虫，养血抗结核

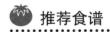 推荐食谱

当归红枣鳗鱼汤

原料：鳗鱼1~2条、当归15克、黄芪30克、红枣5枚（去核）、米酒1小杯、盐适量。

做法：鳗鱼剖杀清洗干净，入沸水中稍烫，去掉表面黏液，砍成块，与当归、黄芪、红枣、米酒一同放入锅中，加入适量清水，先用大火煮开，撇去浮沫，转小火煲煮1小时，加盐调味即可。

养生功效：补虚养血、扶正抗结核，适宜久病痨瘵、虚热骨蒸、疳积及妇女产后食用。

适用范围

一般人群均可食用。

1. 尤其适宜久病痨瘵、小儿疳积、虫积、妇女带下、阴疮虫痒、风湿脚气、夜盲症、痔疮及诸疮瘘患者食用。

2. 脾肾虚弱、咳嗽痰多、泄泻及孕妇忌食。

注意事项

《饮食须知》:"同白果食，患软风，多食动风；妊妇食之，令胎有疾。"

选购事宜

雄鳗体型瘦长，雌鳗短胖但肉质细嫩，价格也略贵；一般以鱼身藏青色、光滑柔软，肉质坚实，尾端脊肉完整无损伤者为佳。

食用建议

鳗鱼肉脂肪较多，肉肥味美，煎、炸、炒、烧、煮汤均可，晒干后称鳗鲞，食用时用水发切丝入汤，或配绍酒、葱、姜上笼隔水蒸熟食用，风味均佳。鳗鲞以浙江沿海产者品质最好。冰冻鳗鱼肉宜流水解冻或冷藏解冻。

泥鳅

泥鳅即鳅鱼，有真鳅、沙鳅、黄鳅之分，我国各淡水水域均有生长，适应能力极强，能在极其恶劣的环境中生存，冬天钻进淤泥内越冬，春、夏、秋三季可捕捞，夏末秋初时节，肉质最为肥美。泥鳅肉含有丰富的蛋

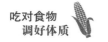
白质及少量的脂肪、维生素等营养成分，药食兼用，据古方记载，与荷叶同煮，对消渴病有一定食疗作用。

性味	味甘，性平
归经	入肝、脾、肾经
功能主治	补脾益肾，利水解毒，除湿退黄

🍅 推荐食谱

泥鳅豆腐

原料：泥鳅5~7条、嫩豆腐1块，姜、葱、食用油、盐各适量。

做法：①泥鳅先在清水中放养，让其排尽体内脏物。②姜、葱切末，起油锅爆香备用。③锅中加入清水，放入豆腐和泥鳅，小火慢炖，汤沸时加入姜、葱，再炖20分钟，加盐调味即可。

养生功效：益胃和中、解毒利尿、汤味鲜美，一般人均可食用。

🍅 适用范围

一般人群均可食用。

1. 尤其适宜脾虚泻痢、热病口渴、小儿盗汗水肿、小便不利、阳事不举、病毒性肝炎、痔疮、疔疮、皮肤瘙痒患者食用。

2. 阴虚火旺者忌食。

🍅 注意事项

《名医别录》："不可和白犬同食。"

🍅 选购事宜

购买泥鳅以眼睛微凸、澄清透明、鱼身黏滑光泽、口鳃紧闭、鳃片鲜红的活泥鳅为佳，死泥鳅慎重购买，买回的活泥鳅可包塑料袋加水冷冻保存，需要时拿出解冻，泥鳅肉就比较新鲜。

🍅 食用建议

1. 泥鳅不必剖杀，在清水或淡盐水中放养几天，让其排尽体内脏物即可，水内稍加几滴醋，可加速排污。

2. 用泥鳅做菜之前，按1斤鱼∶（2~3）个鸡蛋的比例，将鸡蛋打碎调匀，用于喂养泥鳅，待泥鳅吃净蛋液，再用于烹饪，味道会更加鲜美。

◆ 螃蟹 ◆

螃蟹又名横行介士、无肠公子，膏肥脂满、肉味鲜美，素为餐中珍味。螃蟹的品种很多，按产地不同大致可分为河蟹、江蟹、湖蟹、海蟹，湖蟹被奉为一等，以阳澄湖、梁子湖、微山湖、固城湖产者最佳；江蟹次之，以南京产者最佳；河蟹第三，以河北、天津产者最佳；海蟹最次，南北海域均有出产，渤海湾不仅产量大，而且质量上乘。还有沟蟹、溪蟹，品质差，不堪食用。螃蟹四季均有上市，农历8—9月为盛产期，中秋、国庆前后为吃螃蟹的最佳时节。海蟹与淡水蟹稍有区别，盛产期在公历3—5月和9—10月。

性味	味咸，性寒
归经	入肝、胃经
功能主治	清热解毒，补骨填髓，养筋接骨，活血祛瘀，利湿退黄，利肢节

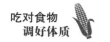
适用范围

一般人群均可食用。

1. 尤其适宜跌打损伤、筋断骨碎、瘀血肿痛、黄疸、产妇胎盘残留者食用。

2. 脾胃虚寒、大便溏薄、外感风寒、肝胆疾病、心血管疾病、瘙痒性皮肤病、妇女痛经或月经过多、痛风、过敏、孕妇忌食。

注意事项

《饮食须知》："多食动风发霍乱，风疾人不可食；妊妇食之损胎，令子头短及横生；不可同橘、枣、荆芥食，同柿食令成冷积腹痛，服木香汁可解。"

《随息居饮食谱》："多食发风，积冷；孕妇及中气虚寒、时感未清、痰嗽便泻者，均忌；反荆芥，又忌与柿食，误犯则腹痛吐利。"

选购事宜

1. 挑选螃蟹以背壳黑绿光泽、肚脐凸出、螯足上绒毛丛生、活动敏捷、手感沉实者为佳，死蟹不堪食用，弃之为宜。

2. 雌蟹脐甲宽而圆，雄蟹脐甲窄而长，农历八九月间以选择雌蟹为佳，九月过后又以雄蟹最好。

3. 阳澄湖大闸蟹有几大特点：蟹壳青灰、平滑光泽，肚脐、夹子晶莹洁白、无黑斑，螯足绒毛长而黄、根根挺拔，蟹爪金黄、坚挺有力。

食用建议

1. 螃蟹适宜蒸、炸或煮，也可用于制作小吃点心，宜配上紫苏叶、生姜或醋汁烹制，以解蟹毒及寒性。

2. 买回的螃蟹不忙冲洗，放入干净的缸、坛里，用糙米、黑芝麻，敲两个鸡蛋拌匀覆盖蟹盖，用棉布封住缸口，避光养3天左右取出，再洗净烹制。由于螃蟹吸收了米、芝麻及鸡蛋中的营养，更加壮实丰满，吃起来也更肥鲜香美。

3. 蒸煮螃蟹宜冷水下锅，最好绑住，以防掉腿、流黄，食用时去掉鳃、沙包及内脏。

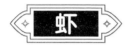

虾有淡水虾和海水虾之分，常见的淡水虾有青虾、小龙虾和草虾，生长在江、河、湖泊等淡水水域。青虾分布广泛，南北均有，以白洋淀、太湖、微山湖产者最为著名；小龙虾主要分布在长江中下游地区，草虾亦有广泛养殖；海虾则有对虾、龙虾、琵琶虾等种类，对虾即明虾，为我国特产，主产于长江出海口以北各海域，龙虾又称中国龙虾，主产于长江出海口以南海域，以海南岛及西沙群岛最多。无论何种虾，四季均可捕捞，夏、秋两季为最适宜消费季节。虾肉含有丰富的蛋白质，及钙、磷、铁等矿物质，肉质肥嫩鲜美、营养丰富，而且没有骨刺和腥味，具有很高的食用价值。

性味	味甘，性温
归经	入肝、肾经
功能主治	补肾壮阳，养血通乳，益气通络，化瘀解毒，开胃化痰

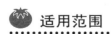 适用范围

一般人群均可食用。

1. 尤其适宜肾虚阳痿、男性不育症、乳汁不通、腰脚无力、心血管疾

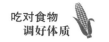

病及中老年人食用。

2. 久病宿疾、过敏、疮疡疥癣者忌食，孕妇不宜多食。

🍅 注意事项

《饮食须知》："多食动风助火，发疮疾，有病患及患冷积者勿食；小儿食之，令脚弱；……勿与鹿肉、猪肉、鸡肉同食；妊妇食之，令子难产。"

🍅 选购事宜

1. 一般来说，购买鲜虾以虾体完整、活动敏捷的活虾为最好，虾体完整、体表干燥洁净、甲壳密集且清晰鲜明、肌肉紧实、身体有弹性者次之，肉质疏松、颜色泛红、闻之有腥味者不宜购买。

2. 鉴别野生海虾与养殖海虾：野生海虾须短、"虾柁"短、齿钝、质地坚硬，而养殖海虾的须子较长、"虾柁"长、齿锐、质地较软。

3. 购买虾干或虾米以肉质丰厚紧实、质地干燥、无霉变、无异味者为好，无添加色素的虾米外皮微红、肉质黄白，而染色虾米皮肉呈一致的红色。

🍅 食用建议

1. 虾的烹饪方法很多，视其大小而定，可用于烧、炒、炸、蒸、煮汤或制作虾饺等，小如虾米者适宜作为配菜，与其他食材一同烹制。

2. 烹制前宜去掉虾包和虾线，及头部的长刺，龙虾还要放尿，以去除异味。

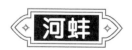

河蚌又名河歪、河蛤蜊、鸟贝，是一种普通的贝壳类水生动物，常见

有角背无齿蚌、褶纹冠蚌、三角帆蚌等，我国大部分地区的江河、湖泊均有出产。河蚌可用于蓄养珍珠，外壳供药用，肉质富含蛋白质、脂肪、矿物质等营养成分，脆嫩鲜香，是筵席佳肴。

性味	味甘、咸，性寒
归经	入肝、肾经
功能主治	止渴除热，明目除湿，解酒毒

适用范围

一般人群均可食用。

1. 尤其适宜阴虚内热、烦热口渴、眼涩目赤、妇女虚劳、血崩带下、痔瘘、甲亢、湿疹、高血压、高脂血症、红斑狼疮、胆囊疾病、泌尿系疾病患者食用。

2. 脾胃虚寒、腹泻便溏者忌食。

注意事项

《本草衍义》："多食，发风动冷气。"

选购事宜

鲜河蚌壳盖紧密关闭，不易掰开，无异常臭味，撬开蚌壳，内部颜色光亮，肉质呈白色；如蚌壳关闭不紧，用手一掰就开，且有腥臭味，肉色灰黯，则是死河蚌，不能食用。

食用建议

1. 河蚌适宜烧、烹或炖，本身鲜味十足，不宜再加鸡精或味精，盐放

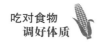
少量即可。

2. 河蚌为水底层生物，宜高温烹制熟透后食用，以免感染寄生虫或病毒；其外壳内层可作药用，功能与珍珠相似，具有清热解毒、镇静安神、平肝潜阳、消炎生肌、止咳化痰、止痢消积的作用。

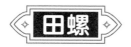

田螺泛指田螺科的软体动物，生长于湖泊、河流、沼泽及水田等处，常见有中国圆田螺、中华圆田螺，我国大部地区均有分布，夏、秋季节捕捞。田螺的食用部分为肉质足，肉质丰腴细腻、味道鲜美，富含蛋白质及人体必需的氨基酸和微量元素，素有"盘中明珠"的美誉。

性味	味甘、咸，性大寒
归经	入肝、脾、膀胱经
功能主治	清热止渴，利尿解毒

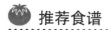 推荐食谱

田螺粥

原料：田螺肉50克（鲜挑或灌装均可）、糯米100克，猪油、盐各适量。

做法：糯米洗净放入锅中，加入适量清水，中火煮至六成熟时放入田螺肉，煮至粥成即可，可加入适量猪油、盐调味。

养生功效：清热益胃、利尿止渴，适宜消渴饮水、小便数多者食用。

🍅 适用范围

一般人群均可食用。

1. 适宜小便赤涩、脚气浮肿、目赤肿痛、黄疸、消渴、痔疮者食用。

2. 脾胃虚寒、便溏腹泻、妇女经期或产后者忌食。

🍅 注意事项

《本经逢原》："过食，令人腹痛泄泻，急磨木香酒解之。"

王孟英："多食寒中，脾虚者忌。"

🍅 选购事宜

1. 购买时以挑选个大、体圆、壳薄的活田螺为佳，其壳淡青无破损，掩片完整紧缩，无肉或汁液溢出，手感较为沉实，用手指轻压掩盖，有弹性者是活田螺，否则就是死螺。

2. 雌田螺由于蓄积了更多营养，肉较雄田螺更鲜美，但一般很难区分，只有在安静时，田螺触角伸出，左右大小相同者为雌螺，雄螺右触角短而粗，末端弯曲。

🍅 食用建议

1. 田螺最常见的吃法是整个炒熟，然后吸吮或挑食，也可挑出生肉用于炒、炖或煮汤。炒田螺配以紫苏叶、豆豉、姜、辣椒及白糖和黄酒，不仅能降低田螺的寒性，而且滋味鲜美。

2. 买回的田螺先在清水里蓄养，待其吐尽肚内污物，用小钳子夹去尾部，洗净即可烹制，一定要烹制熟透方能食用，以免感染寄生虫。

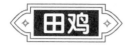

田鸡即青蛙，因肉质细嫩似鸡肉，故名田鸡。我国分布广泛，主要生长在沼泽、水田等水源丰富的湿地地区，春季、夏季和初秋较为活跃，冬季藏匿越冬。田鸡肉含有丰富的蛋白质、糖类和少量脂肪，肉味鲜美，食用来源主要为人工养殖。田鸡以捕食害虫为生，能保护农作物，而且是国家三级保护动物，因此，请不要到田间捕食田鸡。

性味	味甘，性凉
归经	入肺、脾经
功能主治	利水消肿，清热解毒，补虚益胃

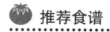 推荐食谱

田鸡粥

原料：田鸡肉50克、粳米50克，生姜、胡椒粉、猪油、盐各适量。

做法：①田鸡肉洗净，切块备用。②粳米淘洗干净，放入锅中，加入适量清水，中火煮至五成熟时加入田鸡肉及生姜，继续煮至粥成，加入猪油、胡椒粉、盐稍煮即可。

养生功效：滋养补虚、益胃和中，适宜身体虚弱、食欲不振、小儿疳积羸瘦者食用。

 适用范围

一般人群均可食用。

1. 适宜小便不利、水臌浮肿、脐肠腹痛、虚劳烦热、热疮、小儿疳疾、低蛋白血症、神经衰弱者食用。

2. 脾胃虚寒、大便溏泄、痰湿内盛、外感咳嗽者忌食。

注意事项

《饮食须知》："妊妇食之，令子声哑寿夭；小蛙食多，令人尿闭，脐下酸痛。"

选购事宜

请自觉选择人工养殖的田鸡，以个大、活动敏捷的活田鸡为佳。

食用建议

田鸡肉味鲜美，胜似鸡肉，用于炒、烧、煮粥或火锅均可，一定要熟透后食用，以免感染寄生虫。

甲鱼

甲鱼即鳖，又名团鱼、王八，我国南北均有分布，多生长在江河、湖泊、池沼中。我国现存有斑鳖、山瑞鳖、珍珠鳖、中华鳖，其中斑鳖为国家一级保护动物，濒临绝种；山瑞鳖为国家二级保护动物；珍珠鳖是从美国引进的品种，在广东、广西有人工养殖；中华鳖为最常见的土生品种，除新疆、西藏、青海等西部地区之外，各省均有出产，以湖南、湖北、江苏等长江中下游省份产量最高。甲鱼药食两用，来源为中华鳖和人工养殖的珍珠鳖，四季均可捕捞，秋、冬两季为最佳。甲鱼富含蛋白质及多种维生素、矿物质和微量元素，素为滋补珍品，而且肉味鲜美，具有鸡、鹿、牛、羊、猪5种肉的美味，故又有"美食五味肉"之称。

性味	味甘，性平
归经	入肝、肾经
功能主治	滋阴凉血，补中益气，退热除蒸，散结消痞

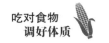

推荐食谱

山药桂圆炖甲鱼

原料：山药（干）30克、桂圆肉20克、甲鱼1只。

做法：甲鱼宰杀，去除内脏洗净，连甲带肉与山药、桂圆一同放入锅中，加入适量清水，小火慢炖2小时，至甲鱼烂熟即可，食肉喝汤。

养生功效：滋阴补虚、退热散结，适宜结核病低热、癥瘕阴虚者食用。

适用范围

一般人群均可食用。

1. 尤其适宜肝肾阴虚、骨蒸劳热、体质虚弱、营养不良、干燥综合征、低蛋白血症、高血压、各类型癌症及放化疗后者食用。

2. 脾胃虚寒、痰食壅盛、食少便溏、孕妇或产后虚寒及肝炎、胆囊炎、胃溃疡等消化系统疾病者忌食。

注意事项

《饮食须知》："同猪、兔、鸭肉食，损人；同芥子食，生恶疮；同苋菜食，令腹中成肉鳖，害人；不可同桃子、鸭子、鸡子食；……妊妇食之，令子短项；薄荷煮鳖能害人。"

选购事宜

1. 甲鱼需选活的，以动作敏捷、裙边厚而上翘、腹部光泽、肌肉肥厚、无伤病者为好，"甲鱼大则老，小则腥"，以选择中等大小为好，尤以500克左右的母甲鱼为佳。母甲鱼体厚尾短、甲裙厚、肉肥味美，公甲鱼则体薄尾长、品质稍次。

2. 鉴别珍珠鳖和中华鳖：珍珠鳖椭圆形，颜色金黄光亮，背甲有珍珠样的斑点，头部较小；而中华鳖头部粗大，背甲黯绿色或黄褐色、无鲜明的淡色斑点。

🍅 食用建议

1. 甲鱼蒸煮、清炖最佳，香味浓郁、营养滋补，背甲四周柔软下垂部分称"裙边"，含有丰富的胶质蛋白，口味浓濡鲜香，是甲鱼周身最鲜、最嫩、最好吃的部分。甲鱼肉与羊肉同蒸，既无腥味又无膻味，是国宴上的一道名菜，与乌鸡炖汤，便是名肴"霸王别姬"。

2. 甲鱼胆汁不苦，加少量水用于涂擦甲鱼肉，然后清洗，可去除甲鱼肉的腥味。其黄油腥味异常，宜去除干净。煎煮过后的鳖甲药用价值降低，不必再留用。

八爪鱼

八爪鱼即章鱼，因有八只肉质腕足，故名八爪鱼，品种多，我国沿海均有分布，常见有真蛸、长蛸和短蛸，真蛸主要分布在东南沿海，而短蛸则在北方沿海较多，渔期分春秋两季。八爪鱼全身无骨刺，富含蛋白质、矿物质等营养元素，并含有重要的保健因子天然牛磺酸，不仅是美味的海鲜菜肴，也是食疗进补佳品。

性味	味甘、咸，性平
归经	入肝、肾经
功能主治	益气养血，收敛生肌

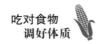

推荐食谱

章鱼花生猪蹄汤

原料：章鱼干100克、花生100克、猪蹄300克，生姜、盐各适量。

做法：①猪蹄洗净，砍成块，入沸水中稍烫，捞起沥干；章鱼干用温开水浸20分钟，洗净切块；花生洗净，生姜拍破。②猪蹄、章鱼肉、花生和生姜一同放入锅中，加入适量清水，大火烧开，转小火煲煮2小时，至花生、猪蹄烂熟，加盐调味即可。

养生功效：补血催乳、益气养颜，适宜产后缺乳及体质虚弱者食用。

适用范围

一般人群均可食用。

1. 尤其适宜体质虚弱、气血不足、营养不良、产后缺乳、疮疡久溃不愈者食用。

2. 脾胃虚寒、大便溏薄者不宜多食。

注意事项

《泉州本草》："有荨麻疹史者不宜服。"

选购事宜

八爪鱼是海洋生物，不耐贮运，只有在沿海城市的市场才有鲜活的八爪鱼销售，大部分地区只有冰冻八爪鱼和鱼干销售。购买时宜挑选肥大粗壮的，干品要求体型完整、紧实粗壮、体色柿红或棕红、被覆白霜、身干味清香，色泽紫红而黯者品质较次。

🍅 食用建议

八爪鱼用于煮、炖、炒均可，也可煮熟后凉拌，与猪蹄、花生、红枣一起炖食，对产后缺乳者效果更好，性凉，因此宜配生姜以降低其凉性。

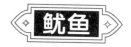

鱿鱼是中国枪乌贼的俗称，体呈圆锥形，生有10条触足，乍看与八爪鱼相似，我国主产于福建、台湾、广东、广西近海，渔期主要为春、夏两季。肉质富含蛋白质、矿物质及硒、碘、锰、铜等微量元素，有很高的的营养价值，丰富的钙、磷、铁含量尤其有利于青少年骨骼生长。

性味	味酸，性平
归经	入肝、肾经
功能主治	益气强志，滋阴养颜，活血通经

🍅 适用范围

一般人群均可食用。

1. 尤其适宜精血亏损、头晕耳鸣、遗精早泄、老年痴呆及妇女食用。

2. 脾胃虚寒、心血管病、肝病、湿疹、荨麻疹者忌食。

🍅 注意事项

《饮食须知》："多食动风气。"

🍅 选购事宜

1. 市场上常见的鱿鱼有两种，一种躯干肥大，别名"枪乌贼"，一

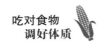

种躯干细长，别名"柔鱼"，小"柔鱼"又叫"小管仔"。鲜鱿鱼鱼身完整、色白泛光、鱼膜紧实有弹性，拉扯不宜撕断。

2. 优质鱿鱼干体型完整、鱼身柔软、肉质肥厚、略被白霜、微透红色、无霉点，嫩鱼色泽淡黄透明、较薄，老鱼色泽紫红、体型较大；颜色纯白或赤黄略带黑，以及有霉点者不宜购买。

🍅 食用建议

鱿鱼爆、炒、烧、煮汤均可，铁板鱿鱼尤其普遍，生鱿鱼含有一种多肽成分，必须熟透食用，以免导致胃肠功能紊乱。

带鱼

带鱼又名白带鱼、牙带鱼，鱼体长扁呈带状，分布广泛，居海产鱼类首位，我国沿海地区均有出产，以东海产量最大，舟山产者最佳，每年11—12月为盛产期。带鱼富含蛋白质和脂肪，肉肥刺少，味道鲜美，鲜食、腌制、冷冻均可。

性味	味甘，性温
归经	入肝、胃经
功能主治	补虚暖胃，养肝泽肤，杀虫去风

🍅 适用范围

一般人群均能食用。

1. 尤其适宜久病体虚、食少羸瘦、血虚头晕、皮肤干燥、营养不良者食用。

2. 痈疽疮疡、湿疹、荨麻疹、淋巴结结核、支气管哮喘、红斑狼疮、癌症者忌食。

🍅 注意事项

《随息居饮食谱》："发疥动风，病人忌食。"

🍅 选购事宜

带鱼可分3类：用钩钩钓的带鱼称钓带，体型完整，鱼体坚硬不弯，体大鲜肥，品质最好；用网具捕捞的称网带，体型完整，大小不均，品质中等；小带鱼称毛刀，鱼体损坏严重，刺多肉少，质量最差。无论哪种均以鱼身银灰光泽、眼球饱满、角膜透明、鱼体宽厚富有弹性者为佳，鱼体发黄、光泽较差、有黏液、鳃黑、破肚者质量差，慎重购买。

🍅 食用建议

带鱼腥味较重，适宜红烧或糖醋。

鲍鱼

鲍鱼实际上是海产贝类，形似耳朵，又叫"海耳"，其肉质柔嫩细滑，滋味极其鲜美，营养丰富，滋补不燥，自古名列"鲍、参、翅、肚"四珍之首，其外壳即石决明，主供药用。全世界约有90种鲍，遍布太平洋、大西洋和印度洋，我国渤海湾主产皱纹盘鲍，东南沿海主产杂色鲍，西沙群岛主产半纹鲍和羊鲍，产期分春秋两季，产量少，因此价格昂贵。

性味	味甘、咸，性平
归经	入肝经
功能主治	养血益精，柔肝明目，滋阴清热

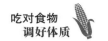

推荐食谱

参杞鲍鱼汤

原料：花旗参片10克、枸杞10克、鲍鱼干50克、瘦猪肉250克，生姜、盐各适量。

做法：①鲍鱼干洗净，上笼蒸5小时，取出切片；瘦猪肉洗净切小块，入沸水汆烫，捞起沥干；生姜拍破。②猪肉、鲍鱼干、生姜、花旗参、枸杞放入锅中，加入适量清水，大火烧开，转小火继续煲煮40分钟，加盐调味即可。

养生功效：滋阴益气、养血益精，适宜气血虚弱、阳痿遗精者食用，亦是冬春季节的养生佳肴。

适用范围

一般人群均可食用。

1. 尤其适宜肝血亏虚、气虚咳喘、阳痿遗精、夜尿频多患者食用。

2. 外感发热、阴虚咽痛、顽癣痼疾、痛风者忌食。

注意事项

鲍鱼忌与鸡肉、牛肝同食。

选购事宜

1. 新鲜鲍鱼肉质呈米黄色或浅棕色，体型完整富有光泽，肉厚饱满，触碰可见收缩，以个大、椭圆者为佳，颜色灰黯或褐紫、无光泽者不宜购买。

2. 鲍鱼干以呈卵圆形的元宝锭状、边上有花带一环、中间凸出、体型完整、无杂质、干燥、味淡者为上品。市售有紫鲍、明鲍、灰鲍3种，紫鲍呈紫色、个大光泽、质量最好，明鲍个大、色泽发黄、质量稍次，灰鲍个小、色泽灰黑、质量较差。

🍅 食用建议

鲍鱼可用于烧、蒸、烩等，蒸鲜鲍鱼时时间不宜太长也不宜太短，太长肉质变硬，太短则没有熟透，以大火蒸3分钟为宜。未熟透的鲍鱼不宜食用，以免引起不适。

牡蛎

牡蛎即生蚝，生长在温、热带海洋中，以法国沿海所产亚洲长牡蛎最为闻名，我国常见有近江牡蛎、长牡蛎和大连湾牡蛎，近江牡蛎和长牡蛎我国从南至北的沿海地区均有出产，大连湾牡蛎则主要分布于北方沿海，四季均有，每年5—6月为最佳消费季节。牡蛎外壳形状极不规则，肉质肥美爽滑、味道鲜美，富含蛋白质、脂肪、肝糖、牛磺酸及多种维生素和矿物质，营养丰富，素有"海底牛奶"之美称。

性味	味甘，性温
归经	入肝、心、肾经
功能主治	滋阴养血，养心安神，补虚损，解丹毒

🍅 推荐食谱

蛎黄汤

原料：生牡蛎5个、瘦猪肉100克，生姜、盐各适量。

做法：①牡蛎取肉洗净切片，瘦猪肉洗净切片，生姜切丝。②锅中

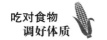

加入适量清水，放入姜丝，大火烧开，放入牡蛎、猪肉煮熟，加盐调味即可，食肉喝汤。

养生功效：滋阴养血、安神补虚，适宜阴血虚亏、崩漏失血、体虚食少、营养不良者食用。

适用范围

一般人群均可食用。

1. 尤其适宜虚损痨瘵、阴虚血亏、失眠心悸、体质虚弱、瘰疬、更年期综合征、心血管疾病、糖尿病及癌症患者食用。

2. 脾胃虚寒、腹泻便溏者不宜多食，急慢性皮肤病患者忌食。

注意事项

《本草纲目》："（壳）恶麻黄、辛夷、吴茱萸。"

牡蛎肉忌与糖、啤酒同食。

选购事宜

长牡蛎呈长条形，鳞片坚厚呈层状，断面洁白，味微咸；近江牡蛎多呈类圆形或卵圆形，鳞片层层相叠呈环状；大连湾牡蛎则为类三角形，鳞片稍坚呈水波状。购买牡蛎时宜挑选完整坚实、外壳完全封闭者，外壳已开者不宜购买。

食用建议

牡蛎肉质细嫩、鲜味突出，蒸、煮、烧、烤均可，也可生吃，但一般不推荐，食用时配上老白干，味道更臻鲜美。煮熟后不能张开的牡蛎不能食用。

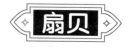

扇贝为海产贝类，种类较多，广泛分布于世界各海域，我国已发现45种，常见的有北方的栉孔扇贝和南方的华贵栉孔扇贝及长肋日月贝。扇贝的食用部分为壳内肌肉，肉质洁白细嫩、味道鲜美，富含蛋白质、核黄素及钙、磷、铁等矿物质，营养丰富，制干后称"干贝"或"瑶柱"，为著名的海产八珍之一。扇贝因富含谷氨酸钠，味道极鲜，而且腥味较鲜贝大减，故此古人有"食后三日，犹觉鸡虾乏味"之说。

性味	味甘、咸，性平
归经	入肝、肾经
功能主治	滋阴补肾，调中下气，利五脏

食谱推荐

干贝冬瓜排骨汤

原料：干贝25克、冬瓜150克、排骨300克，生姜、盐各适量。

做法：①排骨洗净，砍成块，入沸水中焯一下，捞起沥干；冬瓜洗净切块，干贝洗净沥干，生姜洗净拍破。②排骨、生姜放入锅中，加入适量清水，大火煮开，撇沫，放入干贝，转小火煲煮1个半小时，放入冬瓜，继续煲煮半小时，加盐调味即可。

养生功效：滋阴益胃、益精补血，适宜体质虚弱、气血不足、食欲不振者食用。

适用范围

一般人群均可食用。

1. 尤其适宜脾胃虚弱、五脏亏损、气血不足、虚劳咳血、夜尿频多、

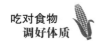

营养不良、食欲不振、心血管疾病、癌症、糖尿病患者食用。

2.脾胃虚寒、痛风及宿疾者忌食。

注意事项

扇贝及其制品忌与啤酒同食。

选购事宜

活扇贝外壳紧闭，以大者为佳。冰冻扇贝要求外观光洁、出肉率高、肉粒大且饱满、肉色光泽无异味，干制品因产地不同质量有较大差异，日本产的江瑶柱粒大、呈棕色，属上品；大连产干贝呈黄白色、干爽而硬、气味清香，品质中等；越南产者黄色质软、盐含量较高，品质较差，也最便宜。一般来说，干贝要求颗粒完整干燥、大小均匀、坚实饱满，肉质干硬、色泽正常、被覆少量白霜，颜色变黑或白、受潮或虫咬者不宜购买。

食用建议

无论鲜贝还是干贝，均可用于蒸、炒、炸或煲汤，本身极富鲜味，不用加味精或鸡精，放少量盐即可。日本人喜欢将扇贝配寿司和生鱼片一起食用，而我国南方人更喜欢用于煲汤。

海参

海参又名海鼠、海瓜，为海产八珍之一，广泛分布于世界各海域，我国南北海域均有分布，种类较多，以刺参、乌参、乌元参、梅花参产量最多。海参肉质软嫩，富含蛋白质及多种药用保健成分，滋味腴美，风味高雅，既是珍贵的名馔佳肴，也是名贵的中药材，具有补肾益精、提高记忆力、延缓衰老等作用。

性味	味甘、咸，性温
归经	入肾、脾、肺经
功能主治	补肾益精，养血润燥，调经养胎

🍅 推荐食谱

海参羊肉汤

原料：海参50克、羊肉250克，生姜、盐各适量。

做法：①海参用温水泡软，剪开参体，去除内脏，洗净切小块；羊肉洗净，去血水，切块；生姜洗净切片。②海参、羊肉、生姜放入锅中，加入适量清水，大火煮开，转小火煮至羊肉、海参熟透，加盐调味即可。

养生功效：温肾益阳、补血益精，适宜阳痿不举、倦怠乏力、四肢不温及产后虚寒者食用。

🍅 适用范围

一般人群均可食用。

1. 尤其适宜精血亏损、虚弱劳怯、阳痿梦遗、肠燥便秘、产后体虚、记忆力减退、小便频数、神经衰弱、心血管疾病、癌症、糖尿病患者食用。

2. 痰湿体质、脾胃虚弱、伤风感冒、咳嗽痰多、类风湿、痛风、细菌性痢疾、急性肠炎及过敏者不宜食用。

🍅 注意事项

《饮食须知》：“患泄泻痢下者勿食。”

《随息居饮食谱》：“脾弱不运，痰多便滑，客邪未尽者，均不可食。”

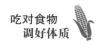

选购事宜

1. 海参有刺参和光参两类，刺参又分为普通刺参、中级刺参、珍品刺参。普通刺参一般是四排刺、且不规则、分布较乱，中级刺参也是四排刺、但刺尖长且排列整齐，珍品刺参一般是五排刺、刺尖长、排列整齐。光参表面光滑无肉刺或有疣状突起，品质次于刺参。

2. 无论鲜海参还是干海参，均以个大完整、肉厚皮薄、色泽纯正、体内无沙者为佳，野生海参背刺及底足均粗壮，肉质厚实有弹性，养殖海参因活动较少，背刺及底足均较细长，肉质松软弹性差，品质较野生海参差很多。

食用建议

海参适宜烧、炒、烩、炖等，与火腿、猪肉、羊肉等搭配，不仅营养美味，滋补作用也更强。泡发海参不宜沾油，也不宜久存。

海蜇

海蜇即水母，分布广泛，我国南北海域均有产，以浙江沿海产量最多。海蜇常年生活在海底，每年8—9月间成群浮游于海面时捕捞，刚捕捞的新鲜海蜇含有有毒成分，不能食用，需经石灰、明矾浸渍3次，榨干其中水分，才能用于制作美味菜肴。

性味	味甘、咸，性平
归经	入肝、肾、肺经
功能主治	清热平肝，化痰消积，润肠行瘀

推荐食谱

雪羹汤

原料：海蜇50克、荸荠100克。

做法：海蜇用温水泡发，洗净切碎，荸荠去皮洗净，一同放入锅中，加入适量清水，大火煮开，转小火煲煮1小时即可。

养生功效：清热化痰、消积润肠，适宜饮食积滞、消化不良、大便秘结、阴虚痰热者食用。

适用范围

一般人群均可食用。

1. 尤其适宜阴虚燥热、痰热咳嗽、食积痞胀、大便燥结、酒后烦渴、急慢性支气管炎、高血压患者食用。

2. 脾胃虚寒、过敏者忌食。

注意事项

《本草求原》："脾胃寒弱，勿食。"

《本草求真》："海参忌白糖，同淹则随即消化而不能以久藏。"

选购事宜

1. 海蜇越陈质感越脆嫩，表面有结晶盐粒；新海蜇潮湿柔嫩、色泽新鲜发亮、无结晶状盐粒或矾质。风干的海蜇变老质韧，不宜购买。

2. 海蜇皮以体型完整、色白或淡黄、有光泽、肉质坚韧、无红斑及泥沙、无腥亦无臭者为佳， 海蜇头则以肉层完整坚实、色泽红棕、不易破裂、无异味者为好。

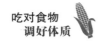
🍅 **食用建议**

海蜇适宜煮、炒或凉拌，凉拌时切成细丝，加入陈醋、蒜泥、香菜、香油，口感软滑弹润，酷似凉粉，是最常见、最简单的食用方式。

海带

海带是海藻类植物，因其柔韧似带而得名，主要分布在北太平洋海域，我国人工养殖已推广到浙江、福建、广东等沿海地区，5月中旬至7月上旬采收。海带长2~4米，叶片宽厚，富含碘、钙等矿物质元素及纤维素，素有"海上之蔬"、"含碘冠军"的美誉，对缺碘引起的甲状腺肿大有良好疗效，尤其适宜推广至西部缺碘地区，以预防缺碘引起的各种疾病。

性味	味咸，性寒
归经	入肝、胃、肾、肺经
功能主治	清热软坚，化痰利水，祛湿止痒

🍅 **推荐食谱**

海带冬瓜苡米汤

原料：生海带50克、冬瓜100克、薏米15克，盐或白糖适量。

做法：①海带、冬瓜分别洗净切块，薏米洗净。②薏米、海带放入锅中，加入适量清水，大火煮开，转小火煲煮30分钟，放入冬瓜，继续煲煮20分钟即可，加入少量盐或白糖调味。

养生功效：健脾利湿、清暑解热，适宜夏月暑热烦渴、小便不利及高血压、高脂血症患者食用。

适用范围

一般人群均可食用。

1. 尤其适宜瘰疬痰核、寒热瘕疝、肝硬化腹水、神经衰弱、心血管疾病及缺碘人群食用。

2. 脾胃虚寒、甲亢、孕妇及乳母忌食。

注意事项

《饮食须知》："不可与甘草同食。"

选购事宜

市场上有湿海带和干海带两种，均以颜色浓绿或深褐、叶片宽厚、无枯黄叶、光泽有弹性者为佳。干海带表面被覆白霜，又有加盐和不加盐的区别，一般以不加盐的淡海带品质更好。购买时尽量至大商场挑选具有品牌知名度并具有"QS"标识的产品，颜色鲜艳的海带不宜购买。

食用建议

海带最常见的烹饪方法是凉拌和煮汤，适宜与豆腐、豆芽、绿豆、薏米、冬瓜、排骨等搭配食用。

紫菜

紫菜属红藻，生长在浅海岩礁上，颜色有红紫、绿紫和黑紫3种，制干后均呈紫色，我国主产于辽东半岛、山东半岛及浙江、福建沿海地区，秋、冬季采收。紫菜富含蛋白质、纤维素及钙、磷、铁等矿物质，营养丰富，口味鲜美，极受人们喜爱，虽产于沿海，但制干之后已广销各地。

261

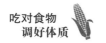
性味	味甘、咸，性寒
归经	入肺、胃经
功能主治	化痰软坚，清热利尿，补肾养心

🍅 推荐食谱

紫菜蛋花汤

原料：紫菜20克、鸡蛋2枚，香葱、香油、盐各适量。

做法：①鸡蛋敲入碗内，用筷子搅散调匀，香葱切末。②锅中加入适量清水，中火煮开，将紫菜撕散放入锅中，并用筷子搅开，稍煮，将蛋液顺着筷子倒入，煮开关火，加入香油、香葱、盐调味即可。

养生功效：清热化痰、养心利尿，适宜夏月暑热烦渴、烦热失眠、小便不利者食用。

🍅 适用范围

一般人群均可食用。

1.适宜瘿瘤结气、脚气浮肿、咽喉不利、烦热失眠、心血管疾病及缺碘人群食用。

2.脾胃虚寒、腹痛便溏、甲亢、孕妇及乳母忌食。

🍅 注意事项

《食疗本草》："多食胀人。"

《饮食须知》："多食令人发气腹痛，有冷积者食之，令吐白沫。"

选购事宜

购买紫菜以光泽滋润、色泽黑紫或紫红、柔软干燥、无泥沙杂质、大小均匀、片薄伸张、气味清香、入口鲜而不咸者为佳，建议到大商场购买具知名度并有"QS"标志的产品，质老、潮湿、异味、有杂质者不宜购买。

食用建议

紫菜可凉拌、制馅、油炸、煮汤等，煮汤最为常见，可与鸡蛋、肉类、冬菇、豌豆尖、胡萝卜等搭配食用。

第五章 水果、坚果篇

橘子

橘子又称桔子，有多个品种，以椪柑最为常见，广泛分布于我国秦岭及淮河以南地区，每年10—12月成熟采收上市。橘子含有丰富的维生素、矿物质等成分，营养丰富，色香味兼优，既可鲜食，又可加工成果汁等成品，产量居百果之首。研究发现，橘子中含有170余种植物化合物和60余种黄酮类化合物，大多数均是天然抗氧化剂，对防病保健具有良好作用，其中"诺米灵"具有很强的抗癌活性，能使致癌物质分解，阻止致癌物对

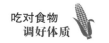
细胞核的损伤，阻断癌细胞的生长。橘子全身都是宝，皮、络、核、叶皆可入药。

性味	味甘、酸，性温
归经	入肺、胃经
功能主治	开胃理气，止渴润肺

优良品种

蜜橘　呈扁圆形，直径5~7厘米，果皮橙红或橙黄色，易剥离，中心略空，少核或无核，汁多味甜，每年11—12月成熟，分布较广，以浙江黄岩产者质佳。

红橘　呈扁圆形，中等大，单果重约100克，皮薄鲜红，易剥离，橘络丰富，果肉细嫩多汁，甜酸可口，每年11—12月成熟，主产于四川、福建等地。

沙糖橘　呈扁圆形，较小，单果重约70克，皮薄橙黄，易剥离，果肉细腻多汁，口味清甜，每年12月成熟，主产于广东德庆、四会等地。

金橘　呈圆形或卵圆形，果皮金黄平滑，皮稍厚，有许多腺点，不易剥离，味清香，可连起鲜食，或作为观赏植物栽培。

推荐食谱

番茄橘子汁

原料：番茄100克、橘子100克。

做法：番茄洗净去皮，切成小块；橘子剥出橘瓣，一同放入榨汁机中榨汁即可。

养生功效：清热生津、润肺健胃，适宜烦躁口渴、食欲不振者食用。

适用范围

一般人群均可食用。

1. 尤其适宜呕逆少食、胸膈结气、胃阴不足、口中干渴、肺热咳嗽及饮酒过度者食用。

2. 胃及十二指肠溃疡、风寒咳嗽、痰多清稀者不宜食用。

搭配宜忌

橘子+冰糖	开胸理气，润肺止咳
橘子+黑木耳	生津润肺，理气止痛

注意事项

橘子含有丰富的果酸和维生素C，服用维生素K、磺胺类药物、安体舒通、氨苯蝶啶和补钾药物时，均应忌食。

《饮食须知》："多食恋膈生痰，滞肺气；同螃蟹食，令患软痛；同獭肉食，令恶心；勿与槟榔同食。"

选购事宜

1. 未成熟的橘子呈青色，味较酸，成熟的橘子呈黄色或橙黄色，味甜，成熟度越高黄色越深，味也越甜，可根据自己的口味偏好选择。过熟的橘子可能已开始腐坏，过青的橘瓣可能没有充分发育成型，汁液不足，均不宜购买。

2. 橘子有多个品种，大小不一，一般来说，以个头中等、表皮光滑、弹性好为佳，太大的皮厚、甜度差，小的又可能长得不够好，口感较差。橘子尾部有小圆圈的比是小圆点的味更甜。

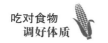
3. 挑选金橘的方法与其他橘子大致相同，以皮薄、透过皮能闻到清香的为佳，鲜金橘用手轻捏表皮会出现少许汁液，说明品质好。

🍅 食用建议

1. 吃橘子时不建议将橘瓣外的橘络扯得干干净净，因为橘络具有通络化痰、顺气活血的作用，对慢性支气管炎、冠心病、久咳引起的胸胁疼痛不舒等有一定的辅助治疗作用。

2. 鲜橘皮不宜用来泡水喝或直接食用，因为市场上买回的橘子外皮大多残留有保鲜剂和农药成分，且鲜橘皮含有较多挥发油，未经炮制，并不具备陈皮的功能。

3. 取鲜橘子一个，将顶部外皮揭开一个小洞，放入几粒冰糖，在火炉上烧熟，乘热食用，对冬月风寒感冒咳嗽、痰少而黏者有一定的辅助治疗作用。

🍅 附

陈皮 橘子成熟果实的外皮，经炮制而成，其性温味辛苦，具有理气健脾、燥湿化痰、止咳降逆等功能，《本草纲目》言"同补药则补，同泻药则泻，同升药则升，同降药则降"，且"独用则泻肺损脾""若多用久服，能损元气"，因此将陈皮当日常小吃需要慎重。

青皮 橘子未成熟果实的外皮，晾干而成，色青故名，其性温味苦辛，具疏肝破气、散结消痰之功，力量较陈皮强；常用于肝郁气滞所致的胸胁胀满、胃脘胀闷、疝气、食积、乳房作胀或结块、癥瘕等症。

橘络 橘皮内层的网状筋络，性味甘苦平，有行气通络、化痰止咳之功；可用于痰滞经络之胸胁胀痛、咳嗽咳痰或痰中带血等症。

橘核 即橘子的种子，性微温味苦平，有理气散结止痛之功，对睾丸胀痛、疝气疼痛、乳房结块胀痛、腰痛等有良效。

香蕉

　　香蕉又称甘蕉，广泛分布在热带地区，采收不受季节影响，我国主要分布在广东、海南、台湾等地，一般于夏秋季节采收。香蕉含有丰富的蛋白质、糖类、钾、磷、维生素A、维生素C和膳食纤维，营养高、热量低，传说佛祖释迦牟尼因为吃香蕉而获得智慧，故有"智慧之果"之称。德国的研究人员还发现香蕉可促进大脑分泌内啡肽，有助于改善抑郁不安等不良情绪，因此在欧洲又有"快乐水果"之说。

性味	味甘，性寒
归经	入肺、大肠经
功能主治	清热止渴，生津润肺，滑肠通便

品种类型

　　大蕉　果丛有七段至数十段不等，果长圆形，长10~20厘米，较短粗，果身直或微弯曲，棱角明显，果柄长，果肉细腻、紧实，未成熟前味涩，成熟后味甜或略带酸味，香味较淡或无，无种子或有少量种子。

　　香牙蕉　果丛一般有8~10段，有果150~200个，最多可达360个，果长圆形，长15~25厘米，果棱明显，有4~5棱，尖端渐狭，果柄短，果皮青绿色，存放熟透后变为黄色，果肉甜滑，较大蕉酥软，无种子，香味浓。

　　粉蕉　又称米蕉。果丛有14~18段，果形小而微弯，两端渐尖、饱满，果长11~13.5厘米，果皮灰绿、较薄，外表看上去好像被覆一层白色粉末，成熟后为淡黄色且易变黑，果肉乳白色，肉质嫩滑，味较甜，香气稍淡，可溶性固形物最高达28%。

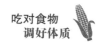
🍅 **推荐食谱**

麻仁香蕉

原料：香蕉250克、白芝麻50克、鸡蛋1个，淀粉、食用油各500克，盐、白糖各适量。

做法：①香蕉去皮切片，拍上少许干淀粉。②鸡蛋敲入碗中，加入淀粉、盐、白糖、少量水，调成糊状，放入香蕉片拌匀，然后逐片粘上白芝麻。③食用油倒入锅中烧热，放入香蕉片，炸至表皮酥脆时捞起即可。

养生功效：健胃生津、润肠通便，适宜食欲不振、大便秘结者食用，经油炸烹熟的香蕉寒凉性质减退，脾胃虚寒者也可食用。

🍅 **适用范围**

一般人群均可食用。

1. 尤其适宜口干烦躁、肺燥咳嗽、咽干喉痛、大便秘结、痔疮、大便带血、上消化道溃疡、宿醉、高血压、冠心病、动脉粥样硬化者食用。

2. 脾胃虚寒、便溏腹泻者不宜多食、生食，急慢性肾炎及肾功能不全者忌食。

🍅 **搭配相宜**

香蕉＋牛奶	生津润肠，益肺胃
香蕉＋燕麦	益胃安神，通便秘

🍅 **注意事项**

《本草纲目拾遗》："蕉种甚多，子皆甘美，以香牙蕉为第一……然食之寒气沁心，颇有邪甜之目。"

选购事宜

1. 购买香蕉要分清品种，了解它们的外形特征，根据自己的喜好挑选大蕉、香牙蕉或粉蕉，这3种蕉在外形上有明显区别，容易区分。另外，可能会碰到形似香牙蕉的芭蕉，但芭蕉只有3条棱，食用品质稍差。

2. 挑选香蕉以果形端正、均匀，整把香蕉无缺损和脱落、表面光滑、色泽鲜亮，无病斑、无创伤，果皮易剥离，果肉稍硬，捏上去不发软，口感香甜、不涩、无怪味的为佳；皮黑肉软，或果柄泛黑、枯干皱缩不宜购买。

食用建议

1. 香蕉除生吃外，也可蒸、炸、制干食用；便秘之人可于早晚给吃1根香蕉。

2. 痔疮及便后出血者，可用香蕉2个，不去皮，炖熟，连皮服用，有良效。

苹果

苹果古称柰、频婆、滔婆等，我国主要分布于华北、东北一带，夏、秋季果实成熟时采摘上市，因品种不同会稍有差异，入伏后有"伏苹果"，9月份有"红星"，而"富士"系列要10月份才能上市。苹果酸甜可口，营养丰富，含有多种维生素、矿物质、微量元素、糖类、苹果酸及芳香类化合物，不仅能益胃生津、提神解郁，还能促消化、减肥美容，几乎是现代都市女性每日必食的美容佳品。

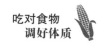
性味	味甘、酸，性凉
归经	入脾、肺经
功能主治	生津润肺，除烦解暑，开胃醒酒，止泻

🍅 优良品种

红富士 呈扁圆球形，表面光滑、蜡质多、果粉少、干净无果锈，果皮底色黄绿，果面条红或片红，果肉黄白色，肉质细密，硬度大，果汁多，味香，含糖高，酸甜适度，每年10月中旬成熟，耐储运，可储存至次年六七月份，品质佳。

秦冠 呈圆锥型，表面光亮平滑、蜡质多、果粉少，果皮厚、鲜红，底色黄绿，果肉黄白色，肉质松脆、汁多，含糖高，酸甜适口。初采时较硬、风味淡，储藏后果肉细脆，风味芳香，最好的食用期是春节期间，10月下旬成熟，耐储运。

红星 呈圆形，果肩起伏不平，表面光滑有光泽、蜡质厚、果粉较多，初上色时出现断续红条纹，随后出现红色霞，充分着色后全果深红色，并有明显的紫红粗条纹，有浅褐色或灰白色麻点，果肉淡黄色，松脆，果汁多，味香而甜，每年9月成熟上市，不耐储运。

蛇果 呈高桩形，果肩起伏不平，上色过程和外观特征与红星苹果相似，但红色更深，果肉淡黄色，肉质脆而稍粗，果汁多，味甜，有浓郁芳香，品质上等，每年9月中旬成熟，较耐贮藏，采后贮藏1~2个月后为最佳食用期。

🍅 推荐食谱

蜂蜜苹果
原料：鲜苹果500克，蜂蜜适量。

做法：苹果洗净，切成小块，去掉果核部分，装在碗内，放入蒸笼隔水蒸熟，乘热淋上蜂蜜，温服。

养生功效：益胃生津、养阴润燥，适宜胃阴不足、咽干口渴、大便秘结者食用。

适用范围

一般人群均可食用。

1. 尤其适宜婴幼儿、中老年人食用，孕妇每天吃1个苹果可减轻孕期反应。

2. 适宜烦热口渴、饮酒过度、消化不良、气滞不通、便秘、慢性腹泻、神经性结肠炎、高血压、高脂血症及肥胖者食用。

3. 急慢性肾炎、糖尿病、溃疡性结肠炎、冠心病、心肌梗死者不宜食用。脾胃虚寒及白细胞减少症、前列腺肥大者不宜生吃。

搭配相宜

苹果+蜂蜜	益胃生津，养阴润燥
苹果+枸杞	健脾益胃，生津止渴

注意事项

《饮食须知》："多食令人肺寒胪胀，凡病患食之尤甚。"

选购事宜

1. 苹果品种很多，一般来说，以挑选个大适中、果皮光洁、颜色艳丽、软硬适中、果皮无虫眼和损伤、肉质细密、酸甜适度、气味芳香者

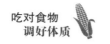
为佳。

2. 红富士以果皮颜色红艳、多条纹，果柄有同心圆者为佳；秦冠以稍软者较甜，硬而按不动者味酸；黄元帅果皮发黄，麻点越多越好，轻的比较面，重的较脆；黄香蕉以色青略黄，麻点多的为好；青苹果色青而硬者较脆，泛黄者较面。

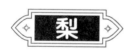 **食用建议**

1. 苹果除生食外，烹食方法也很多，如苹果馅点心、炸苹果在欧美非常普遍。

2. 苹果每天吃1~2个即可，尽量选择在下午前，饭前半小时或饭后半小时食用。苹果核中含有微量氰化物，有毒，注意不要嚼碎和吞食。

3. 成熟的苹果会释放乙烯，与其他未熟透的水果一起存放，能起到催熟的作用，还能保持土豆新鲜不烂。

◆ 梨 ◆

梨即"百果之宗"，果肉鲜嫩多汁、酸甜适口，又有"天然矿泉水"之称。我国主要分布在华北、西北、东北及长江流域各省，有白梨、沙梨、秋子梨、洋梨4种类型，又分多个亚种，多在每年8—9月果实成熟采收上市。梨富含糖类、蛋白质、脂肪及多种维生素和钙、磷、铁等矿物质，含有较多的糖分和水分，具有清热生津、润肺止咳的功效，秋季每日吃一两个梨可缓解秋燥引起的皮肤瘙痒、口鼻干燥、干咳少痰等不适。

性味	味甘、微酸，性凉
归经	入肺、胃经
功能主治	清热生津，润燥化痰，解酒

优良品种

鸭梨 呈倒卵形，顶部有鸭头状凸起，果皮黄绿色，贮藏后呈淡黄色，套袋长成者为黄白色，故又称水晶鸭梨或水晶梨。鸭梨糖度较低，清甜爽口，还能解油腻，以河北泊头、山东莱阳产者最有名。

雪花梨 常见梨中个头最大，单个重350~400克，果皮黄绿色、较粗糙、有蜡质，肉质细脆、汁多、味甜，有较强的清心润肺、生津止咳作用，以河北赵县产者最有名。

酥梨 又称贡梨，果实近圆柱形，果皮绿黄色，贮藏后呈淡黄色，套袋长成者为黄白色，肉松脆多汁，味甜微香，以新疆、山西生产者品质最好。

丰水梨 呈扁圆形，有2~3条缝合线，果皮黄褐色，套袋长成者呈金黄色、半透明，果肉细嫩多汁，味浓甜，口感极佳，是常见梨中最甜的一种，8月份成熟上市。

香梨 果实较小，呈纺锤形或倒卵圆形，果皮绿黄色，向阳面有红晕，果皮薄，果肉酥脆无渣，糖度高，香味浓，以新疆库尔勒产者品质最佳。

啤梨 啤梨是进口西洋梨品种的统称，有青啤梨、红啤梨、加州啤梨等。总的来说，刚采摘的啤梨肉质稍硬，贮藏变软后口感最佳，细腻柔软，香甜多汁，果核极小，其中以加州啤梨最甜。

推荐食谱

川贝蒸梨

原料：雪花梨1个、川贝母3克（研粉）、冰糖适量。

做法：雪花梨洗净，用小刀在顶部环切开一道大小适合的口，挖去果核部分，放入川贝母粉、冰糖，用之前削下的残片把口密封好，放在蒸笼隔水蒸熟即可，放温食用。

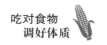
养生功效：生津润肺、化痰止咳，适宜肺部燥热、咳嗽痰黄稠、咽喉干燥者食用。

适用范围

一般人群均可食用。

1. 尤其适宜咳嗽痰稠、少痰或无痰，干咳咯血、失血伤津，热病口渴、咽干及酒后烦渴，以及慢性支气管炎、肺结核、高血压、心脏病、肝炎、肝硬化患者食用。

2. 脾虚便溏、寒痰咳嗽或风寒咳嗽、糖尿病、胃溃疡、夜尿频多者不宜食用。慢性肠炎、手脚冰凉、妇女产后、月经来潮及寒性痛经者忌食生梨。

搭配相宜

梨＋冰糖	清热生津，润肺止咳
梨＋丁香	养阴生津，益胃止呕

注意事项

《本草经疏》："肺寒咳嗽，脾家泄泻，腹痛冷积，寒痰痰饮，妇人产后，小儿痘后，胃冷呕吐，法咸忌之。"

《饮食须知》："多食令人寒中损脾，萎困金疮；乳妇产后血虚者，勿食；生食多成冷痢。"

选购事宜

1. 梨的品种较多，一般来说，以挑选带果柄、大小适中、果形端正饱满、色泽新鲜、皮薄、无虫眼和损伤、核小肉细、嚼之无渣、酸甜适度、香味浓郁者为佳。

2. 梨的底部有一个凹陷, 凹陷范围大而深者水分多, 果肉细腻; 凹陷小而浅者水分少, 果肉较粗糙, 不够甜。

食用建议

1. 梨除可生吃外, 还可榨汁、制酱、炖煮、蒸熟食用, 生吃和熟吃的作用稍有差别, "生用, 消六腑之热; 熟用, 滋五内之阴; 实火, 生用; 虚火, 蒸熟用"。

2. 冰糖蒸雪梨, 可生津止渴、润肺化痰, 是我国民间的传统食疗佳品。胃阴虚而呕逆反胃者, 可用丁香插入梨内, 火上煨熟食用。

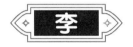

李子古称嘉应子,《本草纲目》记载有麦李、绿李、黄李、紫李、牛李、水李等多种, 现代按果皮颜色分为黄色至橙红色、绿色至黄绿色、红色至胭脂红色和红紫色4个品种群。每年5—12月陆续上市, 我国南自广东、北至黑龙江均有种植。李子饱满圆润、玲珑剔透、形态美艳、口味酸甜, 富含多种维生素、矿物质、氨基酸及抗氧化剂等成分, 不仅有改善食欲、促进消化等作用, 还可养颜美容、润滑肌肤, 堪称抗衰老、防疾病的"超级水果"。

性味	味甘、酸, 性微温
归经	入肝、肾经
功能主治	生津止渴, 清肝除热, 利水解毒

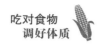

推荐食谱

李子糖水

原料：李子10枚、冰糖适量。

做法：李子洗净，与冰糖一起放入锅中，加入适量清水，先用大火煮开，转小火煮至李子开花露出果肉即可，冰镇后饮用风味更佳。

养生功效：养阴生津、润喉开音，适宜胃阴不足、暑热烦渴、音哑或失音者食用。

适用范围

一般人群均能食用。

1. 尤其适宜发热口渴、虚劳骨蒸、慢性肝炎、肝硬化、音哑或失音者食用。

2. 急、慢性胃炎，胃溃疡，IGA肾病患者，脾虚痰湿和小儿不宜食用。

搭配相宜

李子+冰糖	养阴生津，润喉开音
李子+香蕉	清热生津，活血润肠

注意事项

《滇南本草》："不可多食，损伤脾胃。"

《随息居饮食谱》："多食生痰，助湿发疟痢，脾弱者尤忌之。"

《饮食须知》："多食令人胪胀，发痰疟虚热；同蜜及雀肉、鸡肉、鸡子、鸭肉、鸭子食，损五脏；……服术人忌之；妊妇服之，子生疮疥。"

🍅 选购事宜

1. 李子品种较多，一般来说，以挑选果形圆润饱满、色泽新鲜一致、表面光滑有蜡粉、果肉结实、软硬适中、气味清香甘甜或酸甜、无虫害、无损伤者为佳。质地过硬或过软，有苦涩味者不宜购买。

2. 红肉李以果粒硕大紫黑、表皮有白色蜡粉者为佳；黄肉李以表皮亮黄、肉质软而有弹性为佳；桃接李以表皮红亮、微透明、有弹性为佳；加州李以果粒大、黯红色或紫色、富有香气为佳。

🍅 食用建议

1. 李子一次不宜食用过多，未熟透的李子不宜食用。

2. 鲜李子榨汁，与等量米酒混匀，称作驻色酒，夏日服用，可使妇女容颜美丽。

3. 《本草纲目》："（李花）苦、香、无毒，令人面泽，去粉滓黑黯。"

杨梅

杨梅又有龙睛、朱红、树梅等别名，果期6—7月，是我国特产水果之一，色泽鲜艳，酸甜适口，素有"初疑一颗值千金"的美誉，主产于长江以南各地，以浙江产者最为有名。杨梅含糖量12%~13%，含酸量为0.5%~1.1%，并富含纤维素、矿物质、维生素、氨基酸等成分，其中钙、磷、铁含量较其他水果高10多倍，具有很高的营养价值，是天然的绿色保健食品。杨梅的品种很多，可鲜食，也可腌制贮藏，《本草纲目》记载杨梅"有红、白、紫三种，红胜于白，紫胜于红，颗大而核细，盐藏、蜜

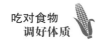

渍、糖收皆佳。"

性味	味酸、甘，性温
归经	入肺、胃、肝经
功能主治	生津止渴，涩肠止泻，和胃止呕，消食利尿，解酒

优良品种

荸荠杨梅　成熟果实呈紫黑色，果型较小，肉与核易分离，核小，可食率95.0%，含可溶性固形物12.0%，品质极佳，适宜鲜食和榨汁、罐藏加工，主产于浙江省兰溪马涧、余姚、慈溪、上虞、仙居等地，每年6月下旬成熟。

晚稻杨梅　成熟果实紫黑发亮，果型小，核小，香味浓，可食率96%，含可溶性固形物11.1%，品质佳，适宜鲜食和加工，主产于浙江省舟山皋泄，7月上旬成熟。

东魁杨梅　成熟果实呈紫红色，果型大而圆，是最大的杨梅品种，单果重可超过50克，肉柱较粗，甜酸适度，可食率92.8%，含可溶性固形物13.4%，品质上乘，适宜鲜食，主产于浙江黄岩、临海、仙居等地，每年7月上旬成熟。

水晶杨梅　又称白沙杨梅、西山白杨梅，成熟果呈白玉色，若用深红种杨梅作授粉树，则个别果面呈鲜粉红晕，果肉柔软细致、汁多，味甜微酸，风味浓，有特殊清香味，品质佳，曾是慈禧太后的贡品，主产于浙江上虞、余姚，福建龙海、漳浦等地，每年6月中旬成熟。

乌酥杨梅　是近年选出的良种，成熟果色紫黑，果稍大，单果重约16克，肉厚、质松，汁多味甜，核小，品质优良，主产于广东省汕头市潮阳区，每年6月上旬成熟。

火炭杨梅　成熟果色泽乌红，扁圆形，较大，单果重可达25克，可食率88%，品质好，适宜鲜食，主产于贵州等地。

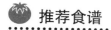 **推荐食谱**

腌杨梅

原料：鲜杨梅250克，食盐、白糖各适量。

做法：杨梅淘洗干净，放在碗内，撒入食盐、白糖，拌匀，腌制一日即可。

养生功效：生津止渴、消食止呕，适宜口干口渴或肝胃不和而呕哕、饮食不消者食用。

适用范围

一般人群均能食用。

1. 尤其适宜肝胃不和而呕哕、饮食不消、泄泻下利，及咽干口渴、食欲不振、饮酒过度、头风头痛者食用。

2. 胃及十二指肠溃疡、胃酸过多、糖尿病患者忌食。

搭配相宜

杨梅＋荸荠	生津止渴，清热解毒
杨梅＋绿豆	清热解毒，健脾开胃

注意事项

《本经逢原》："血热火旺人，不宜多食。"

《饮食须知》："多食发疮助热生痰，损齿伤筋；有火病者勿食；忌与生葱同食。"

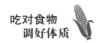

选购事宜

1. 杨梅的品种很多，有红色、紫红、紫黑、白色、青绿等不同色种，品种不同上市时间会有些许差异，风味也稍有不同，可根据自己偏好择时购买。

2. 一般来说，挑选杨梅以颗粒饱满、色泽新鲜、外有圆刺、气味清香纯正、肉质酸甜多汁、无虫、无伤者为佳；外有尖刺、有酒味者品质差，不宜购买。

食用建议

1. 杨梅酸甜爽口，可鲜食，也可腌制、绞汁食用。

2. 杨梅酒有两种做法，一种是绞汁酿制，工艺稍复杂；另一种是直接用白酒浸泡，但要讲究方法才能泡出好酒。杨梅宜选新鲜成熟、无破损的，含糖量高的品种更佳，白酒宜选45~50度的清香型大麦烧酒，杨梅与白酒比例为4∶6，酒要没过杨梅并尽量充满容器，以减少空气接触，避光保存，泡制过程中忌与铁器接触，可根据个人口味泡制前在白酒中融入冰糖、蜂蜜。

3. 杨梅清洗前不要放入冰箱，清洗时在水中放入少许盐，能促使果肉里面的虫子更快爬出。

葡萄

葡萄又名蒲桃、菩提子，分布广泛，品种很多，全世界有约8000种，国内有超过500种，大致可分为酿酒葡萄和食用葡萄两大类，我国长江流域以北各地均有分布，以新疆、甘肃、山西、河北等地产者最佳，每年8—10月成熟上市。葡萄含有丰富的糖类、矿物质、维生素、微量元素及多种具有生理功能的物质，能快速补充电解质，具有缓解疲劳、抗癌抗衰老等作用，研究还发现葡萄具有比阿司匹林更强的抗凝能力，能更有效地阻止血栓形成，预防心血管疾病发生。

性味	味甘、酸，性平
归经	入肺、脾、肾经
功能主治	补气血，益肝肾，生津液，强筋骨，止咳除烦，通利小便，安胎

优良品种

提子实际上是葡萄的一种，粤语中"提子"即是"葡萄"的意思，但被称作"提子"的葡萄具有粒大、色艳、皮薄难剥、子少或无、口感脆硬、耐储运等特点，而一般葡萄质软、汁多、易剥皮、有子、不耐储运。

巨峰葡萄　欧美杂交种，成熟果呈紫黑色或紫红色，果粉多，果穗较大，平均穗重约500克，最大可达1000克，皮肉易分离，味甜，有浓郁的草莓味，每年8月上中旬成熟。

玫瑰香葡萄　又称叫麝香葡萄，欧亚品种，未成熟时呈浅紫色，与玫瑰花瓣颜色相似，口感微酸带甜，成熟后呈紫黑色，入口有玫瑰香味，甜而不腻，中秋前后上市。

金手指葡萄　欧美杂交种，果粒长椭圆形，略呈弓状，果皮薄，可带皮吃，肉质较硬，甚至可切片，含糖量20%左右，甘甜爽口，有浓郁的冰糖味和牛奶味，每年8月上旬成熟。

红提　又名碗红、红地球，欧亚品种，果穗大而整齐，成熟果呈红色或紫红色，果皮较厚，易剥离，肉质硬而脆，细嫩多汁，口味甘甜，每年9月下旬成熟。

牛奶葡萄　又称叫白葡萄、马奶葡萄、脆葡萄，欧亚品种，是我们中国古老的优质葡萄品种之一，主要分布于中国西北、华北地区。成熟果呈黄

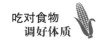
绿色，皮薄，肉脆多汁，含糖量15%左右，味甜清爽，每年9月下旬成熟。

龙眼葡萄　又称红葡萄、草龙珠，欧亚品种，曾经是我国独有品种，主要分布于华北、西北地区；成熟果呈紫红色或深玫瑰红色，果粉厚，皮薄而且透明，含糖量15%左右，果肉柔软多汁，口味甜酸，气味清香，素有"北国明珠"的美誉，每年9月下旬、10月上旬成熟。

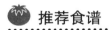 推荐食谱

人参葡萄酒

原料：鲜葡萄250克、人参30克、52度白酒1000克。

做法：葡萄洗净沥干，人参切片，放入玻璃坛（陶罐宜佳）中，倒入白酒，密封避光保存15日即可，每次饮1小杯。

养生功效：补肝肾、强腰脊，适宜肝肾虚弱、腰脊酸软、乏力者饮用。

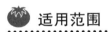 适用范围

一般人群均可适用。

1. 尤其适宜肺虚咳嗽、盗汗者，及肾炎、水肿、高血压、贫血、神经衰弱、体倦乏力、风湿性关节炎、关节疼痛、癌症患者食用，儿童、孕妇、未老先衰者适宜食用。

2. 脾胃虚寒、糖尿病、便秘患者不宜多吃。

搭配相宜

葡萄+枸杞	补肝益肾，养血明目
葡萄+红枣	生津益胃，补气养血

注意事项

《饮食须知》："多食助热，令人卒烦闷昏目。"

选购事宜

1. 葡萄品种繁多，果皮有红色、紫红、紫黑、绿色、蓝黑等不同颜色，风味、特点各异，可根据自己偏好选择购买。

2. 一般来说，挑选葡萄以大小均匀、整齐、颗粒饱满、色泽新鲜、外有白霜、枝梗新鲜牢固、气味清香纯正、口味甘甜多汁、无虫、无伤者为佳；枝梗干枯、果粉残缺、果穗稀松、有酒味者品质差，不宜购买。

3. 葡萄干常见有白葡萄干、红葡萄干两种，白者色泽白绿明亮，红者色泽紫红鲜明。一般来说，以颗粒大而均匀、肉质饱满柔软、味甜不酸不涩、无破粒、无梗子、无僵粒、无嫩子、干燥松散者为佳；粒小干瘪、色泽黯黄或黄褐、相互粘连、有破粒或梗子者不宜购买。

食用建议

1. 葡萄除可鲜食外，还可制干、榨汁、制罐头或果酱，酿酒有专用的酒用品种。

2. 用简易方法泡制葡萄酒可参考杨梅酒的简易泡制，以选择糖度高的葡萄为佳。

3. 清洗葡萄时在水中加入少量面粉，轻轻搅拌后换清水冲洗即可。

桃

桃在我国被作为福寿祥瑞的象征，素有"寿桃"、"仙桃"的美称，因其外形美观、肉质甜美，被称为"天下第一果"。全国各地均有分布，

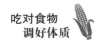
主产于华北、华中各省区。桃子营养丰富，含有糖类、蛋白质、粗纤维、矿物质及有机酸和挥发油等成分，尤其含有丰富的铁和钾，是低血钾和缺铁性贫血患者的不二选择。桃有多个品种群，其中又有很多亚种，优良品种不胜枚举。

性味	味甘、酸，性温
归经	入胃、大肠经
功能主治	养阴生津，润燥活血，消积

优良品种

水蜜桃 是毛桃中的一种，成熟果略呈球形，单个重可达300克，表面被覆绒毛，皮薄色艳，白里透红，肉细汁多，味香而甜，入口化渣，适宜生吃。有多个亚种，有早、中、晚熟3种类型，每年6—8月陆续上市。

蟠桃 外形似盘子，扁圆形，顶部凹陷，果皮深黄带红晕，汁多味甜，有"仙桃"之称，以新疆产者最佳，有多个亚种，每年8月中旬至9月上旬上市。

油桃 又名桃驳李，外表光滑似李，无毛发亮，像似涂了一层油，色泽鲜红，皮肉紧连，水分相对较少，肉质细脆，清香可口，耐储运，有多个亚种，从初夏至深秋一直有供应。

硬肉桃 又名脆桃，外形特征与水蜜桃相似，但较小，果皮黄绿有红晕，表面绒毛较少，水分少，肉质致密，口感脆硬，有清香味，上市较早，每年5月即有上市，其中南方品种与北方北方品种稍有区别，南方品种成熟晚期肉质依然坚硬，而北方品种成熟晚期肉质会变软。

黄肉桃 又名黄桃，外形特征与水蜜桃相似，绒毛少，果皮、果肉均呈金黄色至橙黄色，肉质致密而韧，粘核者多，口味甜而醇香，有多个亚种，每年7月下旬至8月上旬上市。

推荐食谱

红酒炖桃

原料：桃2个、柠檬1个、红酒250毫升，冰糖适量。

做法：桃洗净去皮，切成小瓣，摆放在锅中，切两片柠檬绞汁，与桃一起倒入红酒，放入冰糖，加入少量清水漫过桃，中火煮至桃熟透即可，可用柠檬片与薄荷装盘点缀。

养生功效：生津止渴、补益气血，尤其适宜咽干口渴、自汗盗汗、高血压患者食用。

适用范围

一般人群均可食用。

1. 尤其适宜咽干口渴、肠燥便秘、虚劳喘嗽、阳虚肾亏、自汗盗汗、肝病、水肿、疝气、女子痛经及老年体虚者食用。

2. 内热偏盛、痈疮疔疖、毛囊炎、糖尿病、胃肠功能欠佳，及老人、婴幼儿、孕妇、月经过多者慎食。

搭配相宜

桃子＋牛奶	清凉解渴，利水消肿
桃子＋冰糖	补中益气，养阴生津

注意事项

《本经逢原》："多食令人腹热作泻。"

《随息居饮食谱》："多食生热，发痈疮、疟、痢、虫疳诸患。"

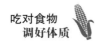

《饮食须知》："多食损脾助热，令膨胀，发疮疖；同鳖肉食，患心痛；食桃浴水，令泄泻成淋，及寒热病；……服术人忌之。"

选购事宜

1. 桃的品种很多，风味各异，可根据自身偏好购买，一般以果形端正、色泽新鲜、气味清香纯正，无虫蚀、瘢痕、损伤者为佳。

2. 水蜜桃以个大规整、白里透红者为上乘；蟠桃以大小适中、果肉肥厚、气味浓香者为佳；油桃以色红均匀、手感光滑者为好；硬肉桃以色泽均匀、硬度适中者为宜。

食用建议

1. 桃子既可鲜食，也可作脯、煎汤，食用花样很多。

2. 食用毛桃前要洗净绒毛，可在清水中加入少量食用碱，稍浸泡，有助脱毛。

橙

橙又称香橙、甜橙，是柚子与橘子的杂交品种，起源于东南亚，目前全世界及我国长江以南地区已有广泛分布，而且已发展出多个品种，大多在深秋和冬天上市，但已有春夏成熟的夏橙问世。橙子富含维生素C、钙、磷、胡萝卜素、柠檬酸、橙皮苷以及醛、醇、烯类等物质，具有很高的营养价值。研究发现每天适当饮用橙汁，可增加体内高密度脂蛋白的含量，有利于预防心血管疾病；橙子特有的清香味还能缓解女性的紧张情绪，是深受女性喜爱的"疗疾佳果"。

性味	味甘、酸，性凉
归经	入肺、胃、肝经
功能主治	生津止渴，宽胸利气，开胃醒酒，解鱼蟹毒

优良品种

冰糖橙 果实近圆形，橙红色，果皮光滑，单果重约150克，含糖多，果肉多汁，少核，味甜清香，每年11月中上旬成熟上市，主产于湖南麻阳、永兴等地产者佳。

脐橙 果近圆形或椭圆形，橙色或橙红色，果皮光滑易剥，果顶有大小不一的脐，果瓣分瓣，肉质脆嫩，入口化渣，无核，味甜清香，每年11月中下旬成熟上市，主产于江西、湖南等省区。

黄果 即普通甜橙，果实圆形或长圆形，果皮较韧而滑，难剥，呈淡黄、橙黄色，果肉质嫩多汁，味甜微酸，有香味，每年10月底、11月初上市，主产于贵州兴义等地。

血橙 属脐橙的一种，外形与脐橙相似，果皮红色或橙色，有明亮的红色条纹，果肉及果汁呈紫红色或黯红色，肉质细嫩多汁，有特殊香味，晚熟，国内有少量种植。

推荐食谱

甜橙米酒汁

原料：鲜甜橙2个、米酒2汤匙。

做法：甜橙洗净，切成小瓣，去核，连皮榨汁，加入米酒调匀即可。

养生功效：理气消肿、通乳止痛，适宜急性乳腺炎早期、乳房肿痛、乳汁不通者饮用。

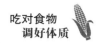
适用范围

一般人群均可食用。

1. 尤其适宜食欲不振、胸膈满闷、恶心欲吐、腹胀作痛、便溏泄泻、高血压、脂血症、胆囊炎及饮酒过多或宿醉者食用。

2. 气虚发热者及糖尿病、溃疡病、胃酸过多者忌食。

搭配相宜

橙子＋黄酒	理气消肿，通乳止痛
橙子＋蜂蜜	和胃消食，降逆止呕

注意事项

《本经逢原》："痁疟寒热禁食。"

《本草纲目拾遗》："气虚瘰疬者勿服。"

《饮食须知》："多食伤肝气，发虚热；同猨（水獭）肉食，发头旋恶心。"

选购事宜

1. 橙子的品种多，颜色有橙色、橙红、淡黄不等，一般以着色均匀、色泽新鲜、中等大小、果皮光滑、清香外溢、弹性好者为佳。

2. 脐橙的底部一般有一个圆圈，内有突出的"脐"，但也有无圈无"脐"的脐橙，有圈有"脐"者味甜汁多，无圈无"脐"者品位稍差。

3. 橙子的表面要干净光洁，但并不是越光滑越好，尤其是进口橙子，若是非常光滑，说明可能经过"美容"处理，用纸巾擦拭会有脱色现象。

食用建议

1. 橙子适宜鲜食或榨汁饮用，也可做成果冻、果酱，橙汁用于糕点或菜肴的调味，口味酸甜，清香可口。

2. 橙子连皮与白糖或生姜、甘草、檀香做饼，宽胸理气、和中开胃、生津止渴的作用更佳，可用于胸闷脘胀、咳嗽咯痰、恶心食少及醉酒等病症。

3. 吃橙子时先将橙子烘热，皮肉更易分离。

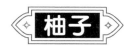

柚子又名文旦、香抛、臭橙，我国长江以南各省区广泛种植，每年9—11月成熟上市。柚肉和柚皮均含有丰富的维生素、矿物质、糖类、挥发油等成分，而且口味酸甜，略带苦味，具有开胃消食、顺气化痰等作用，有助于降低血糖、血脂和减肥美容，柚皮中还含有类似黄酮类的物质，有良好的抗炎消炎作用。

性味	味甘、酸，性寒
归经	入肝、脾、胃经
功能主治	健脾消食，化痰止咳，解酒，理气止痛（皮）

优良品种

沙田柚　有软枝和硬枝两个类型，软枝型果实较小，颈矮，长卵形，皮薄，外表光滑，汁囊柔软，脆嫩清甜，品质上乘；硬枝型果实较大，颈高，呈梨形，皮厚，外表粗糙，汁囊较脆硬，味淡，稍带苦味。原产于广西容县沙田，每年10月上旬至11月中旬成熟。

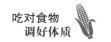
梁山柚　果实硕大，长卵形或梨形，果皮金黄，散发浓郁芳香，皮薄光滑，易剥离，可食率72.2%，果肉淡黄晶莹，香甜滋润、细嫩化渣，汁多味浓，有"天然罐头"之称，每年10月上旬至11月上旬成熟，原产重庆市梁平县，与广西沙田柚、福建文旦柚并称中国三大名柚。

文旦柚　果大，呈扁圆锥形或高圆锥形，果皮亮黄色，皮薄光滑，易剥离，无核或少核，可食率60%，肉质晶莹脆嫩，酸甜适度，口味清香，产于福建仙游、浙江玉环等地，每年10月中旬至11月上旬成熟。

琯溪蜜柚　果大，长卵形或梨形，果皮金黄，皮薄易剥，无核或少核，果肉透亮如玉，质地柔软，汁多化渣，酸甜适中，清甜如蜜，原产福建平和县，每年9月下旬至10月上旬成熟。琯溪蜜柚已发展出果肉呈紫红色的红肉蜜柚，秉承了琯溪蜜柚应有的特点，色泽鲜艳诱人，有更佳的商品性。

🍅 推荐食谱

柚汁蜜膏

原料：柚子8个、蜂蜜500毫升、冰糖100克、生姜50克。

做法：①生姜榨汁备用。②柚子去皮去核，取果肉绞汁，倒入锅中，文火煎至浓稠，加入姜汁、蜂蜜、冰糖，文火熬成膏状，起锅冷却后装瓶备用，每次1汤匙，温开水冲服。

养生功效：温中理气、和胃止呕，适宜妊娠恶心呕吐、胃脘疼痛者食用。

🍅 适用范围

一般人群均可食用。

1. 尤其适宜食欲不振、消化不良、慢性支气管炎、咳嗽、痰多气喘、饮酒过量及心脑血管疾病患者食用。

2.脾胃虚寒及妇女经期和寒性痛经者不宜食用。

🍅 搭配相宜

柚子+鸡肉	温中益气，补肺消痰
柚子+蜂蜜	温中理气，和胃止呕

🍅 注意事项

1.柚子忌与降血压药、降血脂药、抗过敏药、避孕药、钙拮抗剂及环孢素、咖啡因、西沙必利等药物一同食用。

2.一次食用不宜过多，太苦的柚子最好不吃。

🍅 选购事宜

1.柚子有多个品种，而且耐存储，从每年9月底至春节均有大量柚子销售，一般来说，同一品种的柚子以个大皮黄、头尖底宽、质重为佳。

2.柚子的果皮宜着色均匀，光滑鲜亮，手感较硬者皮薄肉多，若是感觉松软，或者皮较厚者不成熟。

3.大部分的水果店都有提供剥皮服务，可挑好之后剥开查看，若不满意可免费更换。

🍅 食用建议

1.柚子肉可鲜食，可榨汁，还可与蜂蜜、冰糖或红糖熬膏，具有温中理气、和胃止呕的作用。

2.蜂蜜柚子茶乃韩国人首创，为柚子连皮与蜂蜜制成，经常饮用可稳定血脂、血糖，且可清肠理胃、利于减肥。

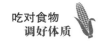

3. 柚子皮也有一定食用价值，但烹制前需稍煮去除苦味，也可直接煮水用于熏洗冻疮。

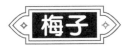

梅子又称青梅、酸梅，原产我国，属三级保护濒危种，主要分布于福建诏安、广东普宁、海南、台湾等地，每年4—6月成熟采收。梅子含有多种氨基酸、维生素、矿物质、黄酮类及柠檬酸、苹果酸、草酸等多种有机酸，口味虽酸，但仍属于碱性水果，具有生津止咳、收敛止泻、清肝利胆等作用。梅子很少鲜食，主要用于加工梅酒、梅醋、果脯等食品，其中用青梅炮制而成的乌梅是治疗肺虚久咳、久泻久痢及蛔厥腹痛等病症的良药。

性味	味酸、甘，性温
归经	入肝、脾、肺、大肠经
功能主治	生津止渴，除烦静心，敛肺止咳，涩肠止泻，杀虫安蛔，止痛止血

优良品种

青竹梅 果近圆形，成熟后呈浅黄绿色，色泽均匀，间或有少许红晕，果肉厚、核小，肉质淡黄、细脆香醇，酸中带甜，风味独特，每年5—6月采收，海南、粤东产者佳。

白粉梅 果近圆形，成熟后呈浅黄绿色或有少许红晕，表面被覆白霜，果肉厚而细脆，风味浓酸，无苦涩味，每年4月中上旬采收，粤东、福建产者佳。

软枝大粒梅 软枝是指其树枝较其他品种的枝条垂软，果形及风味特

292

征与其他品种相似，每年4月下旬采收，粤东、福建产者佳。

推荐食谱

绿豆酸梅汤

原料：绿豆100克、酸梅50克、白糖适量。

做法：绿豆、酸梅淘洗干净，放入锅中，加入适量清水，中火煎煮1小时，至绿豆开花酥烂，加入白糖，溶解调匀即可，放凉食用。

养生功效：清热解暑、生津止渴，可作夏月消暑饮品，尤其适宜暑热烦渴、汗出不止者食用。

适用范围

一般人群均可食用。

1. 尤其适宜暑热烦渴、咽干口渴、肺虚久咳、久泻久痢、蛔厥腹痛、呕吐反胃者食用。

2. 外感咳嗽、湿热泻痢及胃酸过多者等忌食。

搭配相宜

青梅+橄榄	生津利咽，化痰止咳
乌梅+芝麻	补肝益肾，敛肺止咳

注意事项

《饮食须知》："多食损齿伤筋，蚀脾胃，令人膈上痰热；服黄精人忌之；不可与猪羊肉、麋鹿肉同食。"

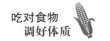
🍅 选购事宜

1. 鲜梅子很少直接食用，因此市场上并不常见，挑选时以色泽黄绿新鲜、肉厚质脆、酸度高、无虫无伤者为佳。

2. 购买梅子的加工成品时，应注意包装是否完整及生产日期和保质期等基本信息。

🍅 食用建议

1. 鲜梅很酸，不适宜生吃，可用于煮酒、煮糖水，或与肉类炖煮，不仅开胃消滞，还能生津止渴。

2. 梅脯酸甜适中，可直接食用，也是烧菜调味的好材料。

枇杷

枇杷因形似琵琶而得名，我国淮河以南地区广泛分布，每年4—5月成熟，口味清香鲜甜、略有酸味，与樱桃、梅子并称为"三友"。枇杷含有丰富的糖类、氨基酸、维生素、矿物质及有机酸，具有"利肺气，润五脏"的作用，常与川贝、雪梨等煲煮糖水，用于治疗肺热咳嗽等病症。另外，枇杷叶也是一味常用良药，具有泄热下气、和胃降逆等功效，可用于咳嗽、呕逆等病症。枇杷的品种较多，以安徽三潭产者最为有名，在徽州民间甚至有"天上王母蟠桃，地上三潭枇杷"之说。

性味	味甘、酸，性平
归经	入肺、胃经
功能主治	生津和胃，润肺止咳，清热利尿

294

优良品种

白沙枇杷 果型较大，皮淡黄至亮黄色，皮薄易剥，果肉白色至淡黄色，肉质细腻，软而易融，汁多味甜，适宜鲜食，每年4—5月成熟，不耐储运。

红沙枇杷 果实小型至中型，皮黄至橘黄色，皮厚，果肉为黄色、橙黄色或橙红色，肉质较粗，口味较浓，每年4—5月成熟，耐储运。

推荐食谱

川贝炖枇杷

原料：枇杷6颗、川贝5克、冰糖适量。

做法：川贝研粉，枇杷洗净，去皮去核，与冰糖一同放入炖盅，加入适量开水，合上盖子，放入锅中，隔水中火炖煮1小时即可。

养生功效：清热化痰、润肺止咳，适宜肺热咳喘、久咳不愈、阴虚肺燥者食用。

适用范围

一般人群均可食用。

1. 尤其适宜肺痿咳嗽、胸闷多痰、久咳不愈、劳伤吐血、咽干口渴及胃气不足者食用。

2. 糖尿病患者忌食。

搭配相宜

枇杷+川贝	清热化痰，润肺止咳
枇杷+蜂蜜	养阴生津，润燥止咳

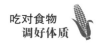

注意事项

《饮食须知》:"多食动脾发痰助湿;同面食及炙肉食,发黄病,壅湿热气。"

《随息居饮食谱》:"多食助湿生痰,脾虚滑泄者忌之。"

选购事宜

购买枇杷以果形匀称、大小适中、皮黄新鲜、表面茸毛和果粉保存完整、无破损者为佳。同一品种中太大或太小、茸毛和果粉残缺较多的品质较次。

食用建议

1. 枇杷可鲜食,可榨汁,也可与肉类烹制菜肴。

2. 枇杷最适宜煲糖水,与川贝、雪梨、银耳等搭配,具有很好的润肺止咳功效。

桑葚

桑葚又名桑椹、桑果、乌椹,我国大部分地区均有分布,主产于江苏、浙江、湖南等地,每年4—6月成熟。桑葚含有丰富的活性蛋白、维生素、氨基酸、胡萝卜素、矿物质、脂肪、有机酸等成分,营养价值高过苹果和葡萄,具有补益肝肾、滋阴养血的作用,能提高人体免疫力、延缓衰老和美容养颜。桑葚已发展出多个食用品种,大致可分为黑、白两种,鲜食以黑者为佳。

性味	味甘、酸，性寒
归经	入肝、肾经
功能主治	补肝益肾，滋阴养血，乌发明目，润肠解毒，养颜

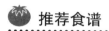 **推荐食谱**

桑葚龙眼糯米粥

原料：鲜桑葚60克、龙眼肉30克、大枣6枚（去核）、糯米100克、蜂蜜适量。

做法：①龙眼肉、大枣、糯米分别洗净，放入锅中，加入适量清水，先大火煮开，然后转小火慢煮。②煮至糯米八成熟时，将桑葚洗净放入，继续煲煮至粥成，加入蜂蜜调匀即可。

养生功效：补益肝肾、养血安神，适宜病后体虚及气血虚弱、失眠健忘、心神不宁者食用。

适用范围

一般人群均可食用。

1. 尤其适宜肝肾阴虚、腰膝酸软、目昏耳鸣、须发早白、津伤口渴、肠燥便秘、潮热盗汗、失眠多梦者食用。

2. 脾胃虚寒、肠鸣泄泻者不宜食用，儿童不宜多食。

搭配相宜

桑葚＋冰糖	补肝益肾，养阴润燥
桑葚＋桂圆	补肝益肾，养血安神

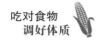
注意事项

《本草经疏》："脾胃虚寒作泄者勿服。"

《本草省常》："多食致衄，孕妇忌之。"

《饮食须知》："小儿多食，令心痛。"

选购事宜

1. 桑葚有黑、白两种，黑者紫黑光润、酸甜适口，白者白中透亮、味甜不酸。

2. 成熟桑葚个大肉厚、坚挺饱满，以色泽光洁均匀、表面油润、没有破损和出水者质佳。

食用建议

1. 未成熟的桑葚不可食用，成熟桑葚可鲜食、榨汁、酿酒或制干备用。

2. 桑葚与蜂蜜水煎或熬糕，可用于肠燥便秘、血虚腹痛、淋巴结结核等病症的辅助治疗。

3. 桑葚酒的简易泡制可参考杨梅酒的简易泡制方法，选择黑色桑葚效果更佳。

杏

杏即杏子，我国大部分地区均有分布，主产于西北、华北和东北各地，初夏成熟。杏的果肉、果仁均可食用，按具体用途可分为肉用型、仁用型和兼用型3种，果肉和果仁均含有丰富的蛋白质、脂肪、糖类、维生素和矿物质，杏仁中还含有苦杏仁苷等药效成分，对呼吸系统疾病有良好治疗作用。

性味	味酸、甘，性温
归经	入肺、大肠经
功能主治	生津润肺，止咳定喘

优良品种

肉用型 成熟果实近圆形或椭圆形，大多果皮呈橙黄色，向阳面有红晕，个别品种果皮红色，缝合线明显，肉厚核小，肉质橙黄色，汁液较多，口味酸甜，适宜鲜食或加工，优良品种有红丰杏、凯特杏、新世纪杏等。

仁用型 成熟果实椭圆形，果皮橙黄色，向阳面有红晕，缝合线明显，肉薄核大，口味不佳，果仁大而饱满，适宜取仁用，优良品种有白玉扁、龙王帽、丰仁等。

兼用型 成熟果实椭圆形，顶圆或平，缝合线明显，果皮橙黄或橙红色，肉厚适中，果核稍大，果肉橙黄色，质细汁多，味甜微酸，可鲜食、加工、取仁用，优良品种有沂水丰甜榛杏、红金榛等。

推荐食谱

杏仁炖雪梨

原料：北杏仁10克、雪梨250克、冰糖适量。

做法：雪梨洗净切小块，去掉果核部分。北杏仁捣碎，与冰糖、雪梨一起放入炖盅，加入适量开水，合上盖子，放入锅内，隔水中火炖煮1小时即可。

养生功效：清热化痰、润肺止咳，适用于肺热咳嗽及慢性支气管炎患者食用。

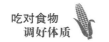

适用范围

一般人群均可食用。

1. 尤其适宜胃阴不足、咳嗽喘满、咽干口渴及慢性支气管炎、肺结核、肺癌、鼻咽癌患者食用。

2. 产妇、幼儿及糖尿病患者不宜吃杏或杏制品。

搭配相宜

杏仁＋梨	清热化痰，润肺止咳
杏仁＋百合	润肺止咳，清心安神

注意事项

不宜与磺胺类药物及碳酸氢钠同时食用。

《饮食须知》："味甘酸，性热，有小毒，不益人，生食多伤筋骨；多食昏神，令膈热生痰，动宿疾，发疮痈，落须眉；病目者食多，令目盲；小儿多食，成壅热，致疮疖；产妇尤宜忌之。"

选购事宜

1. 一般来说，购买杏子以个大匀称、光滑色鲜、味甜清香、汁多核小、纤维少者为佳；成熟度适中的杏子酸甜爽口，过生则酸而不甜，过熟者酥软少汁或有异味。

2. 杏干、果脯以肉质丰满厚实、软硬适中、水分较少者为佳，包装产品需注意包装是否完整及生产日期、保质期等信息。

3. 杏仁有南杏仁和北杏仁之分，外形相似，难于区分，但南杏仁又称甜杏仁，味甜无毒，而北杏仁又称苦杏仁，味苦有毒，多作药用。购买时以颗粒饱满均匀、皮纹清楚不深、干燥、无破损、无霉变和虫蛀者为佳。

食用建议

1. 杏可鲜食，也可加工制成杏干、果脯等食品。

2. 南杏仁味甜无毒，可作小吃食用，或用于制作点心、酱菜、糖水；北杏仁味苦有毒，药用价值高于南杏仁，若是用于食疗治病，宜选北杏仁，但不可生吃。

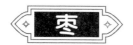

枣又称枣子，原产于我国，与桃、李、梅、杏并称"五果"。枣的品种繁多，分布广泛，有南、北两大种系，主产于河南、河北、陕西、山西、山东、新疆等省区。枣中富含蛋白质、脂肪、糖类、维生素、矿物质等营养素，尤其含有丰富的维生素C，不仅可直接食用或药用，还是提取维生素C或加工红糖的原料。枣性味甘温，生食益气生津，熟用补益气血，不仅是常用中药，也是日常养生保健、护肤美颜的佳品。

性味	味甘，性温（生：味甘、辛，性热）
归经	入脾、胃经
功能主治	补中益气，健脾益胃，养血安神，调和营卫

品种类型

制干品种 有大、小两种类型，生果肉厚汁少，含糖高，制干后果皮黯红皱缩，优良品种有金丝小枣、稷山板枣、赞皇大枣、婆枣、灵宝大枣等。

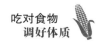
鲜食品种 有大、小两种类型，新鲜生果果皮青绿，放置一段时间后往往会变为褐色，具有皮薄嫩脆、汁多味甜等特点，当年9月至次年3月陆续上市，优良品种有冬枣、临沂梨枣、大白铃、蜂蜜罐等。

蜜枣品种 果大整齐，皮薄质松，肉厚汁少，含糖量较低，鲜食和制干品质较差，但易吸糖汁，适宜制成蜜枣，优良品种有义乌大枣、宣城尖枣、灌阳长枣等。

兼用品种 品质在以上3种之间，可鲜食、制干或加工蜜枣，优良品种有鸣山大枣、骏枣、晋枣、板枣等。

🍅 推荐食谱

桂圆红枣汤

原料：桂圆肉10克、红枣10枚（去核）、红糖适量。

做法：桂圆、红枣洗净，放入锅中，加入适量清水，先用大火煮沸，然后转小火煲煮30分钟，加入红糖，再煮10分钟即可。

养生功效：益脾胃、补气血，适宜气血虚弱、贫血、神经衰弱者食用。

🍅 适用范围

一般人群均可食用。

1. 尤其适宜脾胃虚弱、气血亏虚、营卫不调及中老年人、青少年、女性食用。

2. 脾虚湿盛、脘腹胀满、虫积龋齿、牙病作痛、胃酸过多及痰热咳嗽者不宜食用。

🍅 搭配相宜

枣＋木耳	补益气血，安神养颜
枣＋山药	健脾益气，养血益精

🍅 注意事项

《饮食须知》："生食多令人热渴膨胀，动脏腑，损脾元，助湿热，患寒热胃弱羸瘦人不可食，蜜食损五脏；熟枣多食令人齿黄，同葱食，令五脏不和；同诸鱼食，令腰腹痛；勿与鳖蟹同食，久食最损脾，助湿热，患齿病蟹病虫及中满者，勿食，小儿食多生疳。"

🍅 选购事宜

1. 购买红枣干以果皮深红或黯红、粒大均匀、短壮圆整、皱纹少、痕迹浅、皮薄核小、肉质厚而细实、干燥无虫蛀者为佳。

2. 蜜枣以粒大均匀、饱满硬实、外有糖霜者为佳。黑枣与红枣干外形一致，以皮黑光亮、黑里泛红者为佳。

3. 青枣一般为青绿色或有褐红色斑块，以个大适中、形状规则、有清香味者为佳，果皮有2/3绿色、1/3褐红色者味更甜。

🍅 食用建议

1. 红枣干或青枣均可生食，但一次不宜食用过多，枣干连皮生食易引起腹胀、泄泻等不适，煮熟食可以避免。

2. 红枣干是补血益气的良药，与桂圆、花生、银耳煲汤效果更佳，与薏米、粳米煮粥可健脾益气。

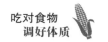
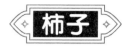

柿子又名米果、猴枣，原产于我国，分布广泛，主产于河北、河南、山西等省区，每年10月成熟。柿子有多个品种，果形有球形、扁圆、近圆锥形、方形，颜色从浅橘黄色到深橘红色不等，国产品种多有涩味，需熟透脱涩或人工脱涩后食用。柿子含有丰富的糖类、果胶、维生素和矿物质，糖类组成主要为蔗糖、葡萄糖和果糖，而且两枚柿子所含维生素C的总量即可为普通人提供一天的需求量，因此就有较高的营养价值。

性味	味甘、涩，性寒
归经	入肺、脾、胃、大肠经
功能主治	清热润肺，生津止渴，健脾化痰，凉血止血

优良品种

扁花柿 又名铜盆柿，呈扁圆形，上部凹陷，底部扁平，果皮橙红色，肉色橙黄，柔软而致密，无核且汁多味甜，品质佳。

牛心柿 果形像牛的心脏，故名，果皮橘色，带有少量果粉，肉质较粗，果汁较少，但味道甜美。

盖柿 又称合柿或腰带柿，因果身有缢痕，故名，果大扁圆，果皮橙黄色到橙红色，肉质淡黄，纤维少，汁多味甜，宜生食，可加工柿饼或柿干，耐贮运。

火柿 果形中等，呈圆锥形，果皮橙红，肉质细密，柔软多汁，味甜，有核或无核，品质较好。

高桩柿 果型较小，呈方圆形，皮薄橙黄，汁多味甜，无核，品质好。

🍅 **推荐食谱**

柿饼粳米粥

原料：柿饼3枚、粳米100克、冰糖适量。

做法：①粳米洗净放入锅中，加入适量清水，中火煲煮。②柿饼洗净去蒂，切小块，待粳米煮至四成熟时与冰糖一同放入，继续煮至粥成即可。

养生功效：健脾润肺、涩肠止血，适宜干咳咯血、久痢便血及痔疮下血者食用。

🍅 **适用范围**

一般人群均可食用。

1. 尤其适宜肺热口渴、口干口渴、胃热呕吐、大便干结及高血压、甲状腺疾病患者食用。

2. 脾胃虚寒、肠鸣腹泻、痰湿内盛、外感咳嗽、疟疾、慢性胃炎、消化不良及产后、胃大部切除术术后患者不宜食用。

🍅 **搭配相宜**

柿子＋黑豆	清热除烦，生津润肺
柿子＋蜂蜜	清热润肺，化痰散结

🍅 **注意事项**

《随息居饮食谱》："凡中气虚寒，痰湿内盛，外感风寒，胸腹痞闷，产后、病后，泻痢、疟、疝、痧痘后皆忌之。"

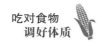
《饮食须知》："多食发痰，同酒食易醉，或心痛欲死；同蟹食，令腹痛作泻，或呕吐昏闷……干柿勿同鳖肉食，难消成积。"

🍅 选购事宜

1. 购买柿子以果形规则、表皮光泽新鲜、无斑点、无伤烂、无裂痕者为佳。色黄而硬者存放时间较长，色红黄透亮、肉质软者适宜现买现吃，不耐存储。

2. 购买柿饼以个大扁圆、表皮无破裂、无腐烂变质、柿霜厚白、肉质棕红透亮、软糯香甜、没有涩味、无渣或少渣者为佳；表面发黑或无霜、霜层松散易落者不宜购买。

🍅 食用建议

1. 柿子可生吃，也可制作柿饼、果脯，《随息居饮食谱》记载"鲜柿，甘寒养肺胃之阴，宜于火燥津枯之体，以大而无核，熟透不涩者良；或采青柿，以石灰水浸透，涩味尽去，削皮食之，甘脆如梨，名曰绿柿。"

2. 柿饼表面的白霜称柿霜，是柿子析出的精华，不应丢弃。

3. 空腹不要吃柿子，且不宜与高蛋白食物混合食用。

石榴

石榴又名安石榴、丹若、金罂，原产西域，西汉时传入我国，现南北各地均有分布，主产于陕西临潼、安徽怀远、云南蒙自、新疆叶城等地。石榴分食用石榴、观赏石榴，食用石榴每年9—10月成熟上市。石榴果近球形，成熟籽粒饱满多汁，晶莹剔透，酸甜可口，含有丰富的碳水化合物、维生素和矿物质，维生素C是苹果和梨的近2倍，而且含有多种生物碱，具有广谱抗菌和驱虫杀虫的作用。

性味	味甘、酸、涩，性温
归经	入肺、肾、大肠经
功能主治	生津止渴，收敛涩肠，止痢杀虫

品种类型

红石榴 呈圆球形，成熟果皮红色或粉红色，表皮光洁滑亮，外形美观，籽粒鲜红透亮，粒大肉厚，口味酸甜，著名品种有沂蒙红石榴等。

白石榴 果近球形，成熟果皮褐黄色至白色泛红，果皮细薄，籽粒白色透明，晶莹饱满，汁液丰富，味道醇美，产量低，品质佳，著名品种有三白甜等。

青皮石榴 成熟果大而扁圆，果肩较平，果棱明显，表皮光滑，青绿或青黄色，向阳面稍带红晕，籽粒饱满，粉红透亮，味甜汁多，著名品种有大青皮石榴等。

推荐食谱

石榴银耳羹

原料：石榴1个、银耳10克、莲子30克、绿茶包1个、冰糖适量。

做法：①银耳、莲子泡开。②石榴去皮，取出石榴子，榨汁备用。③绿茶包放入锅中，加入适量清水，煮开片刻捞出，放入银耳、莲子，小火煮至银耳、莲子烂熟，关火，加入石榴汁、冰糖调匀即可。

养生功效：补脾养阴、益胃安神，适宜阴虚内热、烦躁失眠者及中老年人食用。

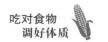

🍅 适用范围

一般人群均可食用。

1. 尤其适宜咽干口燥、烦热燥渴、久泻久痢、口臭、便血者食用。

2. 实热积滞、便秘、尿道炎、糖尿病患者不宜食用。

🍅 搭配相宜

石榴＋豆浆	补虚养胃，生津润燥
石榴＋高粱	涩肠止泻，和胃消积

🍅 注意事项

《饮食须知》："多食令人损肺，伤齿令黑，恋膈生痰；凡服食药物之人忌之。"

🍅 选购事宜

1. 购买石榴一般以色彩光泽、个大而重、果皮饱满紧绷有微凸、无破损者为佳；表皮黑色斑块者不宜购买。

2. 市场上的石榴有红、黄、绿3种颜色，红者稍酸，黄者最甜。

🍅 食用建议

1. 石榴可鲜食、榨汁，或做水果色拉。

2. 石榴皮有较强的抗菌杀虫和收敛止泻作用，煎汤或焙干研末，内服或外用，对黄水疮、赤白痢下、久泻久痢等病症有一定的食疗作用。

附

番石榴

番石榴又称芭乐、拔子，为桃金娘科番石榴属植物，跟石榴为不同种属，但性味功能与石榴相似，具有收敛止泻、消炎止血的作用。番石榴含有丰富的维生素和钾、镁、钙、磷、铁等矿物质，营养价值高，能增加食欲、促进新陈代谢、调节生理功能，是高血压、糖尿病、肥胖及肠胃不佳者的理想食用水果。番石榴有多个品种，果形有球形、椭圆形、卵圆形不等，肉质细嫩，清脆香甜，爽口不腻，我国东南沿海各省区均有出产，其中台湾产者风味在梨和台湾大青枣之间，品质佳。

番木瓜

番木瓜又名万寿果、乳瓜、木瓜，为番木瓜科番木瓜属，与蔷薇科木瓜属宣木瓜不同，宣木瓜味酸性温，不堪食，供药用，番木瓜则是南方的常见水果之一。番木瓜原产东南亚，与香蕉、菠萝并称"热带三大草本果树"，我国南方沿海各省均有出产，全年均可采收。番木瓜营养丰富，含有16种氨基酸、多种维生素和矿物质，还含有丰富的木瓜蛋白酶、凝乳酶等物质，具有促进消化、催乳通乳等作用。

性味	味甘，性平
归经	入肺、胃经
功能主治	健胃消食，滋补催乳，舒筋通络

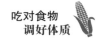
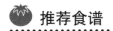 **推荐食谱**

木瓜花生红枣汤

原料：木瓜500克、花生米100克、红枣5枚（去核）、红糖适量。

做法：①木瓜去皮去核，切成小块；花生米淘洗干净。②花生米放入锅中，加入适量清水，先用中火煲煮40分钟，放入木瓜、红枣、红糖，转小火继续煲煮30分钟，至花生米熟即可。

养生功效：益胃养血、催乳通乳，适宜产妇乳汁不足者食用。

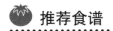 **适用范围**

一般人群均可食用。

1. 尤其适宜脾胃虚弱者，及食欲不振、慢性萎缩性胃炎、慢性消化不良、咳嗽、便秘、肥胖、肿瘤、和产妇乳汁不足者食用。

2. 孕妇、过敏体质者不宜食用。

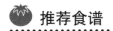 **搭配相宜**

木瓜+牛奶	益胃补虚，润肤养颜
木瓜+莲子	清心润肺，健胃益脾

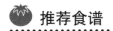 **注意事项**

木瓜不宜与四环素、铁剂及人参一同食用。

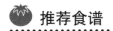 **选购事宜**

市场上的木瓜有青木瓜、熟木瓜两种：青木瓜成熟度低，久放不变

310

色，瓤为乳白色，以光滑色鲜、无色斑者为佳；熟木瓜成熟度高，表皮青黄相间或橙黄色，瓤为浅橙至深橙色，以瓜肚鼓、软硬适中、瓜蒂新鲜、气味清香者为佳。

食用建议

1. 木瓜可鲜食、榨汁、腌渍、制作果脯或当蔬菜食用，鲜食以熟透者为佳，作蔬菜以半成熟者为好。

2. 番木瓜中含有凝乳酶，具有通乳作用，与红枣、花生或猪蹄炖煮食用，效果更佳。

3. 未成熟的木瓜和木瓜绿叶中含有较多的木瓜素，烹煮肉类食品时加入未成熟的木瓜片或用木瓜绿叶包裹一夜再煮，可使肉质变得酥软鲜嫩，更易煮熟，易于消化。

柠檬

柠檬又称柠果、黎檬，原产东南亚，我国种植不多，长江以南各省均有少量种植，以四川最多。柠檬一年四季开花，春、夏、秋季均能结果，分别于当年11月、12月至次年1月和次年5至6月成熟，以春花果为主。柠檬富含维生素、矿物质、柠檬酸、苹果酸、橙皮苷等物质，味虽极酸，却是典型的高钾低钠的碱性水果，有很高的保健价值。极丰富的维生素和柠檬酸使柠檬具备促进新陈代谢、抗衰老和抑制色素沉着的作用，是天然的美容佳品。

性味	味酸、甘，性平
归经	入肝、胃、肺经
功能主治	生津止渴，清热解暑，和胃降逆，化痰止咳

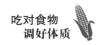
优良品种

尤力克柠檬 呈椭圆形至倒卵圆形，两端凸出，果皮淡黄，油胞凸起，出油量高，汁多肉脆，柠檬酸含量高，香气浓，品质上等，是鲜食和加工的首选品种，四川安岳、云南德宏种植较多，11月中下旬成熟。

里斯本柠檬 呈椭圆形，果顶凸出明显，果皮淡黄较光滑，果肉汁多味酸，香气浓，种子常退化，少核，四川、重庆、广东、海南等地均有种植，11月成熟。

北京柠檬 又称香柠檬、美华柠檬，为北京丰台选育品种，果皮薄而光滑，颜色淡黄，果顶有短凸尖，汁多，香气浓，但含酸分较低。

推荐食谱

柠檬甘蔗汁

原料：柠檬1个、甘蔗250g。

做法：柠檬、甘蔗分别洗净、榨汁，混合均匀后饮用。

养生功效：益胃生津、止渴除烦，适宜饮酒过度、积热伤津、烦热口渴、呕哕少食者食用。

适用范围

一般人群均可食用。

1. 尤其适宜暑热烦渴、消化不良、纳呆呃逆、坏血病、肾结石、妊娠呕吐及高血压等心血管疾病患者食用。

2. 胃溃疡、胃酸过多、龋齿、糖尿病患者不宜食用。

🍅 搭配相宜

柠檬＋甘蔗	益胃生津，止渴除烦
柠檬＋马蹄	生津润肺，化痰利肠

🍅 注意事项

柠檬味极酸，易伤筋损齿，不宜多食。

🍅 选购事宜

1. 购买柠檬以个头中等、果形椭圆似橄榄球状、两端突起稍尖、表皮紧绷、鲜黄亮丽、手感硬实、香气浓郁者为佳。

2. 果形较圆者酸度低，果皮有霉点者不宜购买。

🍅 食用建议

1. 柠檬太酸，不宜鲜食，可榨汁、配菜、腌渍、切片泡茶等。

2. 柠檬香气浓郁，能祛除肉类、水产等食物的膻腥味，并能使肉质口感更加细嫩，放于泡菜坛中，能使泡菜清脆爽口。

3. 柠檬置于冰箱或居室，不仅能祛除异味，使空气清新，还能舒心减压，改善郁闷心情。

4. 柠檬是很好的美容水果，柠檬汁调制面膜或切片经稀释后贴在脸上，可去除面部黑斑，使面如美玉、肤如凝脂。

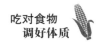

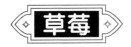

草莓又名红梅、地莓，原产于南美洲，近年来我国各地已有广泛种植，品种繁多，达2000多个，大面积种植的优良品种也有几十个。草莓外观呈心形，鲜美红嫩，柔软多汁，甘酸宜人，芳香馥郁，果肉富含糖类、蛋白质、果胶及多种维生素、矿物质和微量元素，并含有大量的天冬氨酸，能平和有效地清除体内的重金属离子，具有很高的营养保健价值。

性味	味甘、酸，性凉
归经	入脾、胃、肺经
功能主治	润肺生津，健脾和胃，利尿消肿，解热祛暑

优良品种

硕丰草莓 果实短圆锥形，平均单果重15~20克，果面平整，橙红有光泽，硬度大，果肉红色，质细韧，无空心，味浓偏酸，糖/酸比较低，可溶性固形物10%~11%，主产于长江中下游地区。

明晶草莓 果实近圆形，大而整齐，平均单果重约27克，最大达43克，果面平整，红色有光泽，皮韧，硬度较大，果肉红色、致密，髓心小，风味酸甜，可溶性固形物8.3%，品质上等，主产于东北、华北地区。

明旭草莓 果实近圆形，平均单果重约16克，最大38克，果面红色有光泽，着色均匀，果肉粉红色，香味浓，甜酸适口，可溶性固形物9.1%，品质优，主产于东北地区。

春旭草莓 果实长圆锥形，平均单果重15克，最大36克，果面平整，鲜红光泽，种子小，分布细密，略凹于果面，果实柔软，果肉红色，质细汁多，味香甜，可溶性固形物11.2%，品质优，主产于长江中下游地区。

🍅 推荐食谱

草莓雪梨汁

原料：草莓150克、雪梨1个、鲜柠檬3片。

做法：草莓、雪梨洗净，与柠檬片一起榨汁饮用。

养生功效：润肺生津、化痰止咳，适宜肺热咳嗽、咽干口燥者饮用。

🍅 适用范围

一般人群均可食用。

1. 尤其适宜烦热口渴、肺热咳嗽、咽喉肿痛、口舌生疮、声音嘶哑、食欲不振及癌症患者食用。

2. 痰湿内盛、大便溏泄、尿路结石者不宜多食。

🍅 搭配相宜

草莓+牛奶	清热解渴，养心安神
草莓+山楂	健胃消食，益胃养阴

🍅 注意事项

研究发现，草莓中含有一种草酸性物质，能通过胎盘屏障，影响胎儿毛细血管的发育，因此孕妇宜少吃或不吃草莓。

🍅 选购事宜

1. 购买草莓以挑选果形匀称、大小适中、表面光亮、有细小绒毛、色泽均匀鲜亮、结实较硬、气味清香、无腐坏者为佳，自然成熟的草莓内部

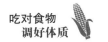
红色，近心部分稍有白色，味甜。

2. 激素催熟的草莓个大或畸形，色彩不均，青红分明，内部大部分为白色、有空洞，味淡，不宜购买。

食用建议

1. 草莓可鲜食或制作果酱、果酒、果冻、松饼和蛋糕装饰等。

2. 草莓洗净，用白糖腌渍或与牛奶泡食，不仅健胃消食、生津益胃，而且风味独特。

3. 草莓表面粗糙，用清水冲洗后再用淡盐水或淘米水稍浸泡，能有效清除表面的有害物质。

荔枝

荔枝又名丽枝、离支，与香蕉、菠萝、龙眼并称"南国四大果品"，原产于我国南部，以广东、福建、台湾等地栽培最多，每年6—7月成熟。荔枝果肉晶莹如凝脂，富含糖类、蛋白质、脂肪、果胶、维生素、矿物质等成分，营养丰富、口味香甜，因唐朝杨贵妃非常喜欢，而有"一骑红尘妃子笑，无人知是荔枝来"的千古名句流传于世。

性味	味甘、酸，性温
归经	入心、脾、肝经
功能主治	健脾益肝，理气补血，温中止痛，补心安神

优良品种

糯米糍 广东最具价值品种，果实心脏形或近圆形，果柄歪斜，初上

316

市为黄蜡色，旺期为鲜红色，龟裂片大而狭长，呈纵向排列，稀疏微凸，缝合线阔而明显，果顶丰满，蒂部略凹，肉厚、黄白半透明，核小，可溶性固形物20%，味香浓极甜，糯而嫩滑，品质优良，最适宜鲜食和制干。有红皮大糯和白皮小糯两个品系，主产广州市郊罗岗和新塘，7月上旬成熟。

陈紫 福建荔枝中的绝品，果实短卵圆形，成熟果皮紫红色，龟裂片瘤状突起，细小，中央有小刺，缝合线和裂纹不明显，肉厚核小，味甜微酸，汁多浓香，品质佳，主产于福建莆田、仙游，每年7月下旬成熟。

淮枝 又名密叶、凤花、古凤、怀枝，果实圆球形或近圆形，蒂平，果壳厚而韧，深红色，龟裂片大，稍微隆起或近于平坦，排列不规则，近蒂部偶有尖刺，密而少，核大而长，偶有小核，果肉乳白，软清多汁，味甜微酸，鲜食、干制皆宜，广东普遍种植，产量也最多，每年7月上旬成熟。

挂绿 广州增城、茂名荔枝中的名种，果大如鸡蛋，核小如豌豆，果皮黯红略绿色，龟裂片平，缝合线明显，肉厚爽脆，不溢浆，浓甜多汁，入口清香，风味独好，品质佳，每年6月下旬至7月上旬成熟。

桂味 果实圆球形，果型较小，果皮浅红，薄而脆，龟裂片突起、小而尖，果顶有环沟，果肉黄白，柔软饱满，核小，味甜，有"全红"和"鸭头绿"两个品系。"鸭头绿"成熟时在浅红色的果壳上有一个绿豆大小的绿点，品质优于"全红"，广州市郊产者佳，每年7月上旬成熟。

三月红 果实心脏形，上广下尖，龟裂片大小不等，排列不规则，缝合线不明显，淡红色，皮厚，果肉黄白，微韧，味甜而酸，核大，组织粗糙，食后有余渣。每年农历3月下旬成熟，属最早熟种，主产广东新会、中山、增城等地。

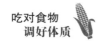
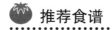 推荐食谱

荔枝红枣汤

原料：荔枝干15枚、红枣10枚、红糖适量。

做法：荔枝去核，与红枣放入锅中，加入适量清水，先用大火烧开，转小火煲煮40分钟，加入红糖，稍煮即可。

养生功效：补脾益气、养血安神，适宜气血虚亏、食少乏力、失眠多梦者食用。

 适用范围

一般人群均可食用。

1. 尤其适宜病后体虚、食欲不振、顽固性呃逆、脾虚泄泻、贫血、产妇、老人及体质虚弱者食用。

2. 阴虚火旺者及咽喉干痛、牙龈肿痛、鼻衄、糖尿病患者不宜食用。

 搭配相宜

荔枝+红枣	益气养血，健脾止泻
荔枝+绿豆	健脾益气，消肿止痛

 注意事项

《饮食须知》："多食发热、烦渴、口干、衄血，鲜者尤甚，令龈肿口痛；患火病及齿龋人，尤忌之。"

🍅 选购事宜

1. 一般来说，购买荔枝以色泽鲜艳、个大均匀、软硬适中、皮薄肉厚、核小、质嫩多汁、味甜而香者为佳。

2. 荔枝通常成熟前即采摘上市，因此新鲜的荔枝颜色并不均匀，常红绿相间，果色均匀艳丽者可能经过处理。

🍅 食用建议

1. 荔枝可鲜食、煲汤或制干等，荔枝干味道不如鲜荔枝，但性味和平，补益无损，不会助火生热。

2. 食用荔枝时适当饮用淡盐水、凉茶或绿豆汤，可有效预防上火。

3. 鲜荔枝虽然好吃，但一次不宜食用太多，因其能直接引起血糖下降，出现头晕、心慌、脸色苍白、冷汗、手足无力等低血糖症状，轻者饮用高浓度糖水可解，严重者需及时送医。

龙眼

龙眼即桂圆，原产于我国南部，以福建、广东两省最多，是南方名贵特产，有"南桂圆北人参"之称。鲜龙眼每年7—8月成熟上市，果肉乳白色半透明、细嫩甜蜜、美味可口，制成龙眼干后肉质棕褐半透明、质地柔润、味甜微香，其中含有丰富的葡萄糖、维生素C、维生素K及蛋白质、B族维生素、多种矿物质等营养成分，具有很高的食用价值和药用价值。制干的龙眼肉是常用的中药之一，可用于治疗气血不足、心悸怔忡、健忘失眠等病症。

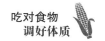
性味	味甘，性温
归经	入心、脾经
功能主治	补脾益胃，益气养血，安神益智

优良品种

乌龙岭　又称霞露岭，果梗较硬，穗长粒稀，果较大，呈圆球形，单果重约12克，果壳厚，核中等，可溶性固形物21%~23%，适宜鲜食和制干。分红壳、白壳、青壳3个品系，每年8月下旬成熟，主产于福建莆田、仙游等地。

石硖　果圆略呈心脏形，果肩明显，中等大小，单果重约9克，核小，肉厚味甜，可溶性固形物19%~23%，适宜鲜食和制干。分黄壳、官粉壳、青壳3个品系，黄壳品质最优，青壳最次，每年8月上中旬成熟，广东、广西种植较多。

储良大广眼　果穗长、粒多，果较大，单果重约15克，最大28克，扁圆形，果皮黄褐色，肉厚，蜡白不透明，干脆爽甜，可溶性固形物21.3%~21.8%，适宜鲜食。每年7月下旬至8月下旬成熟，主产于广东高州等地。

八月鲜　果较大，壳薄黄褐色，果肉厚，汁多浓甜，含糖量17.1%，品质佳，适宜鲜食和制干。每年8月中、下旬成熟，主产于四川省沙州等地。

大乌圆　我国种植最多的品种，果大，平均果重约20克，果壳黄褐色，果肉乳白色半透明，软滑，味甜稍淡，可溶性固形物14%~18%，适宜鲜食和制干。每年7月下旬至8月中旬成熟，广州产者佳。

🍅 推荐食谱

桂圆莲米粥

原料：龙眼肉15克、莲子30克、糯米60克、白糖适量。

做法：①莲子、糯米洗净，放入锅中，加入适量清水，先用大火煮开，转小火煲煮。②煮至糯米四成熟时加入龙眼肉，继续煲煮至莲子、糯米烂熟，加入白糖调味即可。

养生功效：健脾补血、养心安神，适宜贫血体弱、心悸失眠、精神不振者食用。

🍅 适用范围

一般人群均可食用。

1. 尤其适宜气血不足、心悸怔忡、健忘失眠、血虚萎黄、思虑过度、神经衰弱、病后或产后体虚、女性更年期及老年人食用。

2. 舌苔厚腻、气壅胀满、肠滑便泻、风寒感冒、消化不良、糖尿病、痈疮疔疖、盆腔炎、尿道炎、月经过多者忌食，孕妇及少年儿童不宜多食。

🍅 搭配相宜

龙眼＋当归	健脾益气，补血养血
龙眼＋鸡蛋	补脾养血，安神润燥

🍅 注意事项

《本草汇言》："甘温而润，恐有滞气，如胃热有痰有火者，肺受风热、咳嗽有痰有血者，又非所宜。"

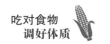

《药品化义》："甘甜助火，亦能作痛，若心肺火盛，中满呕吐及气膈郁结者，皆宜忌用。"

选购事宜

1. 购买鲜龙眼以颗大而圆、软硬适中、肉厚柔软、透明或半透明、肉核易分离、无汁液溢出、口味香甜、无异味者为佳。

2. 购买龙眼肉以肉厚片大、色棕黄、味浓甜、干燥洁净者为佳。

食用建议

1. 龙眼可鲜食、制干。

2. 龙眼肉健脾养血、安神益智，与大枣、莲子、糯米等搭配效果更佳。

山楂

山楂有山里红、酸梅子、山梨、赤枣子等别名，原产我国、朝鲜等地，我国分布广泛，华北、东北各省最多，主产于辽宁辽阳、山东泰安、河北兴隆、山西晋城、河南林县、天津市蓟县等地，每年9—10月成熟。山楂含有糖类、蛋白质、脂肪、维生素、矿物质、胡萝卜素、苹果酸、枸橼酸、果胶等物质，自古即是健脾开胃、消食化滞、活血化痰的良药，尤其对肉食滞积有很好的疗效，与神曲、麦芽并称"焦三仙"。研究表明，山楂还具有降压、降脂、强心等作用。

性味	味甘、酸，性微温
归经	入脾、胃、肝经
功能主治	消食健胃，活血化瘀，化痰行气

🍅 品种类型

甜口山楂　果形较小，果皮粉红色，表面光滑，口味酸甜。

酸口山楂　有普通山楂和改良品种，普通山楂果形小、肉质硬，适合入药或做罐头，改良品种有歪把红、大金星、大绵球等。歪把红果较大，果柄歪斜，适合做冰糖葫芦；大金星比歪把红稍大，成熟果实表面有小点，口味极酸；大绵球果形最大，肉质软绵，酸度适中，适宜鲜食。

🍅 推荐食谱

山楂荷叶茶

原料：山楂30克、荷叶15克、槐花9克、白糖适量。

做法：山楂、荷叶、槐花挑拣、清洗干净，放入锅中，加入适量清水，先用大火煮开，转小火煎煮30分钟，滤汁，加入白糖调味，代茶饮用。

养生功效：健脾益气、清热凉血，适宜高血压、冠心病、高脂血症、肥胖者饮用。

🍅 适用范围

一般人群均可食用。

1. 尤其适宜消化不良、食积腹痛、瘀血疼痛、心血管疾病、肥胖者食用。

2. 脾胃虚弱及孕妇、儿童、胃酸过多、溃疡病、牙病患者不宜食用。

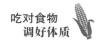
🍅 搭配相宜

山楂＋糯米	消食化积，收敛止痢
山楂＋红糖	开胃消积，活血化瘀

🍅 注意事项

《本草经疏》："脾胃虚，兼有积滞者，当与补药同施，亦不宜过用。"

《得配本草》："气虚便溏，脾虚不食，二者禁用；服人参者忌之。"

《随息居饮食谱》："多食耗气，损齿，易饥，空腹及羸弱人或虚病后忌之。"

🍅 选购事宜

1. 购买山楂以大小中等、色红新鲜、软硬适中、无破损、无虫蛀者为佳。

2. 不同品种的山楂，风味特征也不同，一般来说，果形扁圆、表皮有点的品种偏酸，果形圆而光滑的偏甜。另外，产自山东和东北的山楂较酸，河南、河北的则酸甜适中。

🍅 食用建议

1. 山楂可鲜食、煲汤、制作冰糖葫芦，或制干备用。

2. 山楂用于治疗食积或消化不良，与麦芽、神曲、鸡内金等搭配效果更好；治疗高血压、高脂血症，与荷叶、菊花、草决明搭配为佳；治疗产后腹痛、闭经，则与红花、桃仁、香附等搭配为宜。

3. 食用山楂前可用水稍煮，减少酸味，或加入白糖调味，但会影响其食疗作用。

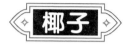

椰子又名越头王，属典型的热带水果，我国主产于海南岛，其中文昌县所产的椰子具有"文昌椰子半海南"的美誉。椰树四季花开花落，果实不断，一株椰树上可同时有花朵、幼果、嫩果和老果，嫩果的肉和汁口感及风味都超过老果，饮汁以当场采的鲜椰子为最佳。椰汁及椰肉均含有丰富的蛋白质、脂肪、糖类、维生素和矿物质，椰肉色白如玉、芳香滑脆，椰汁清凉如水、甘甜如蜜，营养丰富，能快速有效地补充人体所需的营养成分，具有提高机体免疫力、驻颜美容之效。

性味	味甘，性平（温）
归经	入胃、脾、大肠经
功能主治	汁：清暑解渴，补虚生津，利尿；肉：补益脾胃，祛风利湿，杀虫止痒

🍅 **优良品种**

高种椰子是目前世界上种植最多的商品性最好的椰子，按果实大小可分为大圆果、中圆果、小圆果3种类型。

大圆果 果实圆形或椭圆形，围径70~90厘米，果重2.4~3.1千克，椰肉0.49~0.63千克，椰汁0.74~1.15千克，椰壳0.32~0.36千克，产量较低。

中圆果 果实圆形或椭圆形，围径60~70厘米，果重1.87~2.0千克,椰肉0.39~0.42千克，椰汁0.41~0.45千克，椰壳0.24~0.26千克，产量高。

小圆果 果实圆形或椭圆形，围径50~60厘米，果重1.0~1.5千克，椰肉0.25~0.30千克，椰汁0.35~0.55千克，椰壳0.15~0.2千克，产量高。

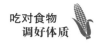
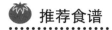 **推荐食谱**

椰子糯米粥

原料：椰肉50克、糯米50克、白糖适量。

做法：椰肉切成小块，与糯米洗净一同放入锅中，加入适量清水，先用大火煮开，转小火煮至粥成，加入白糖调味即可。

养生功效：健脾开胃、养心摄精，适宜病后体弱、食欲不振、四肢乏力、阳痿早泄者食用。

适用范围

一般人群均可食用。

1. 尤其适宜暑热烦渴、食欲不振、小便不利、关节疼痛者食用。

2. 病毒性肝炎、脂肪肝、支气管哮喘、高血压、脑血管疾病、胰腺炎、糖尿病、便溏泄泻者不宜食用。

搭配相宜

椰子+糯米	补气健脾，收敛安神
椰子+莲子	补脾益胃，益肾涩精

注意事项

《海药本草》："多食，冷而动气。"

《本草纲目》："其性热，故饮之者多昏如醉状，异物志云：食其肉则不饥，饮其浆则增渴。"

🍅 **选购事宜**

1. 市场上的椰子有青、黄两种，青者嫩，黄者老，饮汁以青椰子为佳，吃肉以黄椰子为宜。

2. 带椰壳的椰子比剥壳椰子风味更好，剥壳的椰子在椰核上有三个圆点，白色者为嫩椰子，棕色者为老椰子；拿在手上摇一摇，声音响亮手感较轻的汁多肉少，声音沉闷而较重的肉多汁少。

🍅 **食用建议**

1. 椰汁清如水甜如蜜，可直接饮用或用于煮粥、煲汤，饮汁以刚采的嫩果为最佳。

2. 椰肉芳香滑脆、柔若奶油，可直接食用，也可制作果脯、椰蓉，用于炖汤、煮粥风味独特。

3. 椰子喝完汁后，从顶部锯开，做成盅，用于饮酒、炖汤等，椰味浓香，风味极佳。

甘蔗

甘蔗又名竹蔗、竿蔗，主产于热带、亚热带地区，我国主要分布在广西、广东、福建等省区，每年9—10月采收。甘蔗含有丰富的糖、18种氨基酸、多种维生素和矿物质，以及琥珀酸、苹果酸、柠檬酸等有机酸，能为人体提供足够的营养和热量。甘蔗汁性味甘平，能清冷润，自古即被列为食疗佳品，有"饮食不须愁内热，大官还有蔗浆寒"的佳句流传于世。甘蔗榨汁饮用虽然甘甜爽口，但咀嚼蔗竿更是口齿留香、余味长久，风味更佳。

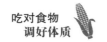
性味	味甘，性平
归经	入肺、胃、脾经
功能主治	生津止渴，润燥和中，下气止呕，解毒

品种类型

果蔗　即专供鲜食的品种，具有茎粗、节长、茎形美观等特点，皮薄易撕、纤维少、茎脆汁多、糖分适中、清甜爽口，有黄皮和紫黑皮两种。

糖蔗　用于制糖的品种，节短、皮硬难撕、纤维粗、含糖量高、口感较差，在产区偶尔供鲜食。

推荐食谱

甘蔗粟米粥

原料：甘蔗500克、粟米60克。

做法：①甘蔗洗净外皮，榨汁备用。②粟米淘洗干净，放入锅中，倒入甘蔗汁和适量清水，小火煮至粥成即可。

养生功效：健脾益胃、生津润燥，适宜脾肺不足、烦热咳嗽、咽喉不利者食用。

适用范围

一般人群均可食用。

1. 尤其适宜烦热口渴、肺燥咳嗽、咽喉肿痛、反胃呕吐、妊娠水肿、小便不利、大便燥结、消化不良者食用。

2. 脾胃虚寒及糖尿病患者不宜食用。

🍅 搭配相宜

甘蔗＋萝卜	生津止渴，化痰止咳
甘蔗＋山药	健脾益胃，润肺生津

🍅 注意事项

《本草经疏》："胃寒呕吐，中满滑泄者忌之。"

《本草汇言》："多食久食，善发湿火，为痰、胀、呕、嗽之疾。"

🍅 选购事宜

1. 市售鲜食的甘蔗有黄皮和紫黑皮两种，黄皮者性偏凉，适宜肺胃有热者食用，紫黑皮者性偏温，肺胃热盛者不宜。

2. 一般来说，购买甘蔗以粗细适中、节长均匀、色鲜有白霜、无虫蛀、无异味者为佳。

🍅 食用建议

1. 甘蔗可鲜食、炖汤或榨汁饮用、煮粥。

2. 甘蔗榨汁与葡萄酒或生姜汁混匀饮用可治疗反胃呕吐、慢性胃炎等病症，与梨汁或生藕汁同服可治疗肺胃热盛的咳嗽、咳血等病症。

荸荠

荸荠又名马蹄、地栗，原产我国和印度，《诗经·尔雅》称作"芍、凫茈"，现广泛分布于我国长江以南各地，主产于广西桂林、浙江余杭、

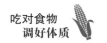

江苏高邮、福建福州等地。荸荠寒露成形，小雪茎枯成熟，皮色由白转黄棕或红褐，冬至至小寒含糖量最高，可从霜降至次年春分陆续采挖。荸荠含有丰富的蛋白质、脂肪、粗纤维、胡萝卜素、维生素B、维生素C、铁、钙、磷和碳水化合物（主要为淀粉），营养丰富，肉质洁白多汁、清甜可口，有"地下雪梨"的美誉。

性味	味甘，性寒
归经	入肺、胃经
功能主治	清热生津，润肺化痰，通淋利尿，凉血解毒，利湿利肠，消积除胀

品种类型

水马蹄　为富含淀粉类型，球茎顶芽尖，脐平，含淀粉多，肉质粗，适宜熟食或加工淀粉，如苏荠、高邮荸荠、广州水马蹄等。

红马蹄　为少含淀粉类型，球茎顶芽钝，脐凹，水分多，含淀粉少，肉质甜嫩，渣少，适宜生食或加工罐头，如杭荠、桂林马蹄等。

推荐食谱

五汁饮

原料：雪梨1个、荸荠100克、莲藕50克、麦冬30克、鲜芦根50克。

做法：雪梨、荸荠、莲藕、麦冬、鲜芦根洗净，榨汁，倒入锅中，加入适量清水，先用大火煮开，转小火再煮15分钟即可。

养生功效：解暑生津、润肺止咳，适宜肺胃有热、烦渴咳嗽、肺燥干咳者饮用。

🍅 适用范围

一般人群均可食用。

1. 尤其适宜肺胃有热、伤津烦渴、咳嗽多痰、肺燥干咳、咽干喉痛、食积、痢疾、小便短赤、黄疸、目赤、高血压、矽肺者食用。

2. 脾胃虚寒者及小儿不宜食用。

🍅 搭配相宜

荸荠+香菇	健脾益胃，化痰消积
荸荠+木耳	益气凉血，润肺生津

🍅 注意事项

《得配本草》："有冷气、孕妇禁食。"

《饮食须知》："有冷气人不可食，令腹胀气满；小儿秋月食多，令脐下结痛；……勿同驴肉食，令筋急。"

🍅 选购事宜

1. 购买荸荠以个大、洁净、新鲜、皮薄，表皮无破损、无腐坏者为佳，鲜食宜选顶芽矮钝、肉细味甜、爽脆无渣的红荸荠。

2. 削皮的荸荠以个大均匀、肉质雪白为宜，没削皮的荸荠表面常粘有泥，尤其要注意脐部有无腐坏。

🍅 食用建议

1. 荸荠可生吃，但一定要洗净、削皮方能食用，以免感染寄生虫；熟

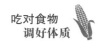

食可炒、烧或煲汤，也可用作配料。

2. 荸荠可晒制荸荠干或制作荸荠粉，荸荠干可口甘甜，荸荠粉浓厚爽口，口感优于莲藕粉。

3. 荸荠清热泻火，榨汁与雪梨、川贝粉等搭配用于治疗肺热咳嗽等症效果更佳。

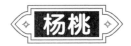

杨桃即阳桃，又有五敛子、鬼桃等别名，为热带、亚热带水果，我国主产于福建、广东、海南、台湾等沿海地区，以台湾和马来西亚所产的杨桃品质最佳。杨桃花、果交替互生，四季均可结果，中秋前后进入旺产期，质量也最好，其果肉中含有维生素、矿物质、糖类、纤维素、有机酸等多种招牌营养素，并含有大量的挥发油成分，气味清香，肉质细嫩、味甜微有酸涩，吃上几片，爽口神怡，风味独特，是久负盛名的岭南佳果之一。

性味	味甘、酸、涩，性寒
归经	入肺、胃经
功能主治	清热生津，利水解毒，下气和中，利尿通淋

🍅 优良品种

蜜丝杨桃 呈长纺锤形，果大，单果重约300克，最大450克，敛厚饱满，果皮金黄，平滑光亮，果肉成熟前青绿色，成熟后呈橙黄色，可溶性固形物12.6%，汁多味甜，品质佳，台湾产者最佳，福建、广东有引种。

香蜜杨桃 呈长椭圆形，果大，单果重约275克，最大400克，敛厚饱满，果皮金黄，平滑光亮，果肉成熟前青绿色，成熟后呈金黄色，溶性固形物18.0%~22.0%，汁多清甜，有蜜香气，品质优，马来西亚产者最佳，福建、广东有引种。

红种甜杨桃　广东潮安县优良地方品种，果小，单果重约120克，果棱厚，种子少，果心中等，肉淡绿黄色，清甜多汁，可溶性固形物9.0%，品质好。

七根松杨桃　为广东罗定于100多年前自新加坡引入，果小，单果重约110克，果心小，肉厚橙黄，汁多味甜，可溶性固形物10.0%，品质好。

推荐食谱

鲜阳桃汁

原料：杨桃3枚。

做法：杨桃洗净，切碎榨汁，倒入杯中，加入适量温开水调匀即可。

养生功效：清热利水、解毒消肿，尤其适宜小便不利、关节红肿疼痛等患者饮用。

适用范围

一般人群均可食用。

1. 尤其适宜烦热口渴、风热咳嗽、咽喉疼痛、牙痛口糜、痈疮疔疖、小便热涩、泌尿系结石、心血管疾病、肥胖者食用。

2. 脾胃虚寒、纳差泄泻者不宜食用。

搭配宜忌

杨桃＋白糖	清热生津，健脾消食
杨桃＋蜂蜜	生津止渴，利水解毒

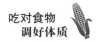

注意事项

《药性考》：“多食冷脾胃，动泄澼。”

选购事宜

购买杨桃以果形匀称、大小适中、果皮黄绿光滑、质硬而沉、气味清香、无伤痕、无腐坏者为佳。

食用建议

1. 杨桃洗净，削去硬边即可食用，宜切成条状而非星状，可保证每块口味均匀，不会过酸过涩，若是过涩的杨桃，可用白糖或红糖腌渍，味更佳。

2. 杨桃还可榨汁、制酱，也可用于煲汤或烹制菜肴，口味甜酸，风味清香，可助开胃消食利尿。

猕猴桃

猕猴桃又名猕猴梨、藤梨、野梨，部分地区也称阳桃，原产我国南方，主产于河南、陕西、贵州等省区。猕猴桃有中华系、美味系、软枣系等多个品系，具体品种数不胜数，果实一般呈椭圆形，果皮被覆茸毛，肉质绿色，口味似草莓、香蕉、凤梨三者的混合。猕猴桃含有丰富的维生素、矿物质等营养素，在消费量最大的26种水果中营养最为丰富全面，且每百克果肉含维生素C近400毫克，是橘子的9倍。一颗猕猴桃即能提供人体一日所需维生素C量的两倍，因此被誉为“维C之王”，还有超级水果之称。

性味	味甘，性寒
归经	入脾、胃经
功能主治	清热利尿，健脾止泻，生津止渴

优良品种

金艳猕猴桃　属中华系猕猴桃，呈长圆柱形，大小匀称，外形光洁，平均单果重约100克，最大141克，果皮黄褐少毛，果肉金黄，细嫩多汁，味香甜，每年9月下旬至10月上旬成熟，耐贮藏。

华特猕猴桃　果实长圆柱形，果面密布白色长茸毛，平均单果重约95克，最大138克，果肉绿色，酸甜可口，风味浓郁，每年10月下旬至11月上旬成熟，耐贮藏。

米良1号　果实长圆柱形，果皮棕褐，果面密布棕色长茸毛，平均单果重约80克，最大162克，果肉黄绿多汁，味甜芳香，每年10月上旬成熟，耐贮藏。

徐香猕猴桃　果实圆柱形，果皮黄绿色，被覆褐色硬刺毛，平均单果重90克，最大137克，果肉绿色，浓香多汁，酸甜适度，每年9月底至10月中旬成熟，贮藏性较差。

新美猕猴桃　属中华系猕猴桃，从日本引进的高糖型新品种，果形长圆端正，被覆软毛，平均单果重106克，果肉较细，风味浓甜，每年10月上旬成熟。

推荐食谱

猕猴桃银耳羹

原料：猕猴桃100克、银耳15克、白糖适量。

做法：①银耳用温水泡开，洗净撕片，放入锅中，加入适量清水，中

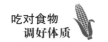
火炖煮。②猕猴桃洗净去皮，切片，待银耳煮成羹状，与白糖一同放入，稍煮即可。

养生功效：润肺生津、滋阴养胃，适用烦热口渴、肺热咳嗽、食欲不振者食用。

适用范围

一般人群均可食用。

1. 尤其适宜烦热口渴、胃热呕吐、食欲不振、小便不利、心血管疾病患者，及航空、矿井等特种工工作人员和常吃烧烤的人食用。

2. 脾虚便溏、风寒感冒、慢性胃炎、疟疾、糖尿病、先兆流产、女性经期、痛经或闭经均不宜食用；儿童对猕猴桃易过敏，不宜多吃。

搭配相宜

猕猴桃＋蜂蜜	清热生津，润燥止渴
猕猴桃＋姜	清热和胃，降逆止呕

注意事项

《食疗本草》："久食发冷气，损脾胃。"

选购事宜

1. 一般来说，质量好的猕猴桃果形规则，多呈椭圆形，单果重80~140克，果皮黄褐，色泽均匀，果面光滑无皱，毛细而不易脱落，果脐小圆向内收缩，软硬适中，果心翠绿，果肉多汁，酸甜可口。

2. 果身粗、尖端肥大、果皮粗糙、色绿不均、果肉松软、色淡味淡者可能使用过激素或膨大剂，不宜购买。

食用建议

1. 猕猴桃可鲜食、榨汁、制酱或制作果脯。

2. 猕猴桃性味甘寒，与生姜汁同服可治疗热壅反胃，与蜂蜜同煎可治疗热伤胃阴、烦热口渴之证。

芒果

芒果又名庵罗果、檬果，原产于热带地区，我国主产于海南、广东、广西、台湾等地。芒果品种多，果形美观，果肉多汁，富含糖类、蛋白质、脂肪、维生素A、维生素B、维生素C和钙、磷、铁等矿物质成分，果香浓郁，风味独特，集热带水果精华与一身，素有"热带果之王"的美誉。

性味	味甘，性温
归经	入肺、脾、胃经
功能主治	健脾益胃，理气止咳，止呕止晕，解渴利尿

优良品种

桂七芒 果呈S形，长而扁圆，果重200~500克，果嘴明显，果皮青绿，成熟后黄绿色，果肉乳黄，肉质细嫩，纤维极少，味香甜，耐贮运，每年8月中下旬成熟，主产于广西省。

青皮芒 又称泰国芒，果呈肾形，果重200~300克，成熟果皮黯绿色至黄绿色，有明显腹沟，果肉淡黄色至奶黄色，肉质细腻，皮薄多汁，有蜜味清香，纤维极少，品质极优，是理想的鲜食品种，每年6月上中旬成

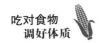
熟，主产于海南、云南两省。

鸡蛋芒　果呈卵圆形，果型小，果重120~150克，平圆，几无果弯，果嘴痕迹或无，果皮光滑，成熟时黄色，果肉橙黄，肉细汁多，纤维较少，风味偏淡，品质中等，每年5—7月成熟，主产于海南、广东两省。

象牙芒　果呈长卵圆形，果弯明显，果嘴痕迹明显，形似初生象牙，故名象牙芒。果型大，果重400~1500克，果皮薄而光滑，成熟后金黄色，果肉淡黄，肉质细腻，纤维极少，汁多味甜，具蜜香味，品质佳，每年8月上旬至8月下旬成熟，主产于海南、广东、广西等省。

红苹芒　果呈S形，长而扁圆，果重300~400克，果皮光滑淡红，果点明显，纹理清晰，肉质坚实、细嫩润滑，果核小，纤维极少，清甜可口，具有芒果、香蕉、菠萝蜜的香味，风味佳，每年9月中下旬至10月初成熟，主产于广东、广西两省。

🍅 推荐食谱

鲜芒果汁
原料：芒果3个、蜂蜜适量。
做法：芒果洗净，去皮去核，榨汁倒入杯中，调入蜂蜜即可。
养生功效：补中润燥、解毒生津，适宜肺燥咳嗽、大便秘结者食用。

🍅 适用范围

一般人群均可食用。

1. 尤其适宜咽干口渴、食欲不振、消化不良、晕眩呕逆、咽痛音哑、咳嗽痰多、气喘者食用。

2. 皮肤病、肿瘤、糖尿病、过敏患者不宜食用，未成年人及湿热体质者不宜多吃。

🍅 搭配相宜

芒果+牛奶	健脾补虚，益胃生津
芒果+鸡肉	温中益气，益胃补精

🍅 注意事项

《开宝本草》："动风疾，凡天行病及饱食后，俱不可食，同大蒜、辛物食，令人患黄病。"

🍅 选购事宜

1. 芒果的品种多，大小不一，成熟的芒果一般呈均匀的黄色，但也有"红芒"，果皮红色时就可以吃了，黄而带青的芒果没有完全成熟，口味略酸，可存放较长时间。购买时以果皮光滑、软硬适中、气味清香、果肉无松动、无腐坏者为佳，完全成熟的芒果果皮可见些许皱缩和小黑点，不影响品质。

2. 自然成熟的芒果色泽并不十分均匀、较硬有弹性、果香四溢，而催熟芒果仅小头尖处翠绿、肉质较软、味淡或无味。

🍅 食用建议

1. 芒果可鲜食、榨汁、制果脯或用于烹调菜肴等。

2. 未熟的芒果去皮切丁，用盐或白糖腌渍，或用辣椒粉蘸食，别具风味。

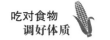

樱桃

樱桃又名莺桃、朱樱，是上市较早水果之一，号称"百果第一枝"，我国分布广泛，主产于华北、华东等省区。樱桃果实色泽鲜艳、晶莹美丽，红如玛瑙、黄如凝脂，富含糖、蛋白质、维生素及钙、铁、磷、钾等多种营养物质，尤其是维生素A、钾、铁较其他普通水果高出数倍，具有很高的食用价值。樱桃性味甘温，益脾养胃，食之"令人好颜色，美志。"

性味	味甘，性温
归经	入脾、胃、肾经
功能主治	补中益气，健脾和胃，祛风除湿，涩精止泻

优良品种

红灯 果实肾形，果大柄短，平均单果9.6克，最大18克，果皮紫红色，有光泽，核较小，果肉较软，肥厚多汁，可溶性固形物17.1%，酸甜适口，每年5月底至6月上旬成熟。

美早 果实宽心脏形，果大柄短，平均单果11.5克，最大15.6克，果皮紫红色，有光泽，果肉脆，肥厚多汁，可溶性固形物14%，酸甜适口，每年6月下旬至7月上旬成熟。

先锋 果实宽心形，果大，平均单果8.5克，最大11.5克，果皮厚而有韧性，紫红光亮，果肉玫瑰红，肉质肥厚，硬脆多汁，甜酸可口，每年6月下旬成熟。

岱红 果实圆心脏型，果大柄短，平均单果10.8克，最大14.2克，果皮鲜红至紫红，色泽艳丽，果肉较脆，可溶性固形物14.85%，味甜适口，每年5月上旬成熟。

　　黑珍珠　果实近圆形，果型小，平均单果4.5~9克，刚成熟时鲜红色，完全成熟后呈紫黑色，色泽光亮似珍珠，果肉橙黄，松软多汁，可溶性固形物含量22.6%，每年4月中下旬成熟。

　　拉宾斯　果形近圆形或卵圆形，果大，平均单果11.5克，最大15克，果皮厚韧紫红，有光泽，果肉红色，肥厚脆硬，可溶性固形物16%，汁多味佳，每年6月中下旬成熟。

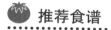 **推荐食谱**

樱桃酒

原料：鲜樱桃500克、米酒1000毫升。

做法：樱桃洗净沥干，放入玻璃坛中，倒入米酒，密封阴凉保存，每3天搅动一次，20即可饮用，早晚各1小杯。

养生功效：祛风胜湿、活血止痛，适宜风湿腰腿疼痛、四肢不仁、关节不利者饮用。

适用范围

一般人群均可食用。

1. 尤其适宜风湿疼痛、关节不利、缺铁性贫血、食欲不振、气短心悸、脾虚泄泻、瘫痪患者食用。

2. 糖尿病、肾病、溃疡病、热病或虚热咳嗽患者不宜食用。

搭配相宜

樱桃＋米酒	祛风胜湿，活血止痛
樱桃＋白糖	益气和中，益肺止咳

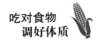

注意事项

《饮食须知》："多食令人呕吐，立发暗风，伤筋骨，败血气，助虚热；小儿食之过多，无不作热；有寒热病患不可食，宿有湿热病及喘嗽者，食之加剧，且有死者；过食太多，发肺痈肺痿。"

选购事宜

1. 樱桃有多个品种，色有黄、红、紫黑不等，皮有厚有薄，味有甜有酸，果肉柔软或硬实，一般来说，个大者皮厚，色深者味甜。

2. 购买樱桃以果柄青绿、果实鲜艳光泽、表皮饱满干燥、无损伤破裂者为佳。

食用建议

1. 樱桃适宜鲜食，也可榨汁、制酱、浸酒或煮汤。

2. 樱桃用高度白酒浸泡，每日饮酒，不仅对风湿关节疼痛有一定疗效，冬日还可用于涂擦治疗冻疮。

西瓜

西瓜又名寒瓜、水瓜，春秋五代时即已传入我国，而后遍及南北各地，除西藏外各省均有种植，为夏、秋季节的主要果蔬。西瓜含有丰富的葡萄糖、果糖、氨基酸、苹果酸、番茄素、维生素A、维生素B、维生素C等成分，而且不含脂肪和胆固醇，是典型的高钾低钠水果，性味甘寒，功能清热解暑、利尿除烦，有"天生白虎汤"之誉。

性味	味甘，性寒
归经	入心、胃、膀胱经
功能主治	清热解暑，生津止渴，利尿除烦，解酒毒

品种类型

早春红玉 果呈长椭圆形，绿底条纹清晰，单瓜重约2千克，皮厚0.4~0.5厘米，瓜瓤鲜红，肉质脆嫩，子少，汁多味甜，有春、夏两季。

黑美人 果呈长或短椭圆形，墨绿有斑纹，皮薄坚韧，单瓜重4~6千克，瓜瓤深红，肉质细嫩，子少，汁多味甜，风味佳，有春、秋两季。

无籽西瓜 果多呈圆形，瓜皮绿色或墨绿，色浅者条纹清晰，单瓜重4~9千克，瓜瓤鲜红，亦有黄色品种，无子，肉质脆嫩，汁多味甜，风味好。

花皮西瓜 果呈椭圆形或圆形，瓜皮浅绿与墨绿相间，单瓜重5~9千克，最大可达15千克，瓜瓤红色，肉质细嫩，个别品种软沙，汁多味甜。

推荐食谱

红豆翠衣汤

原料：西瓜皮200克、赤小豆100克、冰糖适量。

做法：①西瓜皮削去外层青皮，切成小块备用。②赤小豆洗净，浸泡3小时，放入锅中，加入适量清水，先用大火烧开，转小火煲煮1小时，待豆烂开花时，放入西瓜皮和冰糖，再煮15分钟即可。

养生功效：清热解暑、利尿消肿，适宜夏月烦热、小便不利、水肿者食用。

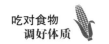
适用范围

一般人群均可食用。

1.尤其适宜暑热烦渴、热盛津伤、胸膈不利、小便短赤，及高血压、急慢性肾炎、胆囊炎、宿醉者食用。

2.脾胃虚寒、湿盛便溏者，糖尿病患者不宜食用。

搭配宜忌

西瓜+大蒜	清热生津，利尿解毒
西瓜+冰糖	清热和胃，润肺利尿

注意事项

《饮食须知》："胃弱者不可食，多食作吐利，发寒疝，成霍乱冷病；同油饼食，损脾气。"

选购事宜

1.西瓜的品种很多，特征也有些许差别，最直观的挑选方法就是切开查看瓜瓤是否熟透。

2.一般来说，同种瓜以外皮硬而光滑、轻拍声音沉闷为佳，声音清脆者可能没有熟透。花皮瓜类宜纹路清楚、深淡分明，黑皮瓜类宜瓜皮墨绿光泽。

食用建议

1.西瓜适宜鲜食，也可榨汁饮用。

2. 西瓜皮又称西瓜翠衣，性味甘凉，清热解暑、泻火除烦，可用于凉拌、清炒或煮汤，如果吃了太多西瓜而不舒服，用西瓜皮煎汤服用即可解除。

甜瓜

甜瓜又名果瓜、甘瓜，通常所说的香瓜、哈密瓜分别为它的两个类型。原产于非洲及亚洲热带地区，我国已有广泛种植，主产于西北、华北各省区，品种多，每年从5月至10月陆续成熟上市，晚熟种较耐贮藏，可留至来春取食。甜瓜口味香甜或甘甜，瓜汁丰富，富含维生素、矿物质、碳水化合物等营养成分，性味甘寒，虽解暑气，但消损阳气，不宜多食。

性味	味甘，性寒
归经	入心、胃经
功能主治	清热解暑，除烦止渴，利尿

品种类型

厚皮甜瓜 包括网纹甜瓜、冬甜瓜、硬皮甜瓜，一般单瓜重1.5~5.0千克，最大可达25千克，瓜呈圆形、长圆形、长椭圆形或纺锤形，有或无网纹，有或无棱沟，皮厚0.3~0.5厘米，肉厚2.5~4.0厘米，肉质细软或松脆，多汁醇香或无香气，可溶性固形物11%~15%，最多可达20%，主产于新疆、甘肃等西北地区。

薄皮甜瓜 即普通甜瓜，又称香瓜，单瓜重多在0.5千克以下，瓜呈圆筒形、倒卵圆形或椭圆形，瓜面光滑，皮薄，肉厚1~2厘米，肉质脆嫩多汁或沙面少汁，可溶性固形物8%~12%，皮瓤均可食用，种植广泛，主产于东北、华北等地区。

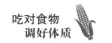

哈密瓜　是甜瓜的一个优良品种，源于突厥语"卡波"，即"甜瓜"的意思，又称为雪瓜，属于厚皮甜瓜类型，有多个亚种，形态各异，风味独特，或有奶油味，或有柠檬香，味甘如蜜，香气袭人，新疆和甘肃均有出产，以新疆伽师、哈密和吐鲁番盆地所产者品质最佳。

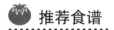 **推荐食谱**

糖渍甜瓜

原料：甜瓜1个、西红柿1个，食盐、白糖各适量。

做法：①甜瓜洗净去皮、去瓤，切成条状小块，装在碗中，倒入适量凉开水，撒入食盐，搅拌均匀，腌渍5分钟，捞出沥干。②西红柿洗净，开水略烫，去皮，切成小块，与甜瓜一同放入碗中，撒上白糖，拌匀，腌渍5分钟即可食用。

养生功效：清热解暑、生津止渴，适宜夏月暑热、烦热口渴、小便不利者食用。

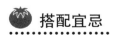 **适用范围**

一般人群均可食用。

1. 尤其适宜夏月暑热、烦热口渴、胸膈满闷、食欲不振、口舌生疮、中暑、热结膀胱、小便不利者食用。

2. 脾胃虚寒、腹胀便溏、胃及十二指肠溃疡、慢性肠炎、心脏病、消化不良、小便频数、吐血或咳血患者不宜食用。

搭配宜忌

甜瓜+百合	解暑除烦，清心安神

🍅 注意事项

《食疗本草》："多食，令人阴下湿痒生疮，动宿冷症癖病，破腹，发虚热，令人惙惙虚弱，脚手无力。"

《孙真人食忌》："多食发黄疸，令人虚赢多忘，解药力；病后多食，或反胃；脚气人食之，患永不除也。"

🍅 选购事宜

1. 甜瓜品种多，形态各异，大小不等，瓜皮或黄或白、或光滑或粗糙，瓜肉或薄或厚，味香或无味，风味各不相同，购买时可根据自身喜好选择相应品种。

2. 一般来说，熟瓜瓜身坚实微软，瓜蒂脱落或易落，白皮瓜以色白、透光感好者为佳，黄皮瓜越黄成熟度越高，网纹瓜以纹路清晰突出、立体感强者为宜。

🍅 食用建议

1. 甜瓜可鲜食，也可制作瓜干、瓜脯、瓜汁、瓜酱及腌渍品等。

2.《本草纲目》："瓜最忌麝与酒，凡食瓜过多，但饮酒及水服麝香，尤胜于食盐、渍水也。"

◆ 菠萝 ◆

菠萝又名凤梨、番梨，原产巴西，为热带、亚热带地区的著名水果，我国主产于广东、海南、广西、台湾等省区，其中台湾产菠萝果形美观、肉质细腻、基本无涩味，品质较大陆产者上乘。菠萝含有葡萄糖、果糖、有机酸、蛋白质及多种维生素和矿物质，营养丰富，性味甘平，具有解暑

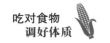

止渴、消食止泻之功，是夏季药食兼优的时令佳果。

性味	味甘、微酸，性平
归经	入肺、胃经、膀胱经
功能主治	清暑解渴，消食止泻，利尿除湿，醒酒益气

品种类型

卡因类　又名沙捞越，约占全世界菠萝种植面积的80%，果大，单果重1100克以上，呈圆筒形，小果扁平，果眼浅，苞片短而宽，果肉淡黄多汁，甜酸适中，可溶性固形物14%~16%，为制罐头的主要品种。

皇后类　是最古老的栽培品种，呈圆筒形或圆锥形，单果重400~1500克，小果锥状突起，果眼深，苞片尖端超过小果，果肉黄色至深黄色，肉质脆嫩，糖含量高，汁多味甜，香味浓郁，以鲜食为主。

西班牙类　果呈圆筒形，单果重500~1000克，小果大而扁平，中央凸起或凹陷，果眼深，果肉橙黄色，香味浓，纤维多，主要供制罐头和榨汁。

杂交种类　果大欠端正，单果重1200~1500克，果肉黄色，肉质爽脆，纤维少，清甜可口，可溶性固形物11%~15%，既可鲜食，也可加工。

推荐食谱

菠萝粥

原料：菠萝100克、粳米100克、枸杞15克。

做法：①菠萝去皮洗净，淡盐水浸泡15分钟，切成小块。②粳米淘洗干净，放入锅中，加入适量清水，先用大火煮开，转小火煲煮，至5成熟时，放入菠萝和枸杞继续煮至粥成即可。

养生功效：健脾消暑、益气安神，适宜夏月暑热、食欲不振、失眠多梦者食用。

适用范围

一般人群均可食用。

1. 尤其适宜夏月伤暑、身热烦渴、食欲不振、消化不良、肠炎腹泻及高血压患者食用。

2. 溃疡病、肾病、凝血功能障碍、糖尿病、风寒咳嗽患者及对菠萝过敏者不宜食用。

搭配宜忌

菠萝+粳米	健脾消食，益气安神
菠萝+茅根	清热祛湿，利尿消肿

注意事项

菠萝中含有"菠萝朊酶"，是一种蛋白酶，能对人体黏膜造成损伤，并引起过敏反应，因此，菠萝去皮后要在淡盐水中浸泡30分钟，使"菠萝朊酶"充分析出，方能食用。菠萝一次不宜食用过多，以免出现"上火"现象。

选购事宜

购买菠萝需注意色、香、味3方面：青绿坚硬、无香气者不够成熟；黄褐身软、汁液外溢、有异常气味者过熟变质；色泽橙黄、果身清洁干燥、肉质稍软、香味浓郁者质佳。

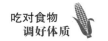

食用建议

1. 菠萝可鲜食、榨汁、烹制菜肴或加工罐头等，与肉类烹制可解除油腻、酸甜爽口、开胃消食，进食油腻食物后吃些菠萝，也能爽口去腻。

2. 菠萝榨汁，煮开后冷却，用于擦洗皮肤，可令皮肤清洁滋润，防止暗疮。

火龙果

火龙果又名红龙果、龙珠果，原产中美洲，现我国广东、广西、海南、台湾等省均有种植，夏、秋季节成熟上市。火龙果集水果、花蕾、蔬菜、医药优点于一身，全身都是宝，果实富含葡萄糖、B族维生素、维生素C、胡萝卜素、花青素及水溶性膳食纤维、多种矿物质和一般植物少有的植物性白蛋白等成分，具有很高的营养价值，而且功能独特，对人体健康非常有利，被拉丁美洲土著居民誉为"神圣之果"。

性味	味甘，性平
归经	入肺、胃、大肠经
功能主治	清热健胃，凉血解毒，清肺止咳，消肿止泻

推荐食谱

火龙果炖雪梨

原料：火龙果1个、雪梨1个、冰糖适量。

做法：火龙果去皮，切成小块，雪梨去皮、去核，切成小块，与冰糖一同放入锅中，加入适量清水，先用大火煮开，转小火继续煲煮30分钟即可。

养生功效：清热益胃、润肺止咳，适宜肺热咳嗽、干咳少痰、大便秘结者食用。

适用范围

一般人群均可食用。

1. 尤其适宜肺胃有热、咳嗽气喘、大便秘结及癌症患者食用。

2. 脾胃虚寒、气郁痰湿、女性经期或寒性痛经及糖尿病患者不宜食用。

选购事宜

1. 火龙果有红皮白肉、红皮红肉、黄皮系列：红皮白肉长椭圆形，间或有绿色，味稍淡；红皮红肉者圆形或段椭圆形，味甜；黄皮系列品质更佳，价格不菲，非常少见。

2. 一般来说，以挑选色泽新鲜、果腹鼓大饱满、手感沉实者为佳，果皮皱缩、质轻、果腹瘦小者品质较差。

食用建议

火龙果可鲜食、榨汁、酿酒或制作罐头、果酱等，果皮内层虽然寡淡无味，但含有花青素等物质，同样具有很高的食用价值，可生吃、凉拌或煲汤。

榴莲

榴莲为著名热带水果，原产于东南亚，泰国出产最多，我国广东、海南有少量种植，著名品种有金枕头、葫芦和坤宝等，主要在每年9—12月上市。榴莲果呈圆形或椭圆形，外被锥刺，果肉色黄，黏而多汁，含有

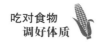
多种酯类、酮类、烃类和含硫化合物，气味浓烈，并富含糖、蛋白质、脂肪、纤维素及多种维生素和矿物质，营养极其丰富，在水果中名列前茅，有"热带果王"的美誉。

性味	味甘，性热
归经	入肺、胃、肾经
功能主治	健脾暖胃，补肾壮阳，散寒活血

推荐食谱

榴莲炖鸡

原料：带壳榴莲250克、鸡肉500克、红枣5枚（去核）、姜片10克、盐适量。

做法：①榴莲取出瓤瓣，去掉嫩皮，壳取里面白瓤部分，切成块；鸡肉洗净，切块，滚水略烫，去除血水。②鸡肉、榴莲、姜片、红枣一同放入锅中，加入适量清水，先用大火烧开，转小火煲煮1小时，汤好后加入盐调味即可。

养生功效：健脾益胃、温中益气，尤其适宜虚劳羸瘦、病后体虚者食用。

适用范围

一般人群均可食用。

1. 尤其适宜寒性体质、须发早白、阳痿早泄、病后或产后食用。

2. 湿热或阴虚体质，咽痛咳嗽、糖尿病、心脏病、肾病、高脂血症、肥胖者不宜食用。

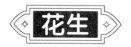

选购事宜

榴莲果壳密布锥刺，果香独特，不习惯者认为臭味难忍，往往避而远之。购买时以果壳色黄、锥刺粗大而疏、鼓包突出有裂缝、香味醇厚者为佳。

食用建议

1. 榴莲性味甘热，可生吃、煲汤等，但一次不宜食用过多，以免出现上火现象，若不慎多食，可服用海带绿豆汤、夏枯草汤缓解不适。

2. 榴莲壳和核均富含多种营养成分，不宜丢弃，可用于煲汤，风味与榴莲相似，核炒熟食用，风味似板栗。

3. 酒和榴莲都是辛热之物，因此吃榴莲前后不宜饮酒，以免加重上火症状或引发湿疮。

花生

花生原名落花生，分布广泛，我国主产于南方及华北各省区，品种多样，按果荚形态可分为普通型、蜂腰型、多粒型、珍珠豆型四类，籽粒呈长圆形、长卵圆形或短圆形，外层红衣淡红至深红不等，每年7—8月成熟采收。花生籽粒脂肪含量达45%，是食用油的主要来源之一，并富含蛋白质、硫胺素、核黄素、尼克酸及多种矿物质元素，其营养价值可与黄豆、蛋类及肉类相媲美，不仅能促进人体健康、增强记忆，还能滋养补益、有助延年益寿，有"长生果"之称。

性味	味甘，性平
归经	入脾、肺经
功能主治	和胃健脾，补中益气，润肺滑肠

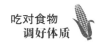

🍅 **推荐食谱**

花生红枣汤

原料：花生100克、红枣60克、冰糖适量。

做法：花生、红枣洗净，放入锅中，加入适量清水，先用大火煮开，转小火煲煮1小时，至花生烂熟，加入冰糖稍煮即可。

养生功效：补脾和胃、益气养血，适宜气血不足、头晕目眩、产妇及少乳者食用。

🍅 **适用范围**

一般人群均可食用。

1. 尤其适宜营养不良、食欲不振、咳嗽、脚气病、产妇少乳、心血管疾病、贫血者及儿童、青少年和老年人食用。

2. 肝炎、胆囊疾病、高脂血症、跌打损伤者不宜食用。

🍅 **搭配相宜**

花生+猪蹄	健脾益气，补血通乳
花生+红枣	补脾和胃，益气养血

🍅 **注意事项**

体寒湿滞及肠滑便泄者不宜食用。

🍅 **选购事宜**

市售的花生有生、熟及带荚或剥粒之分，一般来说，优质花生果荚土黄色或白色，红衣色泽均匀，颗粒均匀饱满，形态完整，无霉变、无虫蛀、无异常气味，口尝味道纯正。颗粒干瘪或发霉、有异味者品质差，不宜购买。

食用建议

1. 花生可生食、炒、煮、榨油等，市售的花生制品多种多样、琳琅满目，食用方法很多，但以连红衣炖煮为最佳，不仅补虚止血，而且不温不燥，易于消化，老少咸宜。

2. 花生炒熟或炸熟后性质燥热，不宜多食；霉变的花生含大量黄曲霉素，可以致癌，不可食用。

板栗

板栗又称栗子、毛栗，我国分布广泛，主产于华东、华北、中南、西南等省区，以北京良乡板栗、河北迁西板栗、山东泰山板栗、莱阳红光栗等最为著名，多在每年8—10月成熟采收。板栗含有大量的碳水化合物，干果中高达77%，其中淀粉在25%以上，并富含蛋白质、脂肪、B族维生素、维生素C及钾、钙、铁等矿物质元素，具有很高的营养价值，性味甘温，可健脾益胃、补肾强身，有"肾之果"的美名。在过去的饥荒年代，人们常将秋天收集的板栗代替粮食充饥，因此又有"铁杆庄稼"之称。

性味	味甘，性温
归经	入脾、胃、肾经
功能主治	养胃健脾，补肾强筋，活血止血

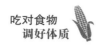

推荐食谱

板栗炖鸡汤

原料：板栗250克、鸡肉500克、红枣（去核）10枚、枸杞10克、姜片10克、盐适量。

做法：①板栗剥取仁备用。②鸡肉洗净，砍成块，入沸水中焯烫，捞起沥干后放入锅中，加入适量清水，大火煮开，撇沫，放入板栗、红枣、枸杞、姜片，转小火煲煮1小时，至鸡肉、板栗熟透，加盐调味即可。

养生功效：健脾益精、强筋补肾，适宜肾虚腰痛、腰膝酸软、腿脚无力者及中老年人食用。

适用范围

一般人群均可食用。

1. 尤其适宜肾虚腰痛、腰膝酸软、腿脚无力、小便频数、气喘咳嗽、反胃泄泻、金疮骨折者及中老年人食用。

2. 脾胃虚弱、消化不良、婴幼儿、糖尿病、风湿患者不宜食用。

搭配相宜

板栗＋鸡肉	健脾益精，强筋补肾
板栗＋糯米	健脾养胃，补血养颜

注意事项

《食疗本草》："生食治腰脚；蒸炒食之，令气壅，患风水气不宜食。"

《得配本草》："多食滞脾恋膈，风湿病者禁用。"

《随息居饮食谱》："外感来去、痞满、疳积、疟痢、产后、小儿、病人不饥、便秘者并忌之。"

选购事宜

市场上销售的板栗有生、熟两种，购买时建议挑选一颗剥开察看或试吃以鉴别品质。一般来说，以形圆、大小中等、气味清香、味甜或面、无虫蛀、无异味者为佳。当年采收的新板栗顶部有较多茸毛，而陈年板栗稍光滑，味道也不如新板栗纯正。

食用建议

1. 板栗可生吃或带壳炒熟取仁食用，也可取仁用于炒、烧、炖等烹制菜肴；

2. 霉变的板栗易引起中毒，不宜食用。

◈ 核桃 ◈

核桃又名胡桃，原产于西亚，传说是西汉张骞出使西域时带回我国，现已广泛分布于全国各地，主产于河北、陕西、山东等地，每年9—10月成熟采收。核桃的品种很多，大致可分为薄壳核桃和厚壳核桃两类，其中山核桃果小、壳光滑偏厚、核仁饱满、香味浓，是浙江本地土特产。核桃仁含有丰富的脂肪，不饱和脂肪酸占86%，并富含蛋白质、B族维生素和钙、磷、铁等矿物质元素，具有很高的营养保健价值和药用价值，常被用于肺肾两虚所引起的气喘咳嗽、须发早白、阳痿早泄等病症。

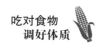

性味	味甘，性温
归经	入肾、肺、大肠经
功能主治	补肾益肺，固精强腰，温肺定喘，润肠通便

推荐食谱

芝麻核桃粉

原料：黑芝麻250克、核桃仁250克、白糖50克。

做法：黑芝麻拣去杂质，与核桃仁一同炒熟，用粉碎机粉碎为细末，加入白糖，混匀装瓶备用，每次25克，温开水调服。

养生功效：补肝肾、益精血，适宜须发早白、老年人骨质疏松、大便秘结者食用。

适用范围

一般人群均可食用。

1. 尤其适宜肾虚喘嗽、腰痛脚弱、阳痿遗精、小便频数、石淋、大便燥结、气血不足、神经衰弱、癌症及脑力劳动者和青少年食用。

2. 阴虚火旺、痰热咳嗽、便溏腹泻及痰湿体质者不宜食用。

搭配相宜

核桃+芝麻	补肝肾，益精血
核桃+芡实	补脾益肾，填精益智

🍅 注意事项

《饮食须知》："多食生痰涎，动风气，脱眉发，令人恶心吐水；同酒食多，令咯血动肾火；连衣食敛肺气；不可和雉肉野鸭同食。"

🍅 选购事宜

购买核桃以壳薄完好、干净光洁、核仁饱满、味道纯正、无虫蛀、无异味者为佳。个别品种壳较厚，核仁挤满壳腔，较难取出，但油脂含量丰富，味更香，适宜用于榨油。密封包装的产品要注意果壳是否完整，以及生产日期、保质期等信息。

🍅 食用建议

核桃壳生食、熟食，或作药膳粥、煎汤等，与黑芝麻、山药、芡实、糯米等炒熟，共研为末，定时定量用温开水调服，食疗保健效果更佳。

葵花籽

葵花籽俗称瓜子，为向日葵的成熟种子，原产北美，我国已有广泛分布，主产于东北、西北、华北等地区，每年8—9月成熟采收。向日葵花序随太阳转动，又名太阳花，有专供观赏、食用和油用的品种，种子富含脂肪、蛋白质、维生素E、B族维生素和钾、磷、铁、锌等矿物质元素，不含胆固醇，所含脂肪中70%为亚油酸，能有效抑制体内胆固醇的合成，防止动脉粥样硬化，预防心血管疾病的发生。

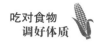
性味	味甘，性平
归经	入大肠经
功能主治	滋阴透疹，驱虫止痢

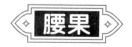 适用范围

一般人群均可食用。

1. 尤其适宜食欲不振、虚弱头风、麻疹不透、血痢、动脉粥样硬化、高脂血症、高血压、神经衰弱、癌症及蛲虫患者食用。

2. 消化不良、脾虚泄泻者不宜食用，炒熟的葵花籽性温燥，多食易上火。

选购事宜

市售的葵花籽壳色、长短大小不一，一般来说，黑壳为好，花壳其次，白壳较差。优质葵花籽中心鼓起、仁肉色白饱满、油脂丰富、味香、无异味、空瘪粒少、干燥、无虫蛀，生者壳较硬，炒熟者壳及仁脆崩。受潮、虫蛀、异味、空瘪粒多的葵花籽不宜购买。

食用建议

葵花籽多作零食食用或用于糕点的点缀，也可用于榨油。

腰果

腰果是世界四大干果之一，原产中美洲，主产于巴西、印度等国，我国于50年前引种，海南、云南等地有种植。腰果为假果，食用部分是着生在假果顶端的肾形部分，长约25毫米，鲜果呈青灰色至黄褐色，果壳坚硬，里面包被种仁。腰果种仁营养丰富，含脂肪47%、蛋白质21.2%、碳水化合物22.3%，以及多种维生素、矿物质元素和微量元素，具有抗氧化、防衰老、抗肿瘤和预防心血管疾病的作用。

性味	味甘，性平
归经	入脾、胃、肾经
功能主治	补肾健脾，养血安神，下逆气，止久渴

🍅 推荐食谱

莲薏腰果羹

原料：腰果、莲子、茯苓、薏米、糯米各100克，白糖适量。

做法：腰果、莲子、茯苓、薏米、糯米用清水淘洗干净，捞起晾干，粉碎机粉碎为细末，加入白糖混匀，装瓶备用，食用时每次取25克，用温开水调匀，放入微波炉中蒸熟即可。

养生功效：健脾益气、养心安神，适宜神经衰弱及失眠多梦者食用。

🍅 适用范围

一般人群均可食用。

1. 适宜高血压、高脂血症、动脉粥样硬化、神经衰弱、大便秘结者食用。

2. 肝胆疾病、肠炎腹泻、咳嗽痰多、肥胖及过敏者不宜食用。

🍅 注意事项

腰果是中国植物图谱数据库收录的有毒植物，毒性成分集中在果皮和

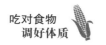
种皮，其水提取物与皮肤接触会发生刺痛、红肿和起泡等不适，误食会引起舌部刺痛和腹痛。

🍅 选购事宜

购买干腰果以挑选呈完整月牙形、色泽白、饱满味香、油脂丰富、无蛀虫及斑点者为佳，果色泛黄、受潮、异味、虫蛀者品质差，不宜购买。

🍅 食用建议

腰果可生吃、炒食、油炸，亦可烹制菜肴，食用前宜先用清水浸泡5小时，一次不宜食用过多。

◆ 白果 ◆

白果即银杏，又称"公孙果"，是世界上现存最古老的果树之一，为我国特有树种，分布广泛，主产于江苏、广西、四川、河南等地，以广西产者最佳，每年9—11月成熟采收。白果药食两用，种仁不仅富含蛋白质、脂肪、碳水化合物、维生素、矿物质等一般性成分，还含有黄酮类、苦内酯、喹啉酸、银杏酚、银杏醇等物质，能有效溶解胆固醇、扩张外周血管，防止动脉粥样硬化，改善血液循环，对心血管疾病、老年痴呆、美尼尔综合征等疾病有一定疗效。其树叶含有与果仁相似的药效成分，两者作用相似，树叶经霜采收，晾干备用，可煮水代茶，比白果经济实惠。

性味	味甘、苦、涩，性平，有小毒
归经	入肺、肾经
功能主治	敛肺定喘，涩精止带，缩小便

推荐食谱

白果炖鸡

原料：乌骨鸡1只、白果仁15克、莲子15克、糯米50克、盐适量。

做法：①乌骨鸡选择杀死去毛掏空内脏的即可，洗净，用沸水略烫。②白果仁、莲子、糯米洗净，放入鸡腹内，用棉线将鸡腹缝合，放入锅内，加入适量清水，小火炖至烂熟，加入食盐调味即可。

养生功效：补益气血、收涩止带，适宜身体虚弱、气血不足、带下清稀量多者食用。

适用范围

一般人群均可食用。

1.尤其适宜肺虚喘咳、带下白浊、遗精遗尿、小便频数者食用。

2.外感实邪、孕妇及5岁以下小儿不宜食用。

注意事项

《饮食须知》："生食引疳，熟食多令人胪胀壅气动风，小儿食多昏霍发惊引疳，同鳗鲡食，患软风，妊妇食之滑胎。"

选购事宜

购买白果以粒大均匀、外壳光滑洁白、果仁饱满坚实、无霉斑者为佳；外壳糙米色、果仁干瘪、摇之有声者品质差，不宜购买。

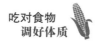

🍅 食用建议

1. 白果有炒、蒸、煨、炖、焖等多种烹调方法，无不体现其独特的风味和魅力。

2. 白果有小毒，不可长期、大量食用，生食每次6~10粒，熟食15~30粒。